Jing Bian Guo Jia Yao Dian Yao Wu Cai Se Tu Dian

精编国家药典药物

彩色图典

第四卷

主编 周 尚 周重建

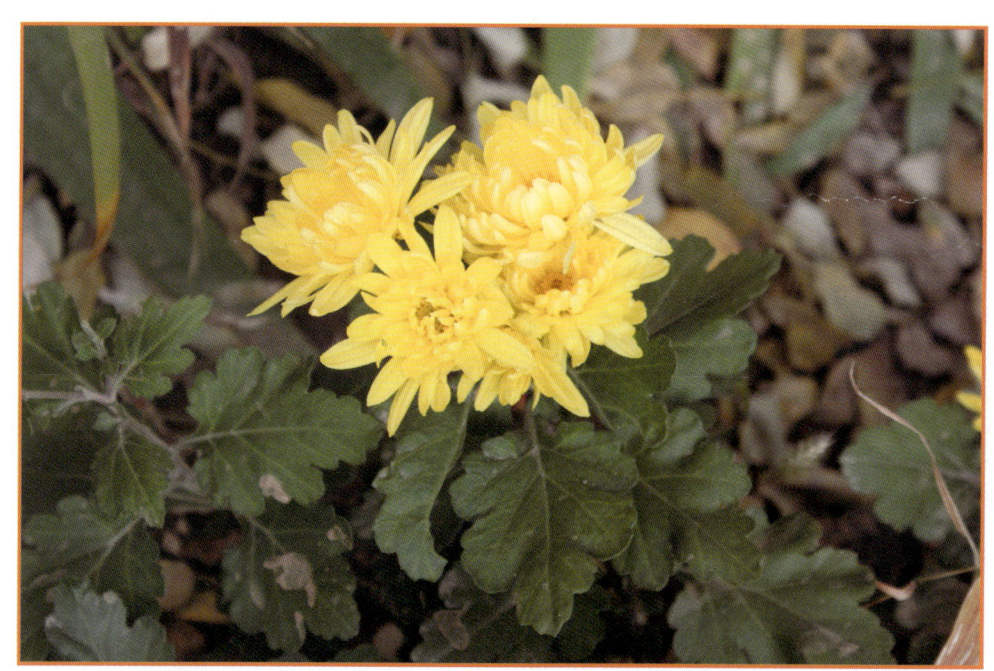

天津出版传媒集团

天津科学技术出版社

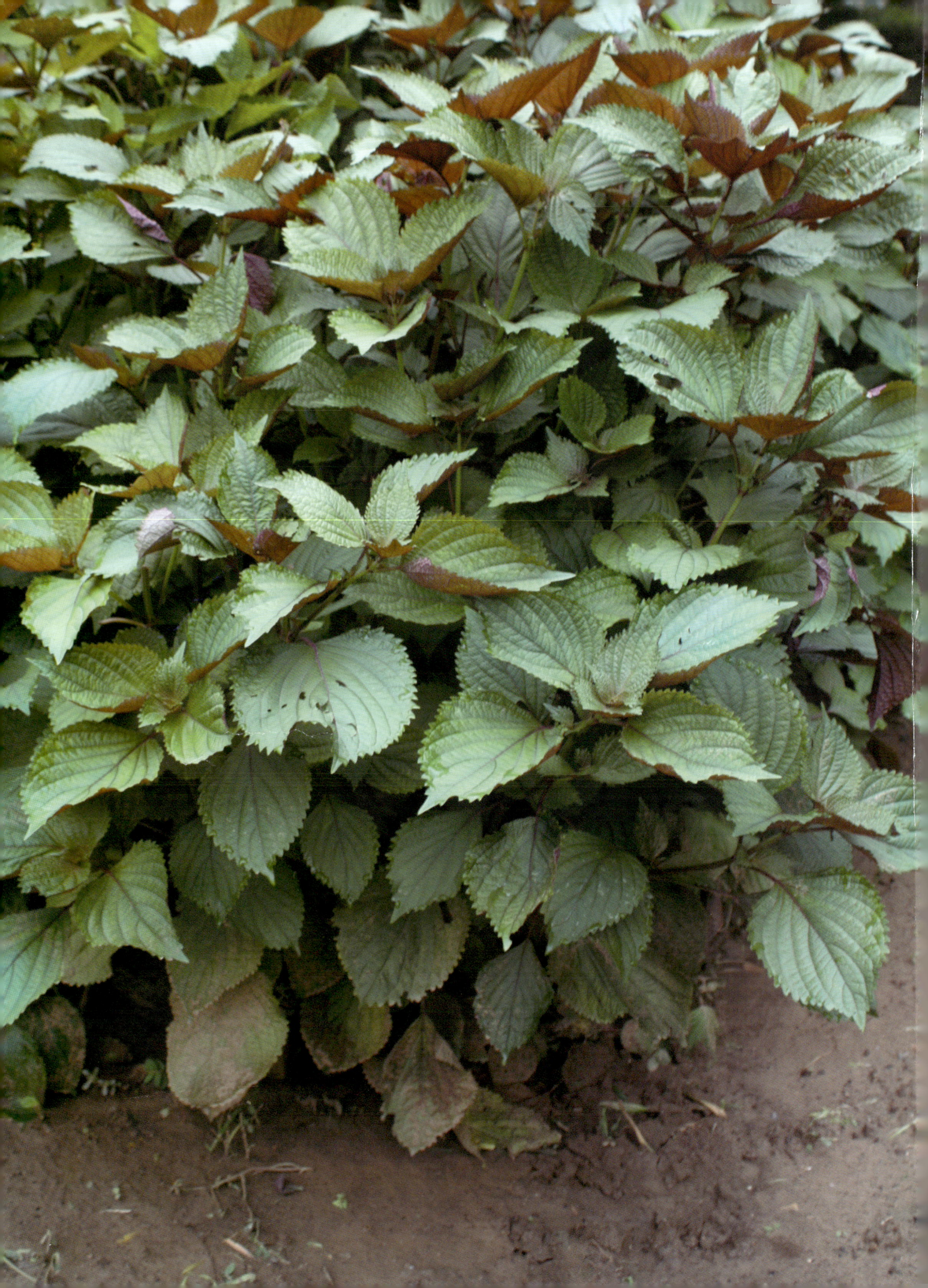

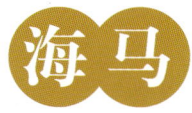

海马

- **别名** 龙落子。
- **来源** 本品为海龙科动物线纹海马Hippocampus kelloggi Jordan et Snyder、刺海马、大海马、三斑海马或小海马（海蛆）的干燥体。

【形态特征】线纹海马：体形侧扁，腹部稍凸出，躯干部呈七棱形，尾部四棱形，为海马中最大的一种。体长30～33厘米。头冠短小，尖端有5个短小的棘，略向后方弯曲。吻长，呈管状。眼较大，侧位而高。眼间隔小于眼径，微隆起。鼻孔很小，每侧2个，相距甚近，紧位于眼的前方。口小，端位，无牙。鳃盖凸出，无放射状纹。鳃孔小，位近于侧背方。肛门位于躯干第11节的腹侧下方。体无鳞，完全为骨质环所包，骨质环体部11，尾部39～40；体上各环棱棘短钝呈瘤状。背鳍长，18～19，较发达，位于躯干最后2体环及尾部最前2体环的背方。臀鳍4，短小，胸鳍18，短宽，略呈扇形。无腹鳍及尾鳍。各鳍无棘，鳍条均不分枝。尾端卷曲。全体淡黄色，体侧具白色线状斑点。刺海马：体长20～24厘米，头冠不高，尖端具4～5细而尖锐的小棘。吻细长，呈管状。吻长大于或等于眶后之头长。骨质环体部11，尾部35～36；体上各骨环接结处及头部的小棘特别发达，这是刺海马有别于其他种类的特征。背鳍长，臀鳍4，很小，胸鳍短而宽。体为淡黄褐色，背鳍近尖端具一纵列斑点，臀、胸鳍淡色，体上小棘尖端呈黑色。大海马：体长20～24厘米。头冠较低，顶端具5个短钝粗棘。吻长恰等于眶后头长。骨质环体部11，尾部35～36；头部及体环与尾环上的小棘均不甚明显。背鳍17，臀鳍4，胸鳍16。体呈黑褐色，头部及体侧有细小暗黑色斑点，且有弥散细小的银白色斑点，背鳍有黑色纵列斑纹，臀、胸鳍淡色。三斑海马：体形较大，体长10～18厘米；背鲁鳍20～21；臀鳍4；胸鳍17～18。体环11+40～41。头冠短小，顶端具5个短小突棘。吻管较短，不及头长的1/2。体节1、4、7、11骨环，尾节1、5、9、13、17骨环，背方接结呈隆起状峭，背侧方棘也较其他种类为大。体黄褐色乃至黑褐色，眼上具放射状褐色斑纹，体侧背方第1、4、7节小棘基部各具一大黑斑，是三斑海马与其他种类的明显特征。小海马：体形很小，略侧扁。头部小刺及体环上棱棘发达。体冠较小，有不突出的钝棘。吻短口小。鳃盖突出而光滑，鳃孔小，位于鳃盖后方。体暗褐色，有时可随环境而变化。

【生境分布】线纹海马、刺海马多栖于深海藻类繁茂处。分布于广东、福建、台湾、海南等沿海地区。

【采收加工】夏、秋二季捕捞，洗净，晒干，或除去皮膜及内脏，将尾盘起，晒干。

【性味归经】甘、咸，温。归肝、肾经。

【功能主治】温肾壮阳，散结消肿，活血祛瘀。用于阳痿，遗尿，肾虚作喘，癥瘕积聚，跌仆损伤；外治痈肿疔疮。

【用量用法】内服：3～9克，研末服。外用：适量，研末敷患处。

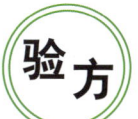

①**年老体弱、神经衰弱：** 海马30克，研粉，每服3克，每日3次，温开水送下。②**妇女宫寒不孕：** 海马1对，炙焦研粉，每服3克，每日3次，黄酒送下。③**阳痿腰酸，少气乏力：** 海马、人参、小茴香各等份，共研细末，加盐少许，每次1克，温水送下，或用熟肉点食。④**阳痿：** 海马2只，白酒500毫升，浸泡1周，每日睡前饮服10～15毫升。尚可用海马1对，炙燥，研细粉，每服2.5克，每日3次，温酒送下。⑤**遗尿、尿频：** 海马、虾仁各15克，仔公鸡1只，共炖服。⑥**再生障碍性贫血：** 海马15克，鹿茸2克，共为细末，以仙鹤草50克煎汤，分2次送服，每日1剂。⑦**小儿**

缺钙，脚软无力： 制海马1只，猪尾巴1条，加水共炖熟，1日分数次服用，隔2～3日再服，连服2～3剂。
⑧跌打损伤： 海马焙燥，研末，每服3～9克，黄酒送服。

食疗药膳

●海马酒
原料：海马2只，白酒500毫升。
制法：将海马浸入白酒内，封固14日后即可饮用。
用法：每晚临睡前饮服15～20毫升。
功效：补肾助阳。
适用：肾之精气久亏、以命火衰微而引起阳痿、腰膝酸软等。

●海马童子鸡
原料：童子鸡1只，海马10克，虾仁100克，料酒、盐、味精、葱、姜等各适量。
制法：童子鸡去毛及内脏，将鸡放入蒸钵内，虾仁放在鸡周围，加葱、姜、料酒、盐、味精等，上笼蒸熟即可。
用法：吃鸡肉、虾仁，饮汤。
功效：补精益气，温中壮阳。
适用：气虚、阳虚、体质虚弱、乏力怕冷、早泄等。

●龙马蒸鸡
原料：海龙、海马各10克，虾仁15克，仔公鸡1只，料酒、味精、盐、生姜、葱、清汤各适量。
制法：将仔公鸡宰杀后，去毛和内脏后洗净，装入大盆内备用。将海马、海龙、虾仁用温水洗净，泡10分钟，分放在鸡肉上，加葱段、姜块（配料用半块）、清汤适量，上笼蒸至烂熟。将仔公鸡出笼后，拣去葱段和姜块，放入味精、盐即成。
用法：食海马、海龙、虾仁和鸡肉。
功效：温肾壮阳，益气补精。
适用：阳痿早泄、小便频数、崩漏带下等。

●海马核桃炖瘦肉
原料：海马10克，猪瘦肉250克，核桃肉30克，红枣4枚。
制法：先将猪瘦肉洗干净，切成块；将海马、核桃（去壳、衣）、红枣（去核）洗净。把全部用料放入锅内，加入清水适量，大火煮沸后，小火炖3小时，调味即可用。
用法：佐餐食用，每日1次。

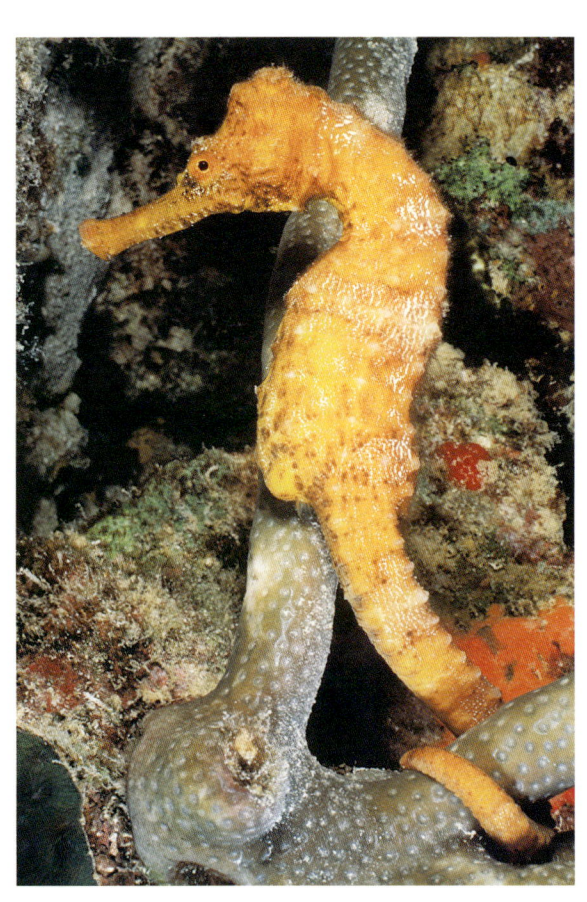

功效：温肾壮阳。

适用：阳痿早泄、举而不坚。

●海马蛤蚧酒

原料：海马5克，蛤蚧1对，低度白酒500毫升。

制法：将蛤蚧去头足及鳞，与海马一起晒干或烘干，研成细粉状，同入白酒中，加盖。封固，每日振摇1次，15日即可饮用。

用法：每日2次，每次1小盅（约15毫升）。

功效：补肾壮阳。

适用：肾阳亏虚、精血不足型阳痿。

●海马小米粥

原料：海马粉5克，小米100克，红糖适量。

制法：将小米煮粥，粥成加入红糖即可，将海马粉用小米粥送下。

用法：每日1～2次。

功效：调经，催产。

适用：胎产不下、妇女血崩等。

使用注意

孕妇及阴虚火旺者忌服。

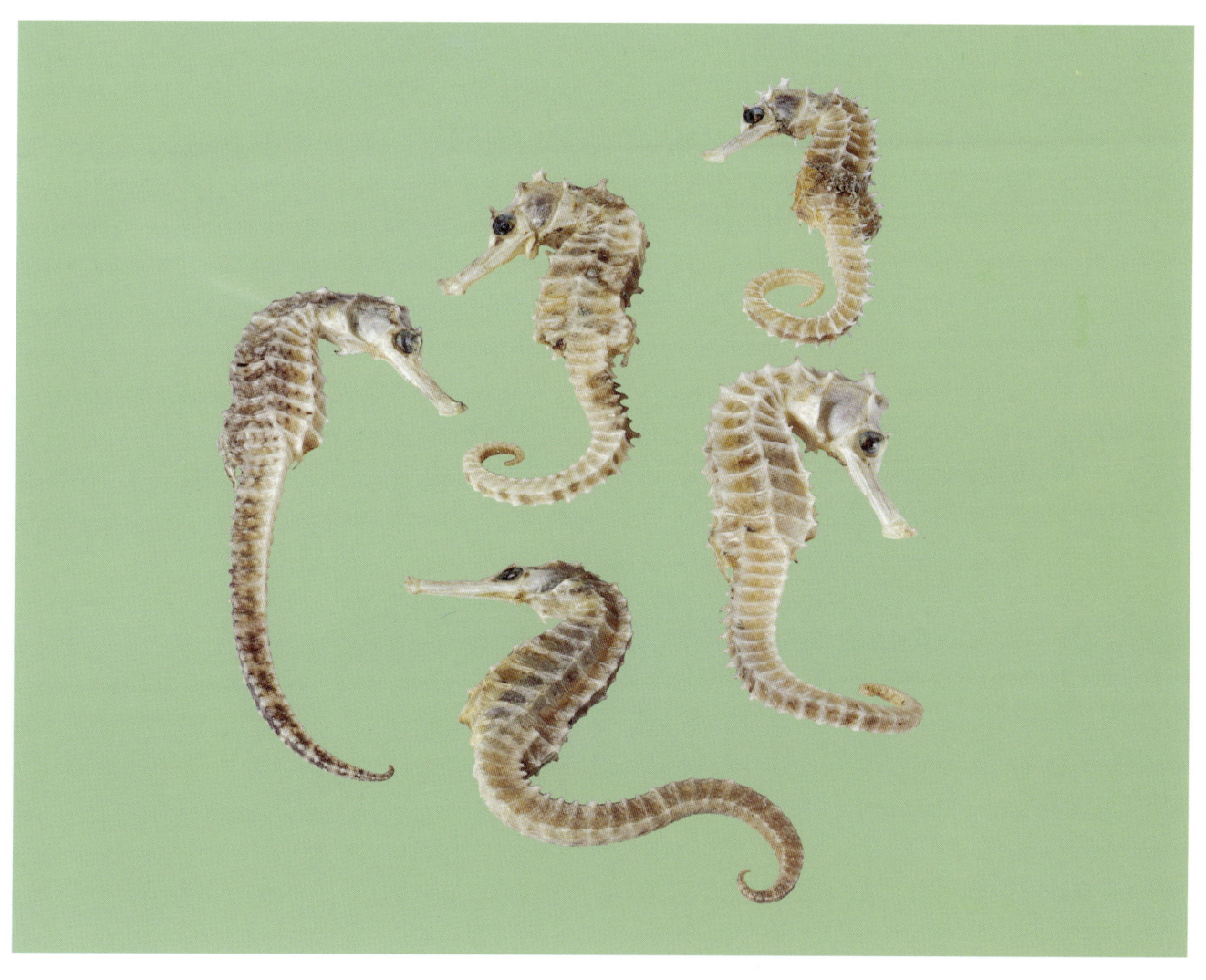

海金沙

- **别名** 铁蜈蚣、金砂截、罗网藤、铁线藤、蛤唤藤、左转藤。
- **来源** 本品为海金沙科多年生攀缘蕨类植物海金沙 Lygodium japonicum （Thunb.） Sw.的干燥成熟的孢子。

【形态特征】多年生攀缘草本。根茎细长，横走，黑褐色蕨栗褐色，密生有节的毛。茎无限生长；海金沙叶多数生长于短枝两侧，短枝长3～8毫米，顶端有被毛茸的休眠小芽。叶2型，纸质，营养叶尖三角形，2回羽状，小羽片宽3～8毫米，边缘有浅钝齿；孢子叶卵状三角形，羽片边缘有流苏状孢子囊穗。孢子囊梨形，环带位于小头。孢子期5～11月。

【生境分布】生长于阴湿山坡灌丛中或路边林缘。分布于广东、浙江等地。

【采收加工】立秋前后孢子成熟时采收，过早过迟均易脱落。选晴天清晨露水未干时，割下茎叶，放在衬有纸或布的筐内，于避风处晒干。然后用手搓揉、抖动，使叶背之孢子脱落，再用细筛筛去茎叶即可。

【性味归经】甘，寒。归膀胱、小肠经。

【功能主治】清利湿热，通淋止痛。用于热淋，石淋，血淋，膏淋，尿道涩痛。

【用量用法】内服：6～12克，煎服；宜布包。

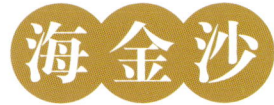

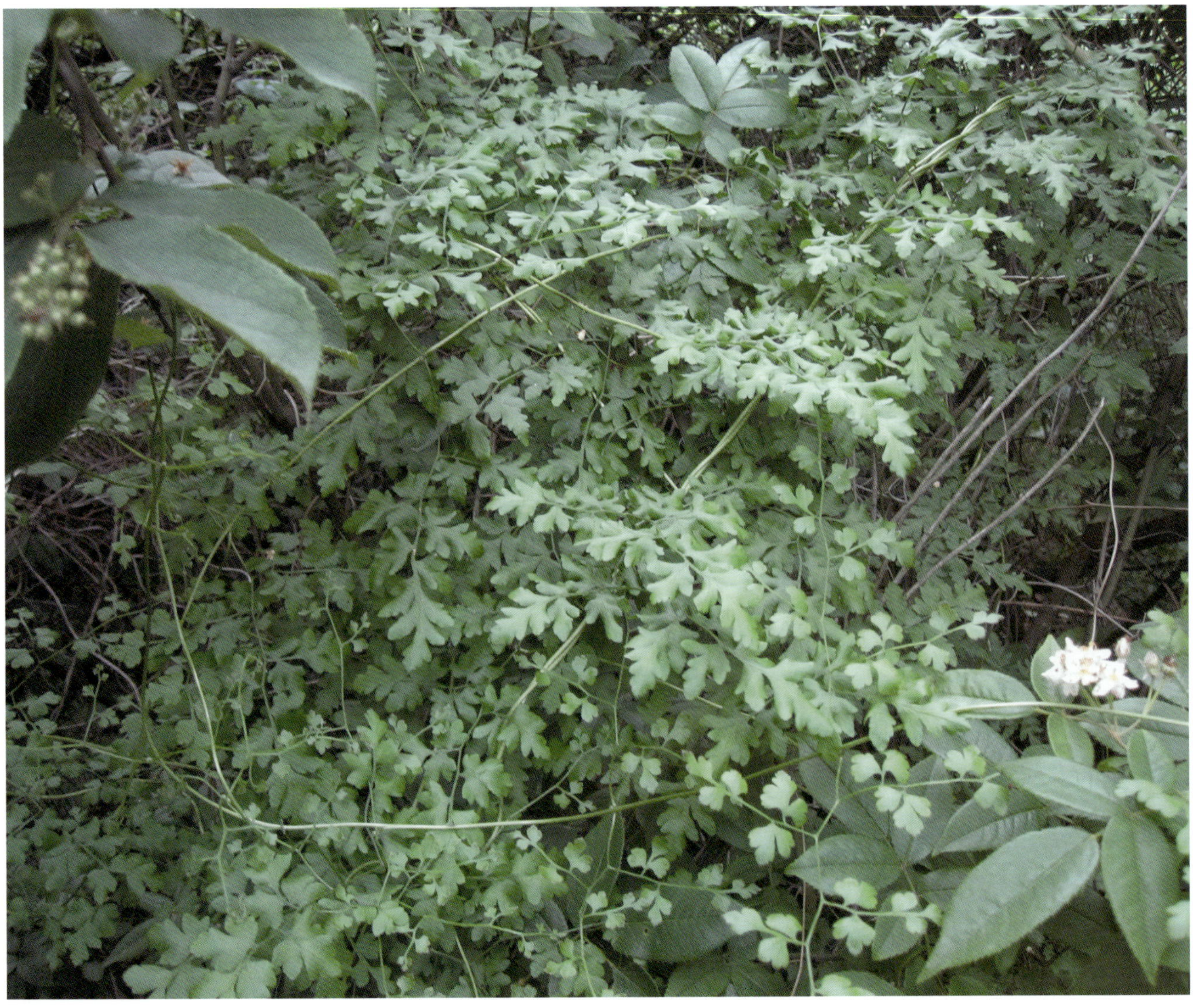

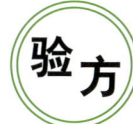

①上呼吸道感染、扁桃体炎、肺炎、支气管炎： 鲜海金沙藤30克，大青叶15克，水煎服。 **②乳腺炎：** 鲜海金沙根20~30克，黄酒、水各半煎服，暖睡取汗；另用鲜海金沙茎叶、鲜犁头草各等份，捣烂外敷。 **③流行性腮腺炎：** 鲜海金沙藤根30克，水煎服。 **④烫火伤：** 海金沙茎、叶烧灰存性研成细末，用麻油调搽患处。 **⑤热淋：** 鲜海金沙茎叶30克，捣汁，冷开水对服。

食疗药膳

●金沙双草茶

原料：海金沙、荨草各15克，凤尾草30克，绿茶5克。

制法：先将前三味药加水1000毫升，或水浸过药面，煎沸20分钟，加入绿茶再沸2分钟即可，或四味药共研粗末，放置茶壶内，以沸水冲泡20分钟，亦可。

用法：每日1剂，不拘时频频饮服。

功效：消炎解毒，清热利尿。

适用：消炎水肿、尿路感染、尿路结石等。

使用注意

肾阴亏虚者慎服。

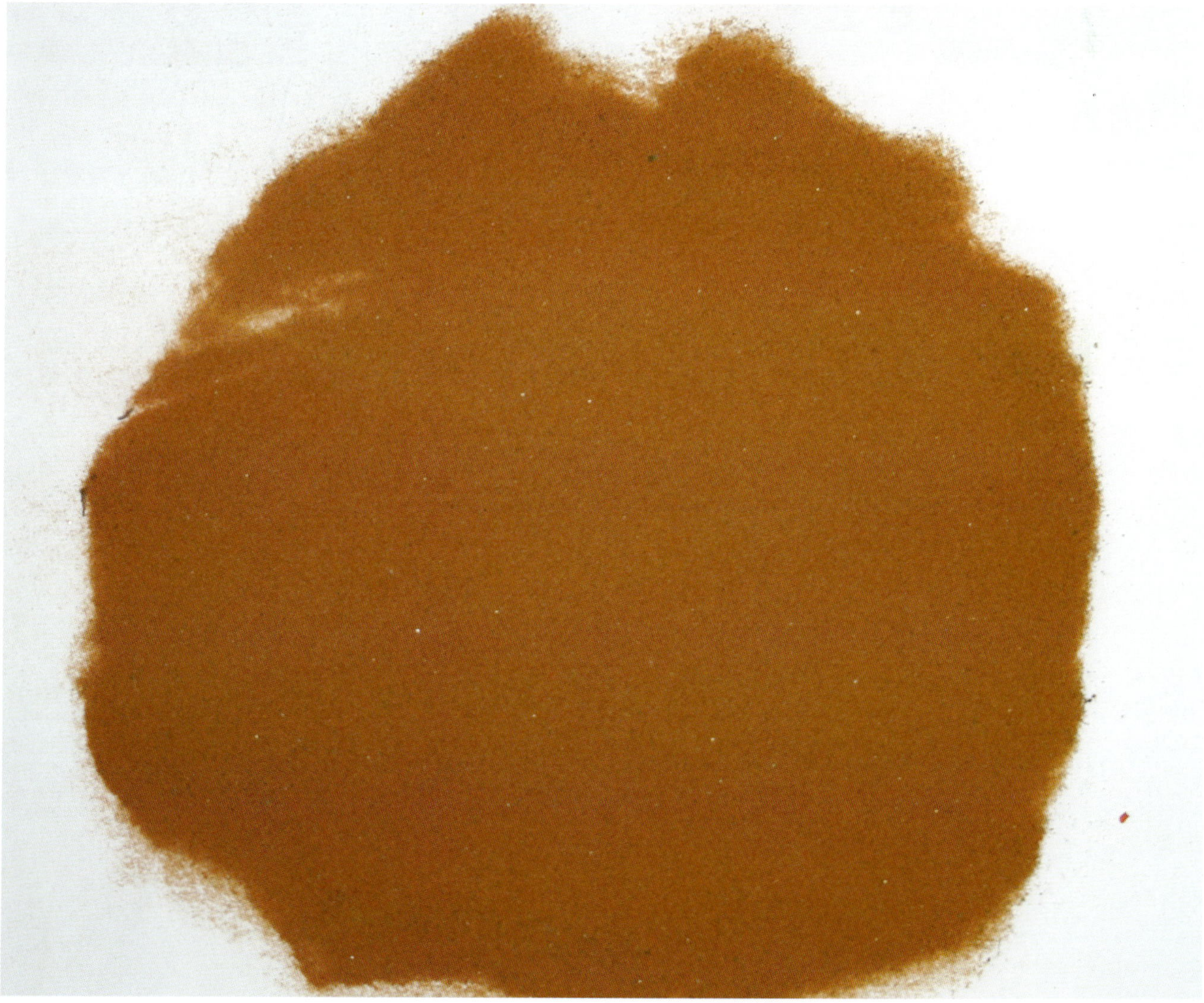

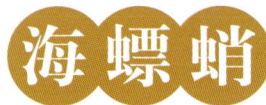

- **别名** 乌鲗骨、墨鱼盖、乌贼鱼骨。
- **来源** 本品为乌贼科动物无针乌贼 Sepiella maindroni de Rochebrune 或金乌贼的内贝壳。

【形态特征】金乌贼胴部卵圆形，一般肠长20厘米，长度为宽度的1.5倍。背腹略扁平，侧缘绕以狭鳍，不愈合。头部前端、口的周围生有5对腕。眼发达。石灰质内骨骼发达，长椭圆形，长度约为宽度的2.5倍，后端骨针粗壮。体内有墨囊，内贮有黑色液体。体黄褐色，服体上有棕紫色与白色细斑相间，雄体阴背有波状条纹，在阳光下呈金黄色光泽。产期多在8~12月份，11月份为盛渔期。

【生境分布】主产辽宁、江苏、浙江等省沿海地区。

【采收加工】4~8月捞捕，取其内壳洗净，日晒夜露至无腥味，生用。

【性味归经】咸、涩，温。归脾、肾经。

【功能主治】收敛止血，涩精止带，制酸止痛，收湿敛疮。用于吐血衄血，崩漏便血，遗精滑精，赤白带下，胃痛吞酸；外治损伤出血，湿疹湿疮，溃疡不敛。

【用量用法】内服：5~10克，如研末吞服，每次1.5~3克，口服1~2次。外用：适量，研末撒敷或调敷。

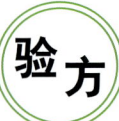

①**胃出血：**海螵蛸、白及各60克，共研为末，饭前冲服3~5克。②**胃、十二指肠溃疡：**海螵蛸（乌贼骨）为主，配合其他药物（贝母、大黄、白及等）内服。③**上消化道出血：**海螵蛸、生大黄各研成细粉，过筛等量拌匀，装入胶囊备用，每次4~6粒，每粒含生药0.5克，每4~6小时1次，凉开水送下，待血止后再服1~2日。④**疟疾：**乌贼骨粉3克，加白酒或黄酒10毫升，混合后1次服完，一般只需1次，至多3次。

使用注意

本品性温，能伤阴助热，故阴虚多热者不宜用。

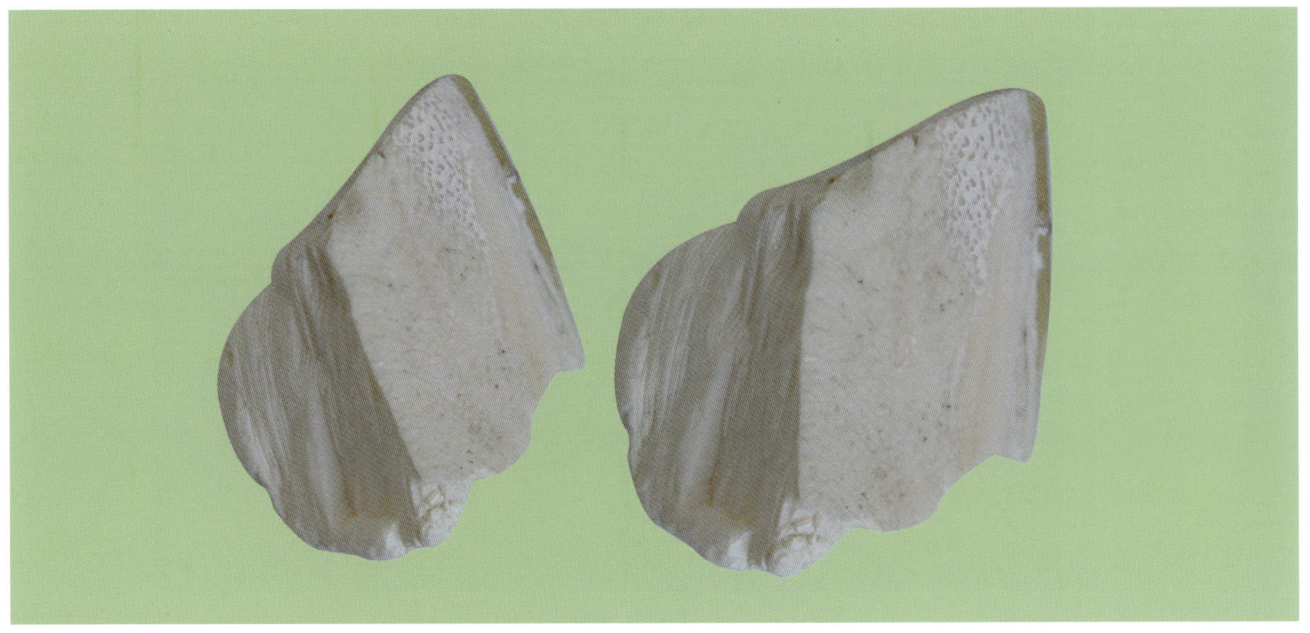

海藻

- **别名** 海草、大叶藻、大蒿子、海根菜。
- **来源** 本品为马尾藻科植物海蒿子 *Sargassum pallidum* (Turn.) C.Ag. 或羊栖菜的干燥藻体。前者习称"大叶海藻",后者习称"小叶海藻"。

【形态特征】海蒿子:多年生褐藻,暗褐色,高30~100厘米。固着器扁平盘状或短圆锥形,直径可达2厘米;主轴圆柱形,幼时短,但逐年增长,两侧有呈钝角或直角的羽状分枝及腋生小枝,幼时其上均有许多短小的刺状突起;叶状突起的形状,大小差异很大、披针形、倒披针形、倒卵形和线形均有,长者可达25厘米,短者只2厘米,宽者可达2.5厘米,有不明显的中脉状突起,并有明显的毛窠斑点,狭者只1毫米,无中脉状突起,也无斑点,全缘或有锯齿。在线形叶状突起的腋部,长出多数具有丝状突起的小枝,生殖托或生殖枝即从丝状突起的腋间生出。气囊生长于最终分枝上,有柄,成熟时球形或近于球形,顶端圆或有细尖状凸起,表面有稀疏的毛窠斑点。生殖托单生或总状排列于生殖小枝上,圆柱形,长3~15毫米或更长,直径约1毫米。

羊栖菜:多年生褐藻,高15~40厘米,最高可达2米以上。藻体黄褐色,肥厚多汁,干后变黑。固着器由圆柱形假根组成。主干圆柱形,直立,直径1~3毫米,四周互生侧枝和叶。叶棒状,全缘,先端常膨大中空。气囊腋生,纺锤形。

【生境分布】生长于低潮线以下的浅海区域——海洋与陆地交接的地方。羊栖菜产于福建、浙江、广东等地;海蒿子产于山东、辽宁等地。

【采收加工】夏、秋季由海中捞取或割取,去净杂质,用淡水洗净,晒干。

【性味归经】苦、咸,寒。归肝、胃、肾经。

【功能主治】消痰软坚散结,利水消肿。用于瘿瘤,瘰疬,睾丸肿痛,痰饮水肿。

【用量用法】内服:6~12克,煎服。

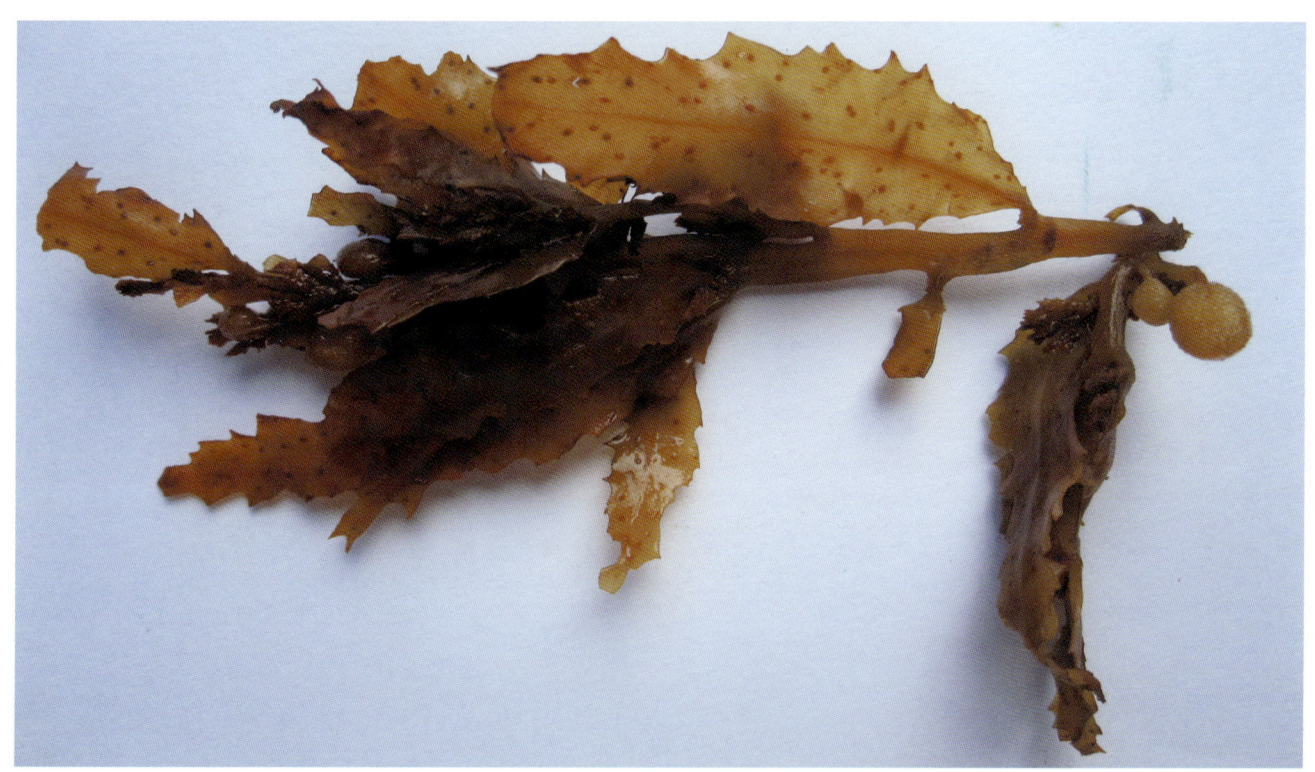

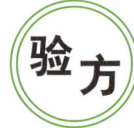

验方

①**甲状腺肿：** 海藻、海带各15克，黄药子、柴胡各10克，夏枯草18克，生牡蛎30克，水煎服。②**淋巴结肿大：** 海藻、生牡蛎各30克，玄参15克，夏枯草10克，水煎服；或海藻、香附、夏枯草、浙贝母各10克，水煎服。③**疝气，睾丸肿大：** 海藻30克，炒橘核12克，小茴香10克，水煎或制丸服。④**疝气：** 海藻、海带各15克，小茴香30克，水煎服。

食疗药膳

●海藻薏苡仁粥

原料：海藻、昆布、甜杏仁各9克，薏苡仁30克。
制法：将前三味药加水750毫升，煎取汁500毫升，用药汁与薏苡仁同煮成粥即可。
用法：每日1剂，代早餐用，连用20～30剂。
功效：健脾除湿，化痰散结。
适用：痰瘀结聚所致的寻常痤疮。

●海藻酒

原料：海藻500克，清酒120毫升。
制法：以绢袋盛海藻，用酒渍之，春夏渍2日，秋冬渍5日。
用法：每服12毫升，稍稍含咽之，每日3次。酒尽，更以酒120毫升渍，饮之如前。渣曝干为末，每服9克，每日3次。
功效：消痰，软坚，活络。
适用：项下卒结、囊渐大欲成瘿等。

使用注意

不宜与甘草同用。

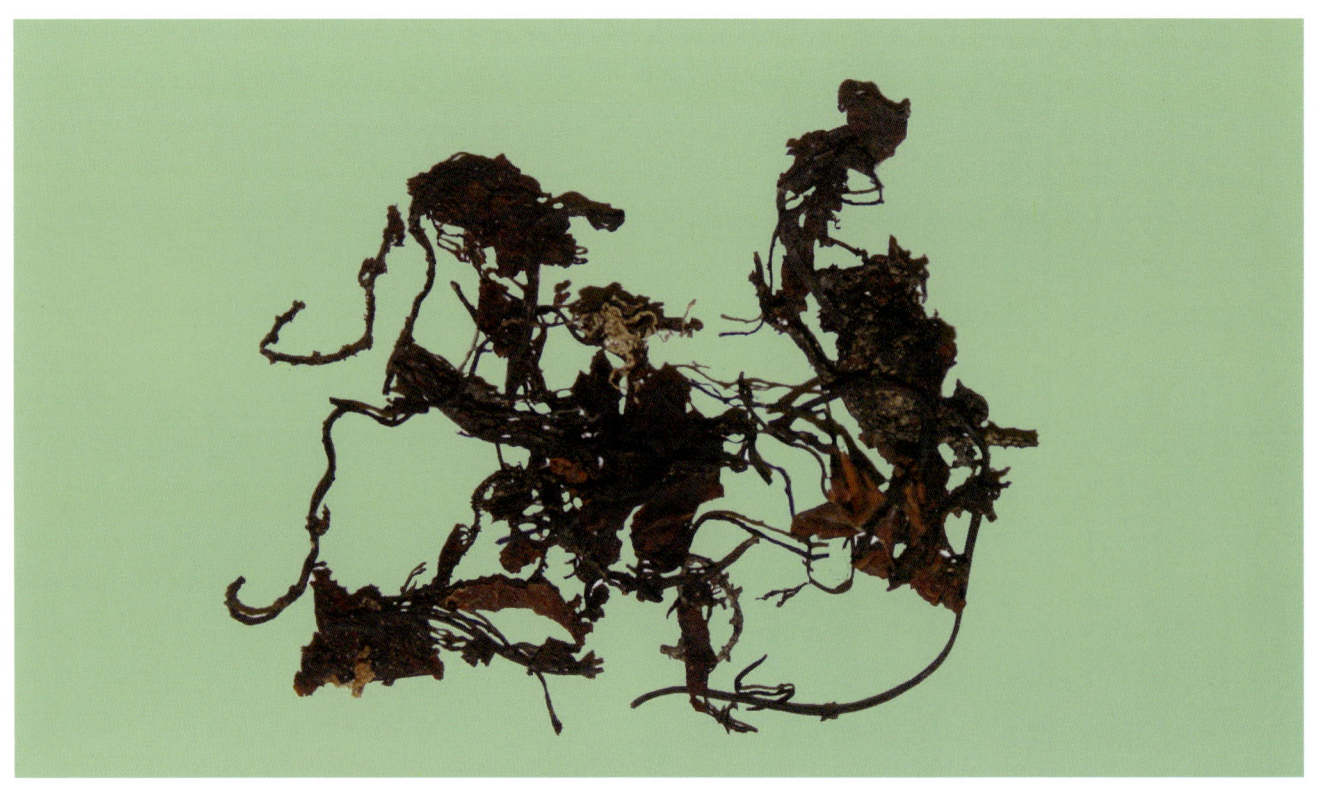

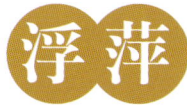

- **别名** 水萍、水花、水苏、小萍子、萍子草、浮萍草。
- **来源** 本品为浮萍科植物紫萍 *Spirodela polyrrhiza* (L.) Schleid. 的干燥全草。

【形态特征】紫萍，多年生细小草本，漂浮水面。根5~11条束生，细小，纤维状，浮萍长3~5厘米。花序生长于叶状体边缘的缺刻内；花草性，雌雄同林；佛焰苞袋状，短小，2唇形，内有2雄花和1雌花，无花被；雄花有雄蕊2，花药2室，花丝纤细；雌花有雌蕊1，子房无柄，1室，具直立胚珠2，花柱短，柱头扁平或环状。果实圆形，边缘有翅。花期4~6月，果期5~7月。

【生境分布】生长于池沼、水田、湖湾或静水中，全国各地均产。

【采收加工】6~9月捞取，洗净，拣去杂质，晒干。

【性味归经】辛，寒。归肺经。

【功能主治】宣散风热，透疹，利尿。用于麻疹不透，风疹瘙痒，水肿尿少。

【用量用法】内服：3~9克，煎服。外用：适量，煎水熏洗。

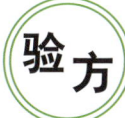

①**急性肾炎**：浮萍草100克，黑豆50克，水煎服。②**皮肤风热，遍身生瘾疹**：浮萍、牛蒡子各等份，以薄荷汤调下10克，每日2次。③**身上虚痒**：浮萍末、黄萍各5克，同四物汤煎汤调下。④**感冒（用于风热感冒，发热无汗）**：浮萍、薄荷、牛蒡子各6克，水煎服。⑤**麻疹（对疹出不畅者）**：浮萍9克，西河柳6克，芦根15克，陈皮4.5克，水煎服。

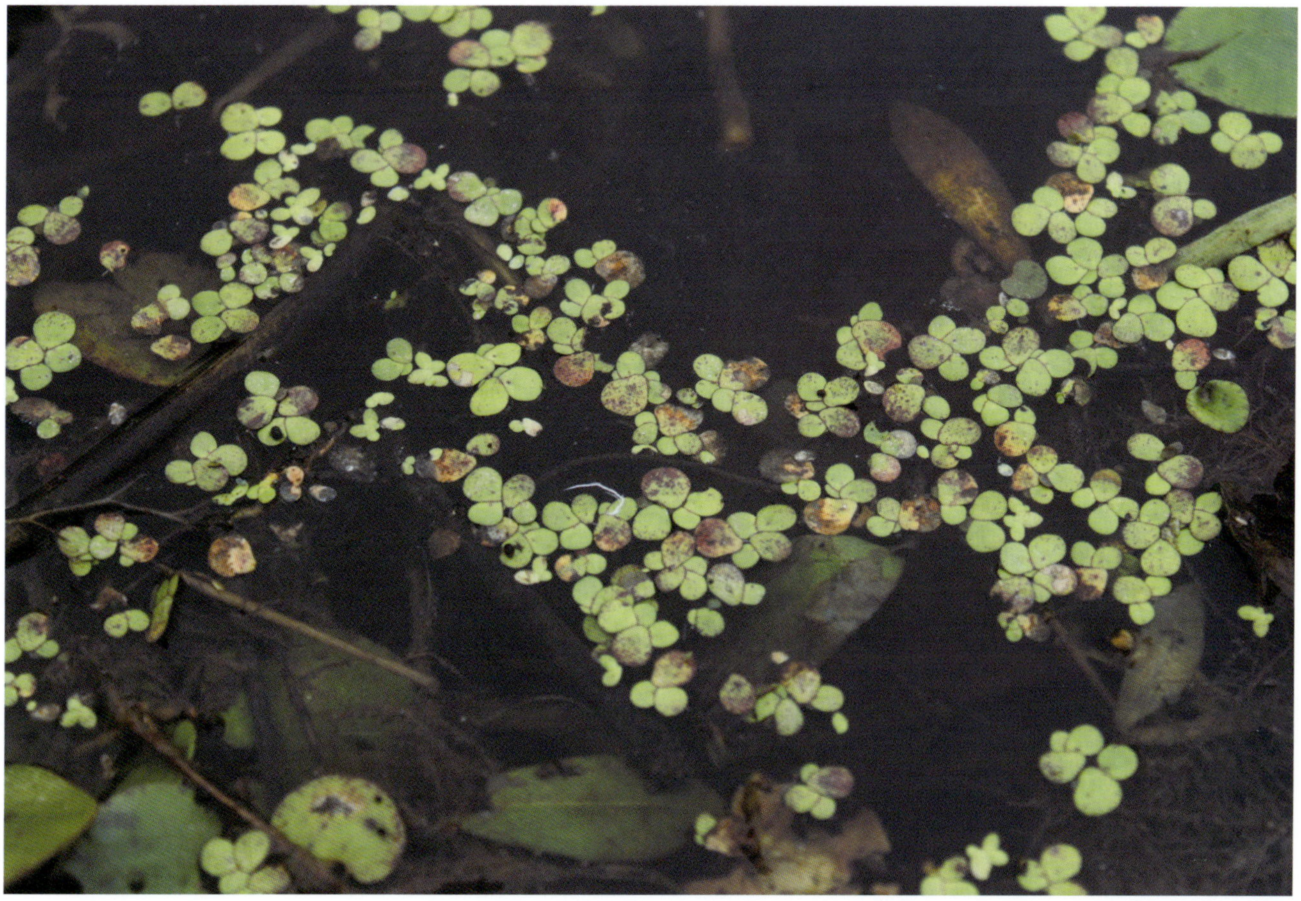

食疗药膳

●浮萍酒
原料：鲜浮萍（洗净）60克，醇酒250毫升。
制法：将鲜浮萍捣烂，装入盛有醇酒的瓶中，密封瓶口，浸泡5日，去渣取汁备用。
用法：每日1次，睡前取适量擦患处。
功效：透表止痒。
适用：风热性隐疹、皮肤瘙痒等。

●浮萍芝麻酱
原料：浮萍、黑芝麻各120克，盐50克。
制法：将浮萍与黑芝麻炒焦，研成细末，放碗中加盐、水，调成糊状即成。
用法：每日3次，佐餐食用，用量自酌，15日为1个疗程。
功效：益肾填精，行气活血。
适用：肾精匮乏、气血不能荣于肌肤所致的白癜风等。

●浮萍黑豆汤
原料：鲜浮萍100克，黑豆50克。
制法：捞取新鲜浮萍100克，淘洗干净；把黑豆洗后用冷水浸泡 1~2小时，再与浮萍同放入小锅内，加水适量，煎沸后去渣取汤。
用法：以上为每日量，分2次温热饮用，连用5~7日。
功效：祛风行水，清热解毒。
适用：小儿急性肾炎。

使用注意

表虚自汗者慎服。

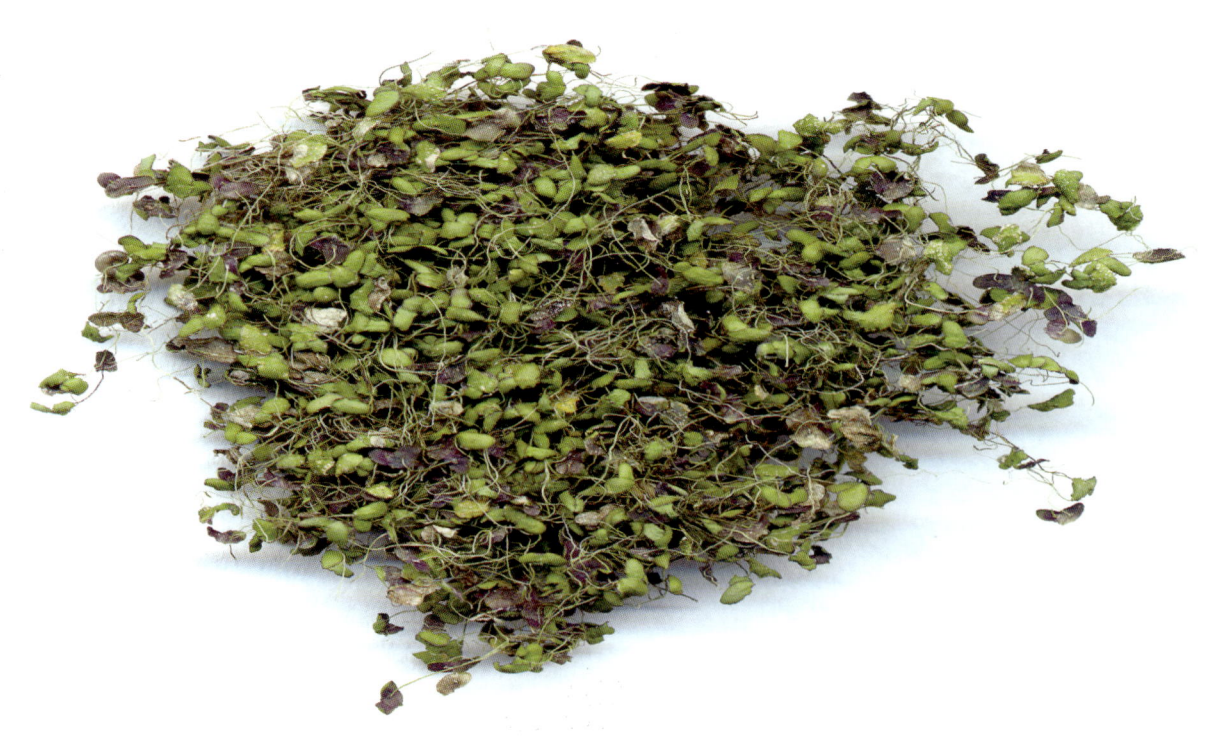

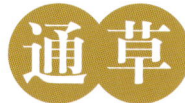

通草

- **别名** 寇脱、活㑊、离南、倚商、通脱木、白通草。
- **来源** 本品为五加科灌木植物通脱木 *Tetrapanax papyrifer* (Hook.) K. Koch 的干燥茎髓。

【形态特征】灌木,高可达6米。茎木质而不坚,中有白色的髓,幼时呈片状,老则渐次充实,幼枝密被星状毛,或稍具脱落性灰黄色绒毛。叶大、通常聚生长于茎的上部,掌状分裂,长可达1米,基部心脏形,叶片5～7裂,裂片达于中部或仅为边裂,头锐尖,边缘有细锯齿,上面无毛,下面有白色星状绒毛;叶柄粗壮,长30～50厘米;托叶2,大形,膜质,披针状凿形,基部鞘状抱茎。花小,有柄,多数球状伞形花序排列成大圆锥花丛;苞片披针形;萼不明显;花瓣4,白色,卵形,头锐尖;雄蕊4;花盘微凸;子房下位,2室,花柱2,离生,柱头头状。核果状浆果近球形而扁,外果皮肉质,硬而脆。花期8月,果期9月。

【生境分布】生长于向阳肥厚的土壤中,或栽培于庭院中。分布于贵州、云南、四川、台湾、广西等地。

【采收加工】秋季采收,选择生长2～3年的植株,割取地上部分,截成段,趁鲜时取出茎髓,理直,晒干。

【性味归经】甘、淡,微寒。归肺、胃经。

【功能主治】清热利湿,通气下乳。用于湿热淋证,水肿尿少,乳汁不下。

【用量用法】内服:3～5克,煎服。

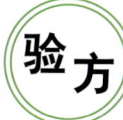

验方

①**催乳**:通草、小人参,炖猪脚食。②**急性肾炎**:通草、猪苓各等份,再入地龙、麝香少许,研细末,每服1～3克,米饮调下。③**尿路感染**:通草15克,滑石20克,冬葵子、石韦各10克,水煎服,每日1剂。④**浮汁不下或乳少**:通草10克,炮穿山甲、炒王不留行各6克,与猪蹄一对同煎服。

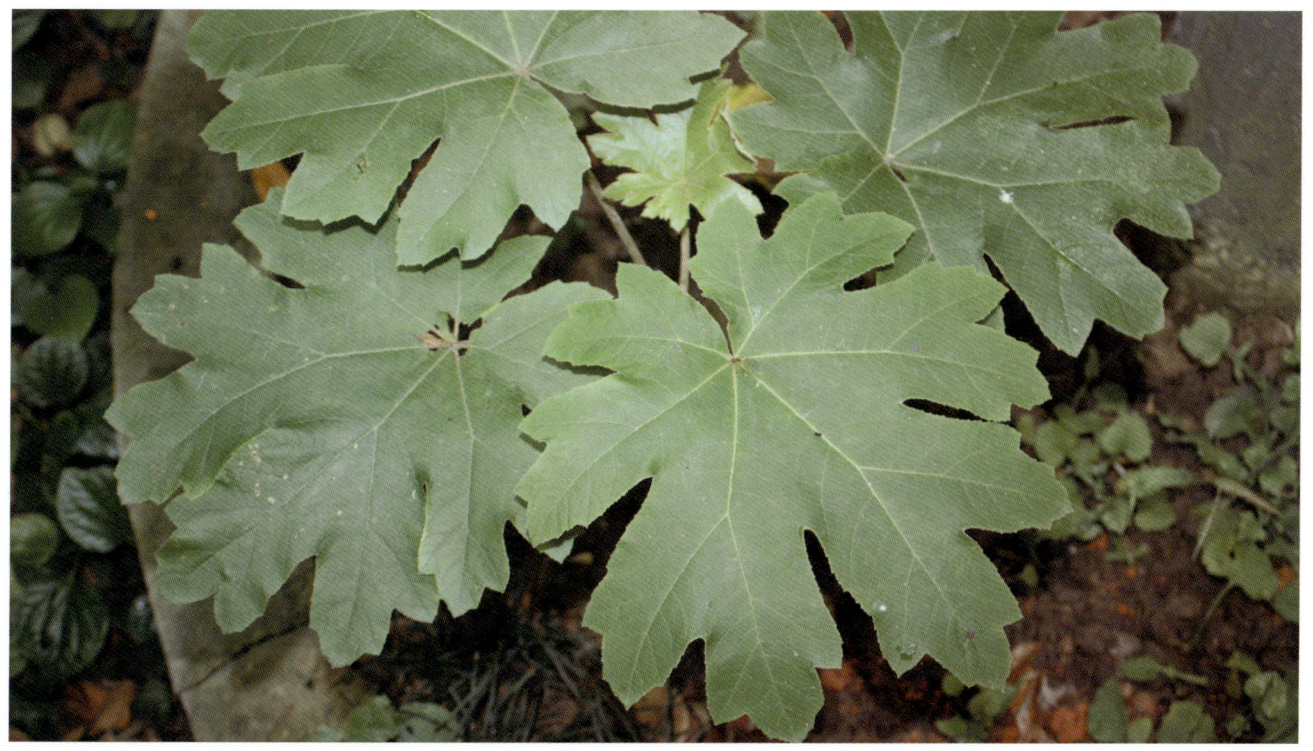

食疗药膳

●磁石木通酒

原料：磁石（捣碎绵裹）15克，木通250克，酒5000毫升。

制法：先将木通、磁石捣细，以绢袋盛，用酒浸泡，冬7日，夏3日。

用法：每日2次，每取酒3杯饮服。不饮酒者，可适当减量。

功效：聪耳明目。

适用：耳聋，常如有风水声。

●麦通粥

原料：通草30克，小麦250克。

制法：将小麦去壳，通草研末，同入锅内，加水适量，煮粥。

用法：分3次食用。

功效：养心益肾，清热利水。

适用：老人五淋、身热腹满。

●通草鲫鱼汤

原料：鲜鲫鱼1尾，黑豆芽30克，通草3克，盐适量。

制法：将鲫鱼去鳞、鳃、内脏，洗净；黑豆芽洗净。锅置火上，加入适量清水、放入鱼，用小火炖煮15分钟后，加入豆芽、通草、盐，等鱼熟汤成后，去豆芽、通草即可。

用法：喝汤吃鱼，每日1次。

功效：温中下气，利水通乳。

适用：妇女产后乳汁不下以及水肿等。

使用注意

气阴两虚，内无湿热及孕妇慎用。

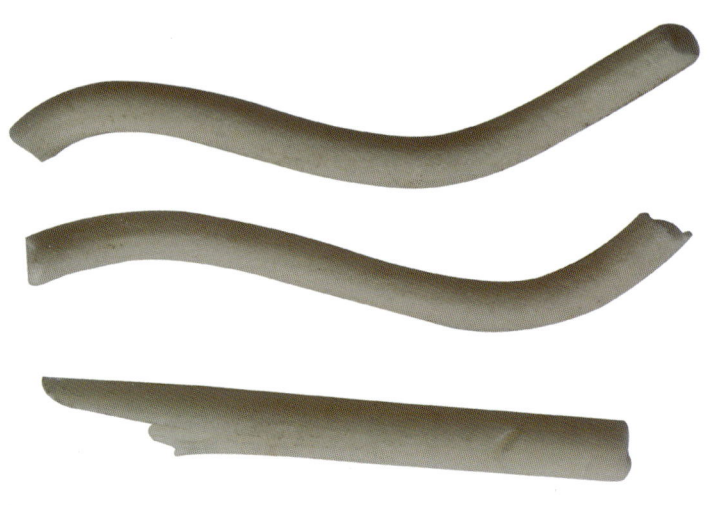
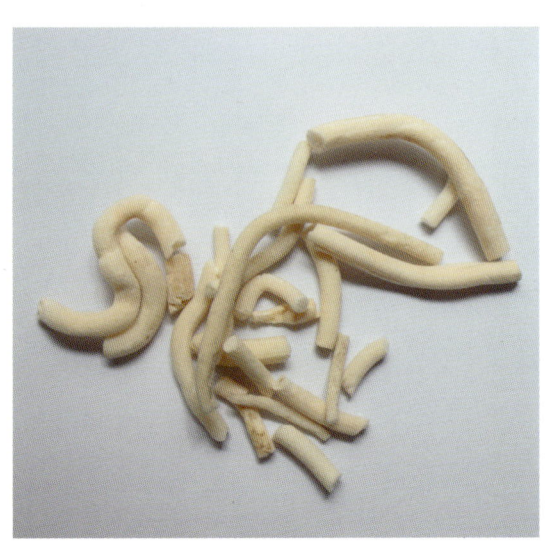

预知子

- **别名** 八月炸、八月扎、野香蕉。
- **来源** 本品为木通科植物木通 Akebia quinata (Thunb.) Decne.、三叶木通或白木通的成熟果实。

【形态特征】蔓生植物。叶三角形，色绿，面深背淡，七八月结实作房，生青，熟深红，每房有子五六枚，如皂角子，色斑褐而光润，相传取子二枚或双仁者，缀衣领上，遇有蛊毒，则闻其发音，故名"预知子"。落叶或半常绿藤木。掌状复叶互生，小叶5，倒卵形或长倒卵形，长3~6厘米，先端圆、微凹或有短尖，全缘。花单性同株，总状花序腋生；雌花生长于花序上部，花被片3，淡紫色，雄蕊6，雌花生长于花序下部，花被3，退化雄蕊6，雌蕊6。果实肉质，长椭圆形，两端圆形，成熟时沿腹缝线开裂。花期4~5月，果期8月。

【生境分布】生长于山林灌丛。分布于河南、浙江、陕西、山东、江苏、安徽、广东、湖北等地。

【采收加工】夏、秋二季果实将变黄时采摘，晒干，或置于沸水中略烫后晒干。

【性味归经】苦，寒。归肝、胆、胃、膀胱经。

【功能主治】疏肝理气，活血止痛，利尿。用于脘胁胀痛，痛经经闭，痰核痞块，小便不利。

【用量用法】内服：3~9克，煎服；或浸酒。

验方

①**淋巴结结核**：预知子、金樱子、海金沙根各120克，天葵子240克，煎服。②**睾丸肿痛**：预知子1个，金樱子30克，猪小肠120克，炖服。③**输尿管结石**：预知子、薏苡仁各60克，水煎服。④**子宫脱垂**：预知子、益母草、棕树根各30克，升麻9克，水煎服。

使用注意

凡病人脾虚作泄泻者勿服。

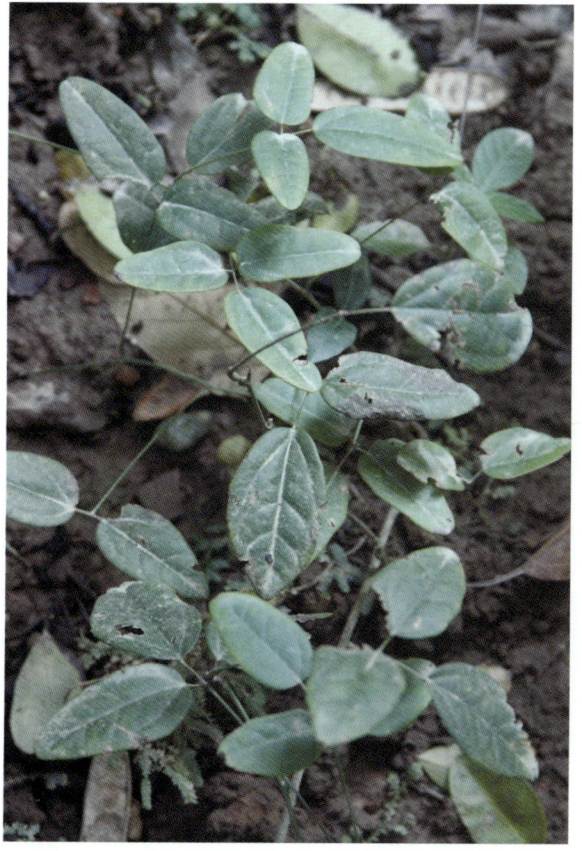

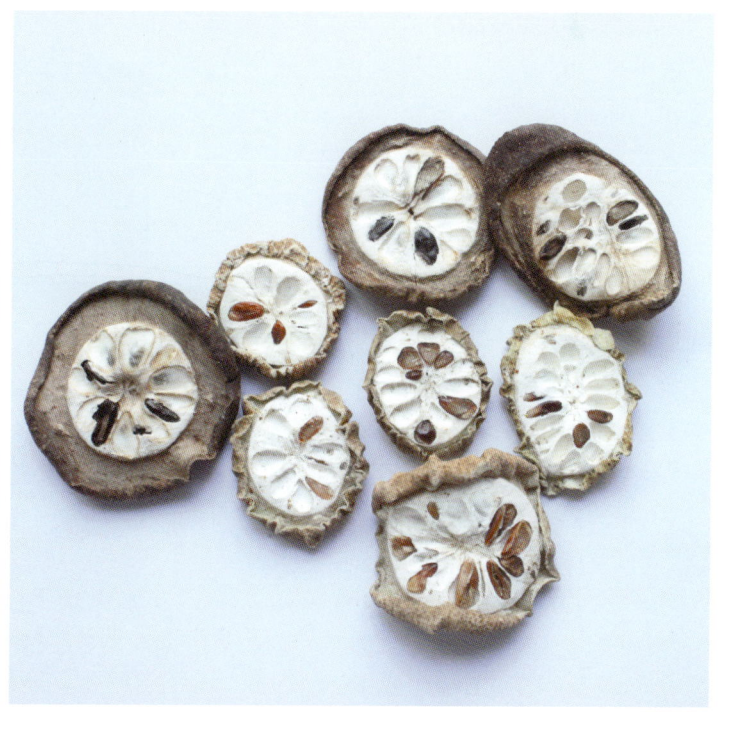

桑叶

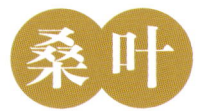

- **别名** 家桑、黄桑、荆桑、桑椹树。
- **来源** 本品多桑科植物桑 *Morus alba* L. 的干燥叶。

【形态特征】 为落叶灌木或小乔木，高3~15米。树皮灰白色，有条状浅裂；根皮黄棕色或红黄色，纤维性强。单叶互生；叶柄长1~2.5厘米；叶片卵形或宽卵形，长5~20厘米，宽4~10厘米，先端锐尖或渐尖，基部圆形或近心形，边缘有粗锯齿或圆齿，有时有不规则的分裂，上面无毛，有光泽，下面脉上有短毛，腋间有毛，基出脉3条与细脉交织成网状，背面较明显；托叶披针形，早落。花单性，雌雄异株；雌、雄花序均排列成穗状荑花序，腋生；雌花序长1~2厘米，被毛，总花梗长5~10毫米；雄花序长1~2.5厘米，下垂，略被细毛；雄花具花被片4，雄蕊4，中央有不育的雌蕊；雌花具花被片4，基部合生，柱头2裂。瘦果，多数密集成一卵圆形或长圆形的聚合果，长1~2.5厘米，初时绿色，成熟后变肉质、黑紫色或红色。种子小。花期4~5月，果期5~6月。

【生境分布】 生长于丘陵、山坡、村旁、田野等处，各地均有栽培。以南部各省育蚕区产量较大。

【采收加工】 初霜后采收，除去杂质，晒干。

【性味归经】 甘、苦，寒。归肺、肝经。

【功能主治】 疏散风热，清肺润燥，平肝明目。用于风热感冒，肺热燥咳，头晕头痛，目赤昏花。

【用量用法】 内服：5~10克，煎服；也可入丸、散服。外用可煎水洗眼。发散、清泻肺、肝多用生品，而润肺治燥咳则宜用炙桑叶。

验方

①咽喉红肿，牙痛：桑叶15~25克，煎服。②头目眩晕：桑叶、菊花、枸杞子各15克，决明子10克，水煎代茶饮。③摇头风（舌伸出，流清水，连续摇头）：桑叶5~10克，水煎服。④脑萎缩：桑叶、丹皮、泽泻、当归、菖蒲、远志各10克，山萸肉、黑芝麻各12克，生地、山药各30克，云苓20克，首乌、枸杞子、菊花各15克，甘草6克，每日1剂，水煎，分2次分服。⑤红斑类皮肤病：桑叶20~40克，蚤休、生地各10~15克，枇杷叶10~20克，生甘草5~10克，每剂加清水浸泡20分钟，煎3次，取汁混合为450毫升，每服150毫升，每日2次，必要时取渣再煎汁外洗。⑥肺脓肿：桑叶20克，芦根、鱼腥草、白茅根各60克，刺黄柏30克，水煎服（鲜品更好），每日1剂，连续服药，定期复查，疗程一般14~47日。⑦咽喉源性咳嗽：炙桑叶、木蝴蝶、甘草、赤芍、射干、蝉蜕、杏仁各9克，桔梗6克，金银花15克，水煎服，每日1剂，每日2次。

使用注意

经期妇女及孕妇不宜使用。

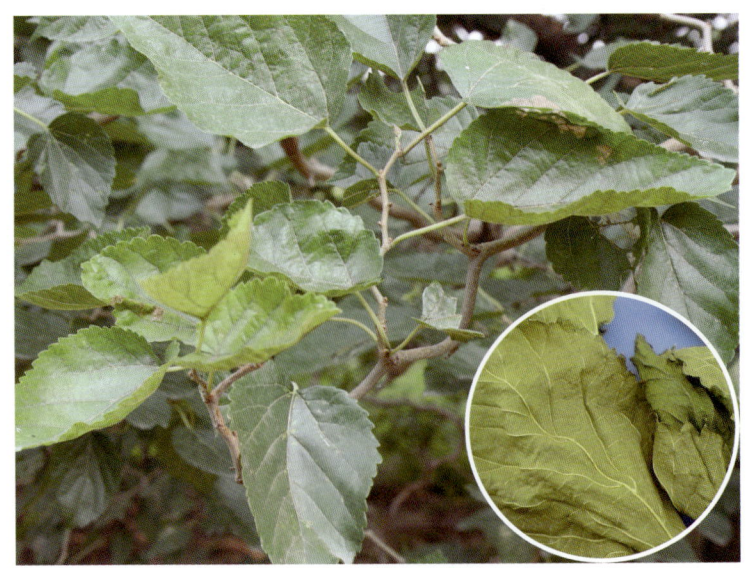

桑白皮

- **别名** 桑皮、桑根皮、白桑皮、桑根白皮。
- **来源** 本品为桑科植物桑 Morus alba L. 的干燥根皮。

【形态特征】 为落叶灌木或小乔木，高3~15米。树皮灰白色，有条状浅裂；根皮黄棕色或红黄色，纤维性强。单叶互生，叶柄长1~2.5厘米；叶片卵形或宽卵形，长5~20厘米，宽4~10厘米，先端锐尖或渐尖，基部圆形或近心形，边缘有粗锯齿或圆齿，有时有不规则的分裂，上面无毛，有光泽，下面脉上有短毛，腋间有毛，基出脉3条与细脉交织成网状，背面较明显；托叶披针形，早落。花单性，雌雄异株；雌、雄花序均排列成穗状荑花序，腋生；雌花序长1~2厘米，被毛，总花梗长5~10毫米；雄花序长1~2.5厘米，下垂，略被细毛；雄花具花被片4，雄蕊4，中央有不育的雌蕊；雌花具花被片4，基部合生，柱头2裂。瘦果，多数密集成一卵圆形或长圆形的聚合果，长1~2.5厘米，初时绿色，成熟后变肉质、黑紫色或红色。种子小。花期4~5月，果期5~6月。

【生境分布】 生长于丘陵、山坡、村旁、田野等处，各地均有栽培。以南部各省育蚕区产量较大。

【采收加工】 春、冬两季即秋末落叶时至次春发芽前挖其地下根，趁鲜洗净泥土，刮去黄棕色粗皮，除去须根，纵向剖开皮部，剥取根皮，晒干。

【性味归经】 甘，寒。归肺经。

【功能主治】 泻肺平喘，利水消肿。用于肺热喘咳，水肿胀满尿少，面目肌肤浮肿。

【用量用法】 内服：10~15克，煎服。泻肺利水、平肝清火宜生用，肺虚咳嗽宜蜜炙用。

验方

①**蜈蚣、蜘蛛咬伤**：桑白皮适量，捣汁敷。②**坠落伤**：桑白皮2500克，为末，水1000毫升，煎成膏，敷瘀损处。③**齿龈出血**：桑白皮20克，白茅根30克，水煎2次，混合后早晚分服，每日1剂。④**脱发**：桑白皮120克，用水煎，去渣取汁洗发。⑤**白发**：桑白皮30克，五倍子15克，青葙子60克，水煎取汁，外洗。

使用注意

肺虚无火喘嗽慎服。

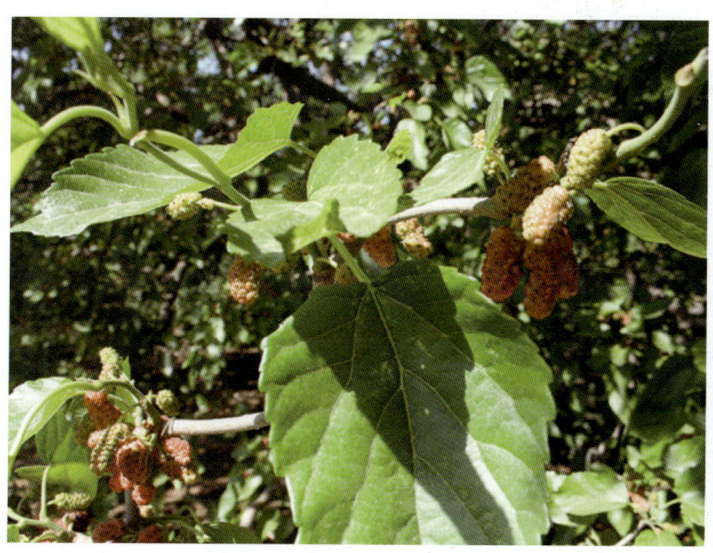
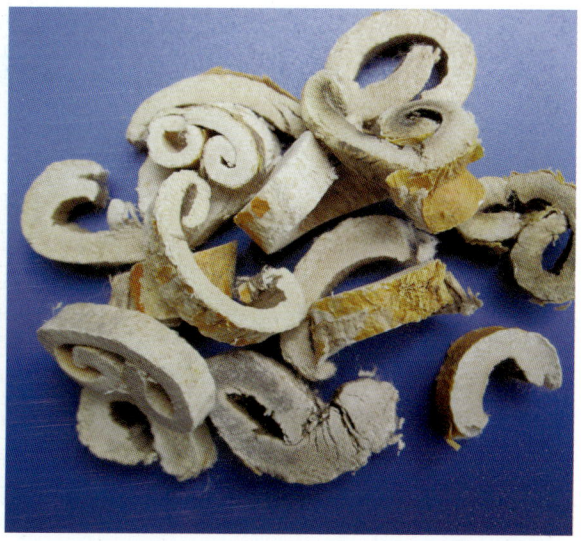

桑枝

- **别名** 桑条。
- **来源** 本品为桑科落叶乔木植物桑 Morus alba L. 的嫩枝。

【形态特征】为落叶灌木或小乔木，高3～15米。树皮灰白色，有条状浅裂；根皮黄棕色或红黄色，纤维性强。单叶互生，叶柄长1～2.5厘米；叶片卵形或宽卵形，长5～20厘米，宽4～10厘米，先端锐尖或渐尖，基部圆形或近心形，边缘有粗锯齿或圆齿，有时有不规则的分裂，上面无毛，有光泽，下面脉上有短毛，腋间有毛，基出脉3条与细脉交织成网状，背面较明显；托叶披针形，早落。花单性，雌雄异株；雌、雄花序均排列成穗状葇荑花序，腋生；雌花序长1～2厘米，被毛，总花梗长5～10毫米；雄花序长1～2.5厘米，下垂，略被细毛；雄花具花被片4，雄蕊4，中央有不育的雌蕊；雌花具花被片4，基部合生，柱头2裂。瘦果，多数密集成一卵圆形或长圆形的聚合果，长1～2.5厘米，初时绿色，成熟后变肉质、黑紫色或红色。种子小。花期4～5月，果期5～6月。

【生境分布】生长于丘陵、山坡、村旁、田野等处，各地均有栽培。以南部各省育蚕区产量较大。

【采收加工】春末夏初采收，去叶晒干，或趁鲜切片晒干。生用，个别炒微黄用。

【性味归经】微苦，平。归肝经。

【功能主治】祛风通络，利关节。用于风湿痹病，肩臂、关节酸痛麻木。

【用量用法】内服：15～30克，煎服，或熬膏服。外用：适量，煎水熏洗。

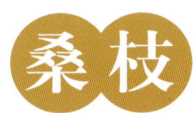

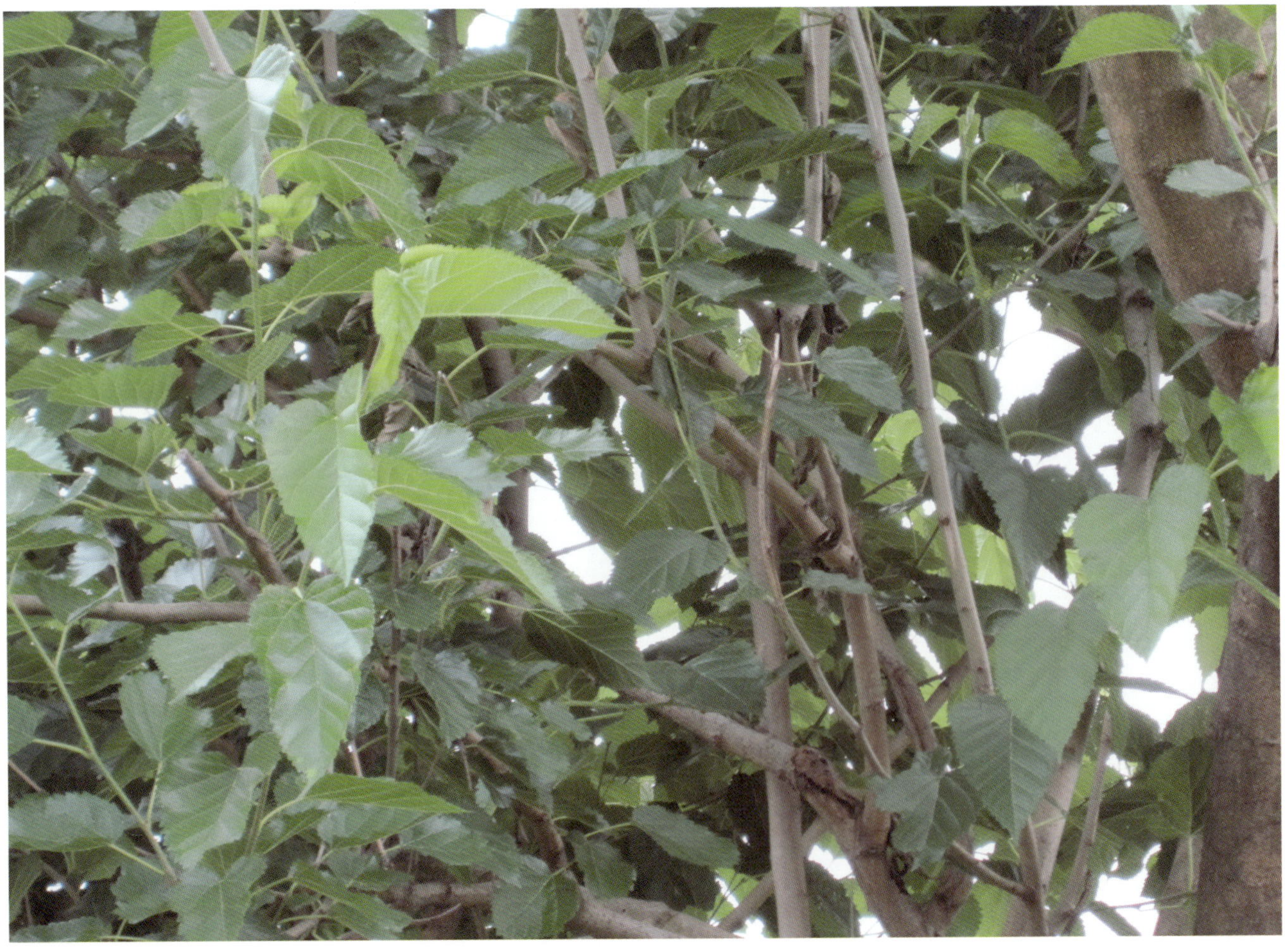

验方 ①**风湿性关节炎**：桑枝500克，浓煎去渣，入蜜50克，温火煎成膏，每次20克，每日2次口服。②**风湿性肌炎对肌体疼痛者**：桑枝30克，秦艽、防己各9克，水煎服。③**肩周炎**：桑枝、当归各20克，鸡血藤、威灵仙各30克，羌活、桂枝、白芍、姜黄、防风各15克，细辛5克（后下），水煎服，每日1剂。④**淋转率低下**：桑枝30克（鲜者疗效较好），水煎服，每日1剂。⑤**水气脚气**：桑枝60克，炒香，以水1000毫升，煎至100毫升，每日空腹服用。⑥**高血压**：桑枝、桑叶、芫蔚子各15克，加水1000毫升，煎至600毫升，卧前洗脚30～40分钟后即卧。

食疗药膳

●桑枝酒

原料：花桑枝、垂柳枝、槐枝各50克，黑豆30克，羌活、牛膝、附子、桂心、熟地黄各15克。
制法：将上药细锉和匀，以生绢袋盛，用好酒2500毫升，浸经7日后可用。
用法：每日饭前后，任意暖饮10毫升，不得令过度。
功效：祛风除湿。
适用：头风。

使用注意

本品性寒，不宜用于风寒湿所致的关节冷痛、肌肉酸痛，也不宜用于肝肾亏损的虚劳骨痛、腰膝酸软乏力。

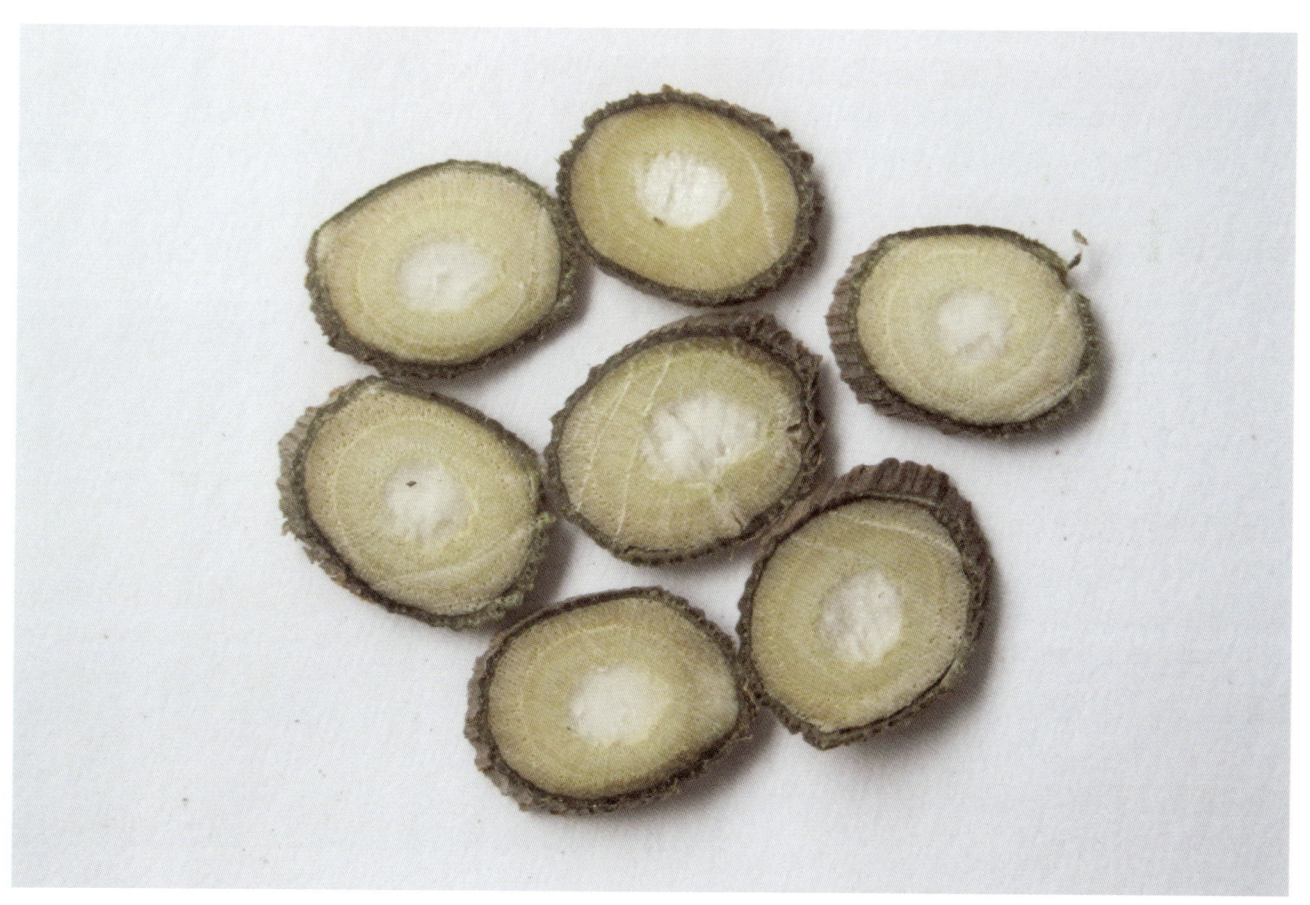

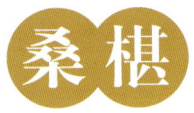

- **别名** 桑椹、桑椹子、黑桑椹。
- **来源** 本品为桑科植物桑 Morus alba L.的干燥果穗。

【形态特征】为落叶灌木或小乔木，高3～15米。树皮灰白色，有条状浅裂；根皮黄棕色或红黄色，纤维性强。单叶互生，叶柄长1～2.5厘米；叶片卵形或宽卵形，长5～20厘米，宽4～10厘米，先端锐尖或渐尖，基部圆形或近心形，边缘有粗锯齿或圆齿，有时有不规则的分裂，上面无毛，有光泽，下面脉上有短毛，腋间有毛，基出脉3条与细脉交织成网状，背面较明显；托叶披针形，早落。花单性，雌雄异株；雌、雄花序均排列成穗状葇荑花序，腋生；雌花序长1～2厘米，被毛，总花梗长5～10毫米；雄花序长1～2.5厘米，下垂，略被细毛；雄花具花被片4，雄蕊4，中央有不育的雌蕊；雌花具花被片4，基部合生，柱头2裂。瘦果，多数密集成一卵圆形或长圆形的聚合果，长1～2.5厘米，初时绿色，成熟后变肉质、黑紫色或红色。种子小。花期4～5月，果期5～6月。

【生境分布】生长于丘陵、山坡、村旁、田野等处，各地均有栽培。以南部各省育蚕区产量较大。

【采收加工】4～6月果实变红时采收，晒干，或略蒸后晒干。

【性味归经】甘、酸，寒。归心、肝、肾经。

【功能主治】滋阴补血，生津，润肠通便。用于肝肾阴虚，眩晕耳鸣，心悸失眠，须发早白，津伤口渴，内热消渴，肠燥便秘。

【用量用法】10～15克，煎服。

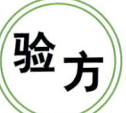

①**风湿性关节疼痛，麻痹不仁以及各种神经痛**：鲜黑桑椹30～60克，水煎服。或桑椹膏，每服一匙，以温开水和少量黄酒冲服。②**闭经**：桑椹15克，红花3克，鸡血藤12克，加黄酒和水煎，每日2次温服。③**贫血**：鲜桑椹子60克，桂圆肉30克，炖烂食，每日2次。④**阴虚血热之白发、脱发**：桑椹子、熟地黄各30克，紫草10克，红花、牡丹皮各5克，乌骨鸡1只（约1000克），用料洗净，放入乌骨鸡腹腔里，清水煮至鸡肉熟烂。⑤**肠燥便秘**：桑椹子50克，肉苁蓉、黑芝麻各15克，枳实10克，水煎服，每日1剂。⑥**自汗、盗汗**：桑椹子、五味子各10克，水煎服，每日2次。⑦**肠燥便秘**：桑椹50克，肉苁蓉、黑芝麻各15克，炒贝壳10克，水煎服，每日1剂。⑧**阴血亏虚所致的须发早白、头目晕眩，女子月经不调、闭经**：桑椹、蜂蜜各适量，将桑椹水煎取汁，小火熬膏，加入蜂蜜拌匀饮服，每次10～15克，每日2～3次。⑨**阴虚水肿、小便不利、关节作痛、口渴、发白**：桑椹100克，黄酒500毫升，将桑椹置黄酒中密封浸泡1周后按量服用。⑩**肠道津液不足所致的大便干燥**：桑椹40克，冰糖20克，用开水冲泡饮用。

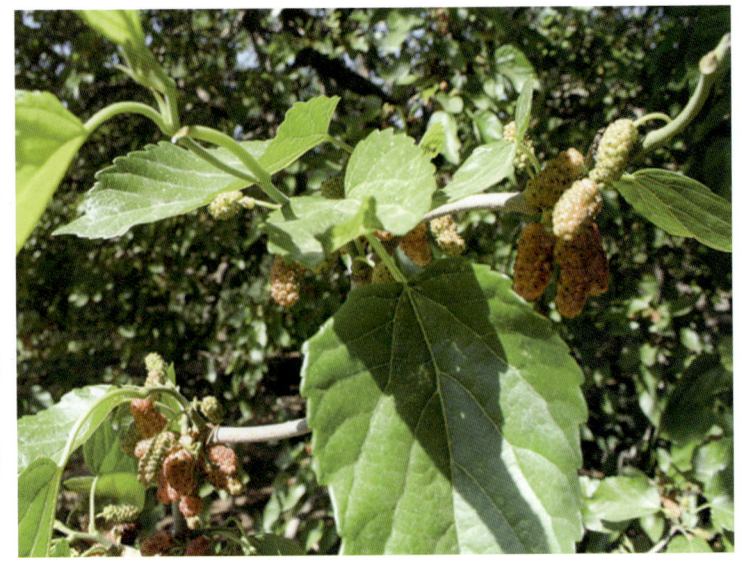

食疗药膳

●桑椹蛋糕

原料：桑椹子、旱莲草各30克，女贞子20克，鸡蛋500克，白糖300克，面粉200克。

制法：将前三味药洗净，放入锅内。加清水适量，用大火烧沸后，转用小火煮20分钟，去渣留汁。与鸡蛋、白糖、面粉一起放入锅内，加发面拌匀，揉成面团。待面团发酵起孔后，加碱水，试好酸碱度，做成蛋糕，上笼蒸15分钟即成。

用法：任意食用。

功效：补肾益精。

适用：慢性肾炎取效后的饮食调理。

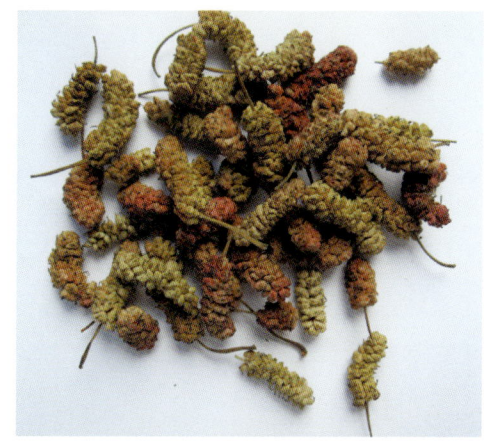

●桑椹酒

原料：桑椹2500克，曲、米各适量。

制法：将桑椹捣汁煎过，同曲、米如常酿酒。

用法：每服适量，每日2次。

功效：补五脏，明耳目。

适用：水肿。

●桑椹醪

原料：鲜桑椹1000克，糯米500克，酒曲适量。

制作：将鲜桑椹洗净捣汁，再将桑椹汁与糯米共同烧煮，做成糯米干饭，待冷却后，将酒曲打碎，加入糯米饭内，拌匀，装入瓷盆内，加盖盖好，放置发酵数日，即成酒酿。

用法：可随量服食。

功效：补血益肾，聪耳明目。

适用：阴血不足、肝肾亏损所致的消渴、便秘、耳鸣、目暗等。

●桑椹芝麻粥

用料：桑椹60克，黑芝麻、白糖各30克，大米100克。

制法：将桑椹、黑芝麻、大米均去杂，洗净，备用。锅内加水适量，放入桑椹、黑芝麻、大米煮粥，熟后调入白糖即成。

用法：每日1～2次，可长期食用。

功效：滋阴养血，补益肝肾，聪耳明目，健脾开胃，顺气和中，降压等。

适用：高脂血症、高血压等。

使用注意

脾虚便溏者忌用。

桑寄生

- **别名** 茑、寓木、宛童、寄生树、寄生草、桑上寄生。
- **来源** 本品为桑寄生科常绿小灌木植物桑寄生 *Taxillus chinensis* (DC.) Danser 和槲寄生的带叶茎枝。

【形态特征】常绿寄生小灌木。老枝无毛，有凸起灰黄色皮孔，小枝稍被暗灰色短毛。叶互生或近于对生，革质，卵圆形至长椭圆状卵形，先端钝圆，全缘，幼时被毛。花两性，紫红色花1～3个聚生长于叶腋，具小苞片；总花梗、花梗、花萼和花冠均被红褐色星状短柔毛；花萼近球形，与子房合生；花冠狭管状，稍弯曲。浆果椭圆形，有瘤状突起。

【生境分布】寄生长于构、槐、榆、木棉、朴等树上。分布于福建、台湾、广东、广西、云南等地。

【采收加工】冬季至次春采割，除去粗茎，切段，干燥生用，或酒炒用。

【性味归经】苦、甘，平。归肝、肾经。

【功能主治】祛风湿，补肝肾，强筋骨，安胎元。用于风湿痹痛，腰膝酸软，筋骨无力，崩漏经多，妊娠漏血，胎动不安，头晕目眩。

【用量用法】内服：10～30克，煎服；也可入散剂、浸酒或捣汁服。

验方 ①**冻伤**：桑寄生300克，制成干浸膏，茶油调敷。②**胎动腹痛**：桑寄生50克，阿胶（炒）、艾叶各25克，水煎，去滓温服。③**风湿性关节炎**：桑寄生、玉竹各30克，鹿衔草、白芍、白术、牛膝、茯苓各15克，炙甘草9克，水煎服，每日1剂，2次分服。④**肾虚胎动不安**：桑寄生、苎麻根各15克，杜仲、艾叶各10克，水煎服。⑤**风湿性关节炎、风湿性坐骨神经痛**：桑寄生、独活、秦艽、当归各9克，水煎服。⑥**高血压病对头痛、头晕者**：桑寄生、夏枯草、草决明各15克，水煎服；或桑寄生、臭梧桐、钩藤各9克，水煎服。

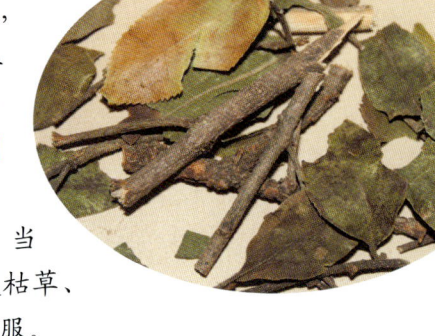

食疗药膳

●桑寄生麦冬鸡蛋茶

用料：鸡蛋2只，红枣24粒，桑寄生100克，麦冬30克，水7碗，冰糖适量。
作法：鸡蛋用水煮熟、去壳，红枣去核、洗净。麦冬浸洗，连同其他材料放入煲内，煮滚后改用中火煲1.5小时，放入冰糖调味即可饮用。
用法：代茶频饮。
功效：宁心，补血养颜。
适用：虚不受补的产妇。

桑螵蛸

- **别名** 螳蛸、桑蛸。
- **来源** 本品为螳螂科昆虫大刀螂 *Tenodera sinensis* Saussure、小刀螂、薄翅螳螂、巨斧螳螂或华北刀螂的卵鞘。

【形态特征】大刀螂：螳螂科，体形较大，呈黄褐色或绿色，长约7厘米。头部三角形。前胸背板、肩部较发达。后部至前肢基部稍宽。前胸细长，侧缘有细齿排列。中纵沟两旁有细小的疣状突起，其后方有细齿，但不甚清晰。前翅革质，前缘带绿色，末端有较明显的褐色翅脉；后翅比前翅稍长，向后略微伸出，有深浅不等的黑褐色斑点散布其间。雌性腹部特别膨大。小刀螂：螳螂科，体形大小中等，长4.8～9.5厘米，色灰褐至暗褐，有黑褐色不规则的刻点散布其间。头部稍大，呈三角形。前胸背细长，侧缘细齿排列明显。侧角部的齿稍特殊。前翅革质，末端钝圆，带黄褐色或红褐色，有污黄斑点。后翅翅脉为暗褐色。前胸足腿节内侧基部及胫节内侧中部各有一大形黑色斑纹。薄翅螳螂：体长55～68毫米。体色绿色；前胸背板具紫灰色粉末；上翅除了侧缘绿色外，完全透明，下翅透明。巨斧螳螂：雌虫体长55～57毫米，雄虫体长45～50毫米。身体粉绿至草绿色。前胸背板中部较宽呈菱形。前翅中部宽，在脉纹的偏后左方各有1个椭圆形的白色眼形斑，斑的外固镶有浅色黄边。后翅透明，呈浅茶褐色，基部棕色。中、后足细长；前足粗壮，呈镰刀形，基节内侧有短齿3个，腿节及腔节有成排小齿，为典型的捕捉式足。

【生境分布】大刀螂喜欢栖息在杂草或灌木上，薄翅螳螂成虫出现于夏、秋季，生活在低、中海拔山区，也有栖息在树上的。全国大部分地区均产。

【采收加工】自深秋至翌年春季均可采收。采得后，除去树枝和泥土，蒸1小时，晒干。

【性味归经】甘、咸，平。归肝、肾经。

【功能主治】补肾助阳，固精缩尿。用于遗精滑精，遗尿尿频，小便白浊。

【用量用法】内服：3～10克，煎服。

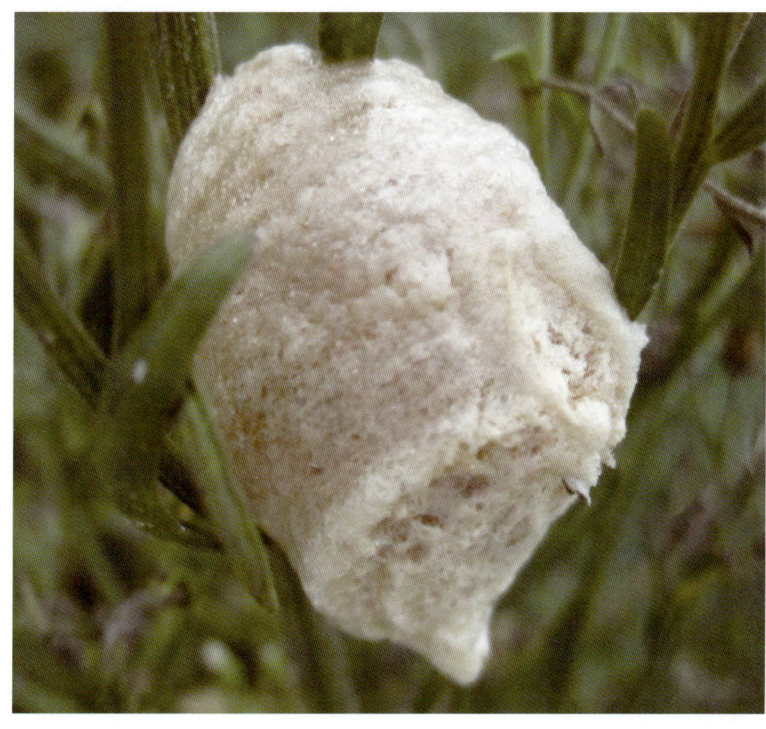
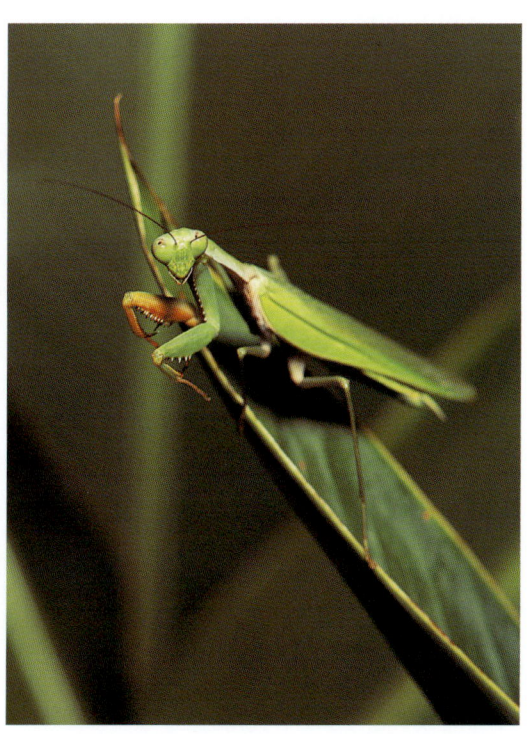

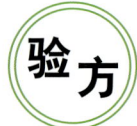

验方 ①**遗精白浊（盗汗虚劳）**：桑螵蛸（炙）、白龙骨各等份，研为细末，每次10克，空心用盐汤送下。②**小便不通**：桑螵蛸（炙黄）30枚，黄芩100克，水煎，每日2次。③**妇人遗尿**：桑螵蛸，酒炒为末，姜汤服10克。

食疗药膳

●桑螵蛸高粱米粥

原料：桑螵蛸20克，高粱米50～100克。

制法：将桑螵蛸用清水煎熬3次，过滤后收集液500毫升，将高粱米淘洗干净，放入锅内，掺入桑螵蛸的汁，置火上煮成粥，至高粱米煮烂即成。

用法：每日2次，早晚温服。

功效：健脾补肾，止遗尿。

适用：肾气不足、营养失调、小儿遗尿、小便频数等。

●益智桑螵猪脬汤

原料：益智仁30克，桑螵蛸15克，猪脬1个，味精、盐各少许。

制法：先将猪脬用清水清洗干净；益智仁、桑螵蛸用纱布袋装好，扎紧口备用。将药袋与猪脬一同放入砂锅中，加入适量的清水，先用大火烧开，再以小火慢炖，至猪脬熟烂后除去药袋，加入味精、盐调味即成。

用法：佐餐食用。

功效：补肾固精，缩尿止带。

适用：肾气不固所致的遗精早泄、小便频数、遗尿、夜尿多，或小便淋漓不尽、失禁、妇女带下不止等。

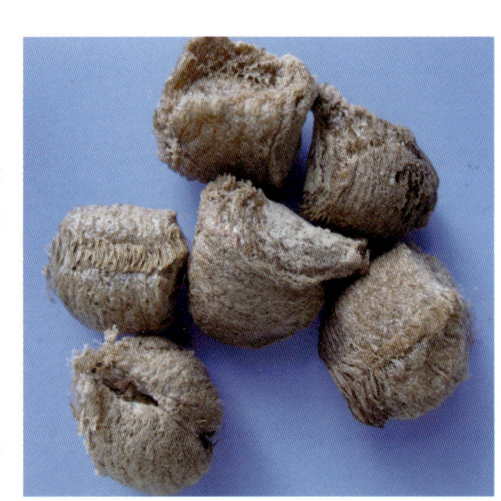

使用注意

本品助阳固涩，故阴虚火旺，膀胱有热而小便短赤者忌用。

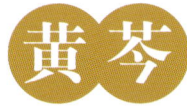

黄芩

- **别名** 山茶根、黄芩茶、土金茶根。
- **来源** 本品为唇形科多年生草本植物黄芩 *Scutellaria baicalensis* Georgi 的根。

【形态特征】多年生草本，茎高20～60厘米，四棱形，多分枝。叶披针形，对生，茎上部叶略小，全缘，上面深绿色，无毛或疏被短毛，下面有散在的暗腺点。圆锥花序顶生。花蓝紫色，二唇形，常偏向一侧、小坚果，黑色。

【生境分布】生长于山顶、林缘、路旁、山坡等向阳较干燥的地方。分布于河北、山西、内蒙古，以及河南、陕西等地。以山西产量最多，河北承德产者质量最好。

【采收加工】春秋两季采挖，除去残茎、须根，撞去粗皮，晒干。

【性味归经】苦，寒。归肺、胃、胆、大肠、小肠经。

【功能主治】清热燥湿，泻火解毒，安胎，止血。用于湿温、暑湿，胸闷呕恶，湿热痞满，泻痢，黄疸，肺热咳嗽，高热烦渴，血热吐衄，痈肿疮毒，胎动不安。

【用量用法】内服：3～10克，煎服。清热多生用，安胎多炒用，止血多炒炭用，清上焦热多酒炒用。子芩偏泻大肠火，清下焦湿热；枯芩偏泻肺火，清上焦热。

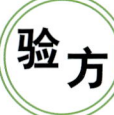

①**泄泻热痢**：黄芩、白芍、葛根各10克，白头翁15克，水煎服。②**偏正头痛**：黄芩片适量，酒浸透，晒干为末，每次3克，茶、酒下。③**慢性气管炎**：黄芩、葶苈子各等份，共为细末，糖衣为片，每片含生药0.8克，每次5片，每日3次。④**胎热胎动不安**：黄芩10克，生地黄、竹茹各15克，水煎服。⑤**尿路感染、血尿**：黄芩24克，水煎，分3次服。

使用注意

苦寒伤胃，脾胃虚寒者不宜使用。

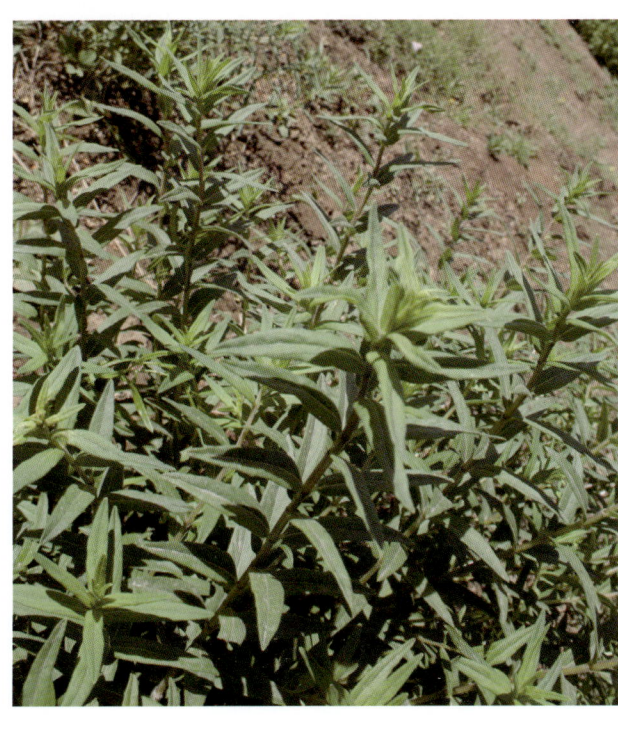
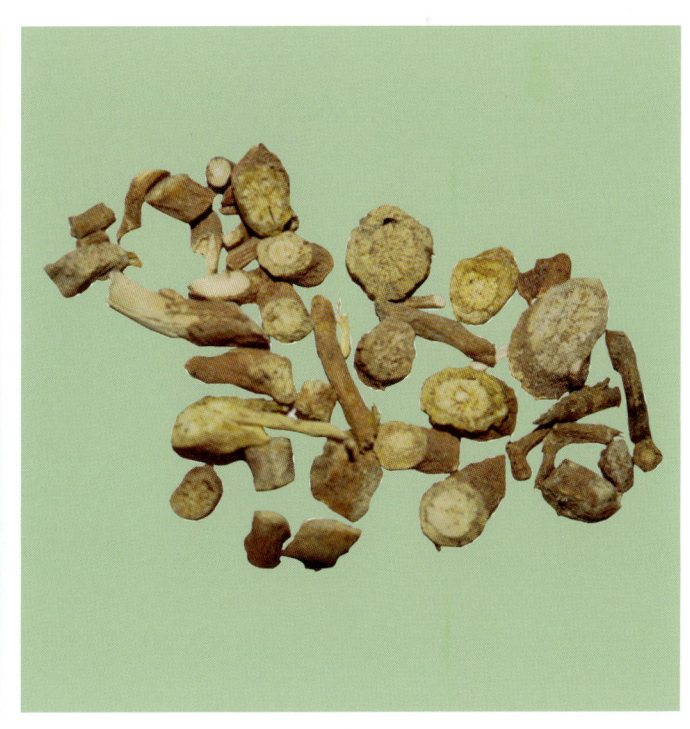

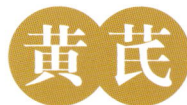

黄芪

- **别名** 黄耆、箭芪、绵芪、绵黄芪。
- **来源** 本品为豆科植物蒙古黄芪 *Astragalus membranaceus* (Fisch.) Bge. var. mongholicus (Bge.) Hsiao 或膜荚黄芪的干燥根。此外,金翼黄芪、塘谷耳黄芪、春黄芪、云南黄芪、多花黄芪、弯齿黄芪,阿克苏黄芪的干燥根在各产地供药用。

【形态特征】多年生草本。茎直立,上部有分枝。奇数羽状复叶互生,小叶12~18对;小叶片广椭圆形或椭圆形,下面被柔毛;托叶披针形。总状花序腋生;花萼钟状,密被短柔毛,具5萼齿;花冠黄色,旗瓣长圆状倒卵形,翼瓣及龙骨瓣均有长爪;雄蕊10,二体;子房有长柄。荚果膜质,半卵圆形,无毛。花期6~7月,果期7~9月。

【生境分布】生长于土层深厚、土质疏松、肥沃、排水良好、向阳高燥的中性或微酸性砂质壤土,平地或向阳的山坡均可种植。分布于山西、黑龙江、内蒙古等地,以山西雁北、忻州地区产棉芪、内蒙古及东北栽培的为优。

【采收加工】生长5~7年的黄芪,春、秋二季采挖,切去根头,除去须根、泥土,洗净晒干。按质分等。

【性味归经】甘,微温。归肺、脾经。

【功能主治】补气升阳,固表止汗,利水消肿,生津养血,行滞通痹,托毒排脓,敛疮生肌。用于气虚乏力,食少便溏,中气下陷,久泻脱肛,便血崩漏,表虚自汗,气虚水肿,内热消渴,血虚萎黄,半身不遂,痹痛麻木,痈疽难溃,久溃不敛。

【用量用法】内服:9~30克,煎服,大剂量可用至30~120克。补气升阳蜜炙用,其他方面多生用。

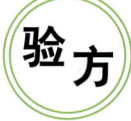

验方 ①**气虚自汗**:黄芪120克,大枣5枚,浮小麦15克,水煎服。②**半身不遂**:黄芪60克,桂枝、当归各15克,白芍、木瓜、伸筋草、络石藤、海风藤各10克,炙甘草5克,水煎服。③**气虚发热盗汗**:黄芪60克,白术、五味子各15克,白芍、防风各9克,水煎服。④**银屑病**:黄芪、生地、当归、白蒺藜各30克,水煎2次,早、晚分服。

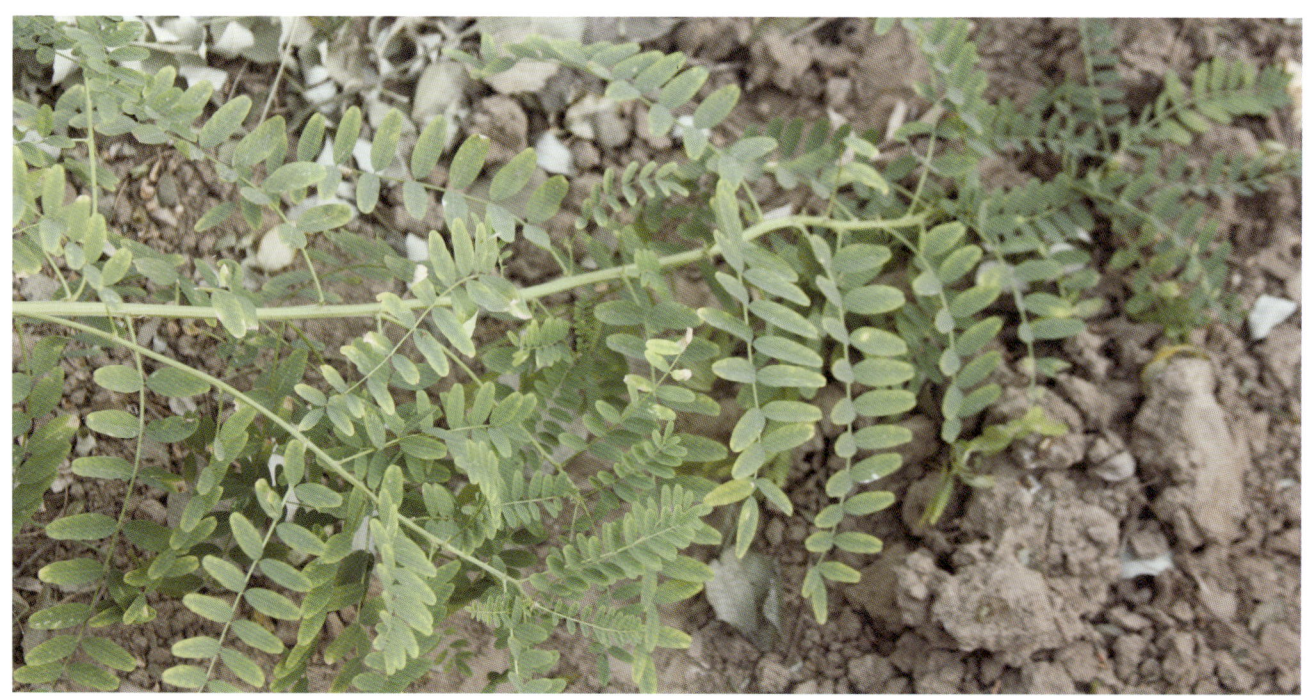

食疗药膳

●黄芪烧鲤鱼

原料：鲤鱼500克，黄芪50克，生姜10克，味精、盐各适量。

制法：鲤鱼去鳞去内脏洗净；黄芪、生姜洗净，将生姜拍破，与黄芪用纱布包好。锅置火上，注入清水，放进鲤鱼、黄芪生姜包，用大火烧沸，撇去浮沫，改用小火烧至鱼肉熟且汤浓时，捞出黄芪生姜包不用，调入调料即成。

用法：每日1次，温热食用。

功效：补气健脾，利水消肿。

适用：慢性肾炎伴随气短、尿频者。

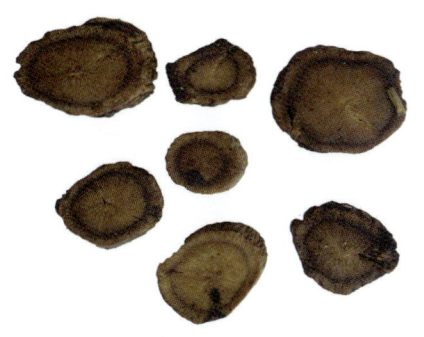

●鲫鱼黄芪汤

原料：鲫鱼1尾（约400克），黄芪30克，生姜5片，油适量。

制法：鲫鱼去鱼鳞、鳃和内脏，用植物油煎至鱼皮成金黄色，加入黄芪、生姜，再加适量水共煮成汤，调味后即成。

用法：食肉喝汤，每日1次。

功效：益气升举。

适用：老年性脾胃虚弱型脏器下垂出现的腹胀食欲缺乏、气短乏力等。

●黄芪炖鲈鱼

原料：黄芪30克，鲈鱼1条，盐、黄酒、味精、花椒、鸡汤、葱段、姜片、素油各适量。

制法：将黄芪浸润后洗净，切片；鲈鱼去鳞、鳃和内脏后洗净，入热油锅煎至色金黄，放入黄芪、盐、黄酒、味精、花椒、鸡汤、葱段、姜片，用大火烧沸后转用小火炖至鱼肉熟烂，拣去葱段、姜片、黄芪即成。

用法：佐餐食用，每日1次。

功效：补气养血，健脾行水。

适用：气血两虚、眩晕、心悸健忘、面色无华，以及用作手术后促进伤口生肌愈合等。

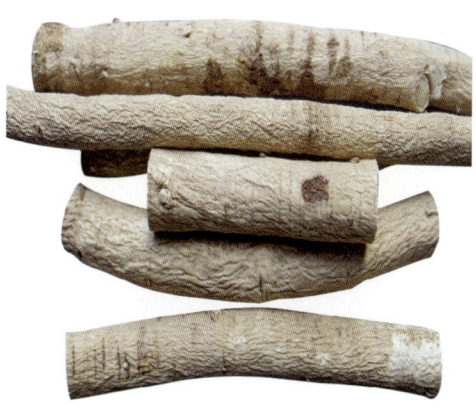

使用注意

疮疡初起，表实邪盛及阴虚阳亢等证，不宜用。

黄连

- **别名** 黄连、川连、尾连、姜连、萸连、川黄连、萸黄连。
- **来源** 本品为毛茛科多年生草本植物黄连 *Coptis chinensis* Franch.、三角叶黄连的根茎。

【形态特征】黄连,多年生草本,高15~25厘米。根茎黄色、成簇生长。叶基生,具长柄,叶片稍带革质,卵状三角形,三全裂,中央裂片稍呈棱形,具柄,长约为宽的1.5~2倍,羽状深裂,边缘具锐锯齿;侧生裂片斜卵形,比中央裂片短,叶面沿脉被短柔毛。花葶1~2,二歧或多歧聚伞花序,有花3~8朵,萼片5,黄绿色,长椭圆状卵形至披针形,长9~12.5毫米;花瓣线形或线状披针形,长5~7毫米,中央有蜜槽;雄蕊多数,外轮比花瓣略短;心皮8~12。蓇葖果具柄。三角叶黄连,与上种不同点为:叶的裂片均具十分明显的小柄,中央裂片三角状卵形,4~6对羽状深裂,二回裂片彼此密接;雄蕊长为花瓣之半,种子不育。

【生境分布】生长于海拔1000~1900米的山谷、凉湿荫蔽密林中,也有栽培品。分布于我国中部及南部各省。四川、云南产量较大。

【采收加工】秋季采挖,除去苗叶、须根及泥沙,干燥,撞去残留须根。生用或炒用。

【性味归经】苦,寒。归心、脾、胃、肝、胆、大肠经。

【功能主治】清热燥湿,泻火解毒。用于湿热痞满,呕吐吞酸,泻痢,黄疸,高热神昏,心火亢盛,心烦不寐,心悸不宁,血热吐衄,目赤,牙痛,消渴,痈肿疔疮;外治湿疹,湿疮,耳道流脓。酒黄连善清上焦火热,用于目赤,口疮。姜黄连清胃和胃止呕,用于寒热互结,湿热中阻,痞满呕吐。萸黄连舒肝和胃止呕,用于肝胃不和,呕吐吞酸。

【用量用法】内服:3~10克,煎服;入丸、散1~1.5克。外用:适量。炒用制其寒性,姜汁炒清胃止呕,酒炒清上焦火,吴茱萸炒清肝胆火。

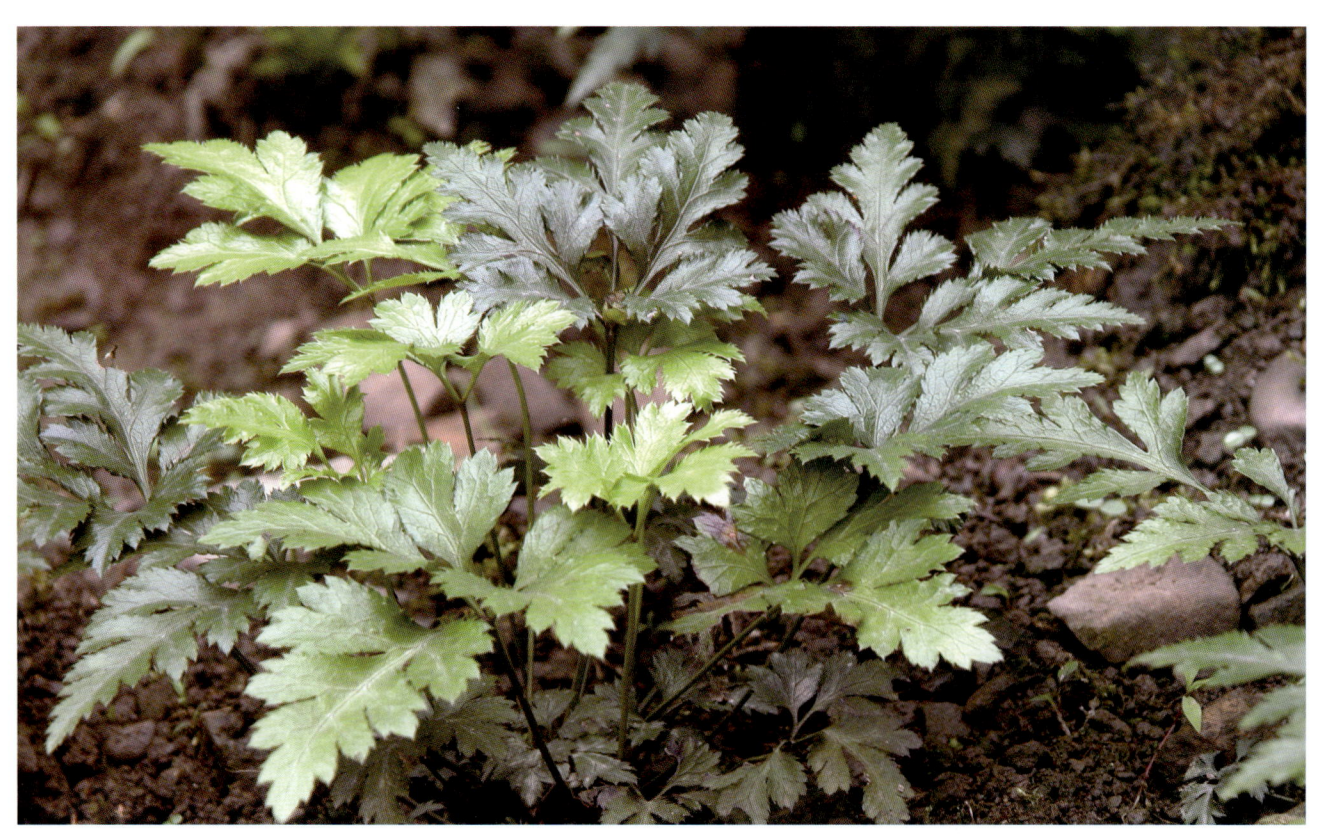

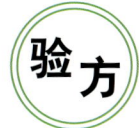

验方：①**痔疮**：黄连100克，煎膏，加入等份芒硝、冰片5克，敷痔疮上。②**黄疸**：黄连5克，茵陈15克，栀子10克，水煎服。③**痈疮、湿疮、耳道流脓**：黄连研末，茶油调搽患处。④**颈痛、背痛**：黄连、黄芩、炙甘草各6克，栀子、枳实、柴胡、赤芍、金银花各9克，水煎服。⑤**心肾不交失眠**：黄连、肉桂各5克，半夏、炙甘草各20克，水煎服。

食疗药膳

● 黄连鸡子炖阿胶

原料：黄连、生白芍各10克，阿胶50克，鲜鸡蛋（去蛋清）2枚。

制法：先将黄连、生白芍加水煮取浓汁约150毫升，然后去药渣；再将阿胶加水50毫升，隔水炖化，把药汁倒入用慢火煎膏，将成放入蛋黄拌匀即可。

用法：每晚睡前服1次。

功效：滋阴养血，交通心肾。

适用：心肾不交之不寐。

● 黄连白头翁粥

原料：川黄连10克，粳米30克，白头翁50克。

制法：将黄连、白头翁入砂锅，加清水300毫升，浸透，煎至150毫升，去渣取汁。粳米加水400毫升，煮至米开花时，对入药汁，煮成粥，待食。

用法：每日3次，温热服食。

功效：清热，凉血，解毒。

适用：中毒性痢疾，症见起病暴急、痢下鲜紫脓血、腹痛里急后重尤甚、壮热烦躁等。

使用注意

苦寒易伤脾胃，故脾胃虚寒者慎用。

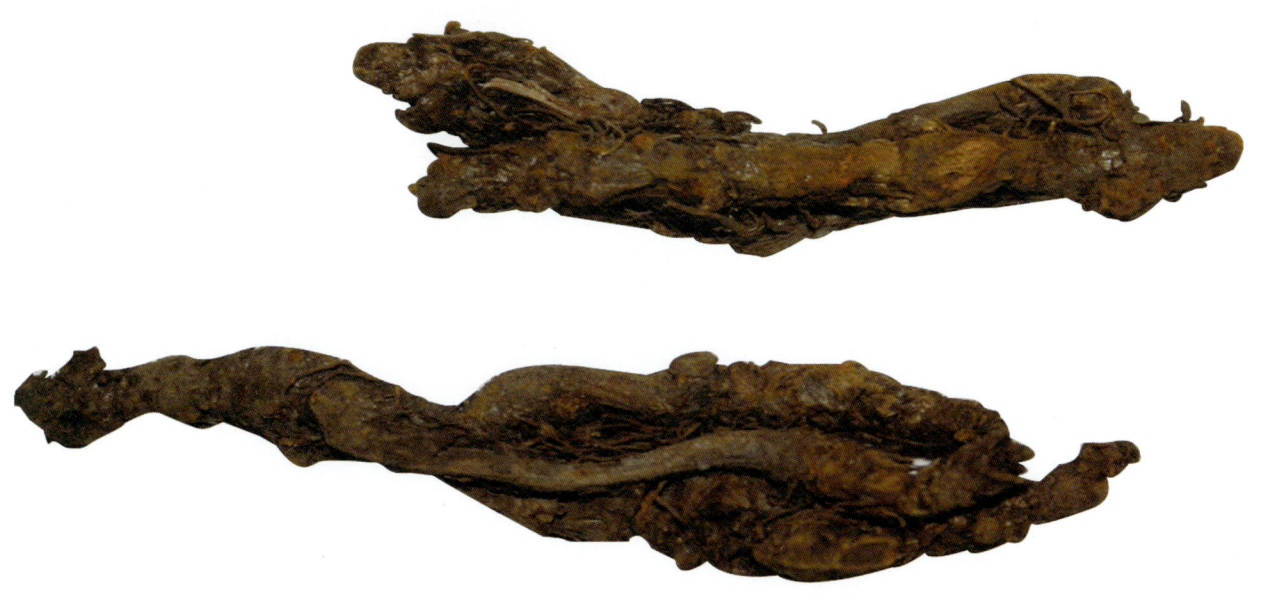

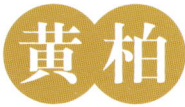

- **别名** 黄檗、元柏、檗木、檗皮。
- **来源** 本品为芸香科落叶乔木植物黄檗（关黄柏）Phellodendronamurense Rupr.和黄皮树Phellodendron chinense Schneid（川黄柏）的除去栓皮的树皮。

【形态特征】黄皮树：落叶乔木，高10～12米。单数羽状复叶，对生；小叶7～15，矩圆状披针形及矩圆状卵形，长9～15厘米，宽3～15厘米，顶端长渐尖，基部宽楔形或圆形，不对称，上面仅中脉密被短毛，下面密被长柔毛，花单性，雌雄异味，排成顶生圆锥花序，花序轴密被短毛；果轴及果枝粗大，常密被短毛；浆果状核果球形，熟时黑色，有核5～6。

黄柏：与上种类似，但树皮的木栓层厚，小叶5～13片，下表面仅中脉基部有长柔毛。

川黄柏：为板片状或浅槽状，厚3～7毫米。外表面鲜黄色或黄棕色，有不规则裂纹，偶有残留灰棕色木栓。内表面暗黄色或棕黄色，有细密纵线纹，质坚，断面深黄色，层状，纤维性。

关黄柏：较上略薄。厚2～4毫米，表面较上色浅，为棕黄色或灰黄色，栓皮厚，往往残留于外表面。

【生境分布】生长于沟边、路旁，土壤比较肥沃的潮湿地。关黄柏分布于辽宁、吉林、河北等地；川黄柏分布于四川、贵州、湖北、云南等地。

【采收加工】清明前后，剥取树皮，刮去粗皮，晒干压平，润透切丝或切片，生用或盐水炙、炒炭用。

【性味归经】苦，寒。归肾、膀胱经。

【功能主治】清热燥湿，泻火除蒸，解毒疗疮。用于湿热泻痢，黄疸尿赤，带下阴痒，热淋涩痛，脚气痿蹙，骨蒸劳热，盗汗，遗精，疮疡肿毒，湿疹湿疮。盐黄柏滋阴降火，用于阴虚火旺，盗汗骨蒸。

【用量用法】内服：3～12克，煎服；或入丸、散。外用：适量。清热燥湿解毒多生用，泻火除蒸退热多盐水炙用，止血多炒炭用。

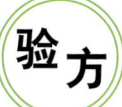

①**脓疱疮**：黄柏、煅石膏各30克，枯矾12克，共研细粉，茶油调搽患处，每日1～2次。②**糖尿病**：黄柏500克，水1升，煮三五沸，渴即饮之。③**新生儿脐炎**：黄柏5克，煅石膏1克，枯矾1克，共研极细末，搽患处，每日2～3次。④**下肢足膝肿痛**：黄柏、苍术、牛膝各12克，水煎服。

使用注意

脾胃虚寒者忌用。

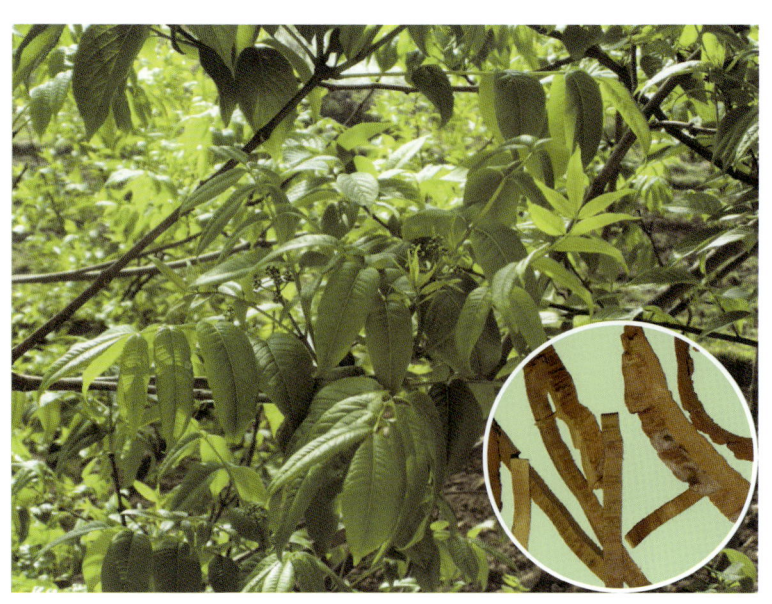

黄蜀葵花

- **别名** 黄葵、秋葵、棉花葵、侧金盏、黄秋葵、金花捷报。
- **来源** 本品为锦葵科植物黄蜀葵 *Abelmoschus manihot* (L.) Medic. 的干燥花冠。

【形态特征】 一年生或多年生粗壮直立草本,高1~2米。茎被黄色刚毛。叶大,卵形至近圆形,直径15~30厘米或过之,掌状分裂,有5~9狭长大小不等的裂片,边缘有齿牙;叶柄长6~18厘米。花单生叶腋和枝端,成近总状花序;苞片线状披针形或披针形,4~5片,长约25毫米,宽5~10毫米;花萼佛焰苞状,5裂,早落;花冠5瓣,淡黄色或白色,具紫心,直径10~20厘米;雄蕊多数,结合成筒状;雌蕊柱头5分歧,子房5室。蒴果长圆形,端尖,具粗毛,长5~7.5厘米,含多数种子。花期6~8月。

【生境分布】 生长于山谷、草丛间。除东北、西北外,各地均有分布,也有栽培。

【采收加工】 夏、秋二季花开时采摘,及时干燥。

【性味归经】 甘、寒。归肾、膀胱经。

【功能主治】 清利湿热,消肿解毒。用于湿热壅遏,淋浊水肿;外治痈疽肿毒,水火烫伤。

【用量用法】 内服:10~30克,煎服;或研末内服,一次3~5克。外用:适量,研末调敷。

使用注意

孕妇慎用。

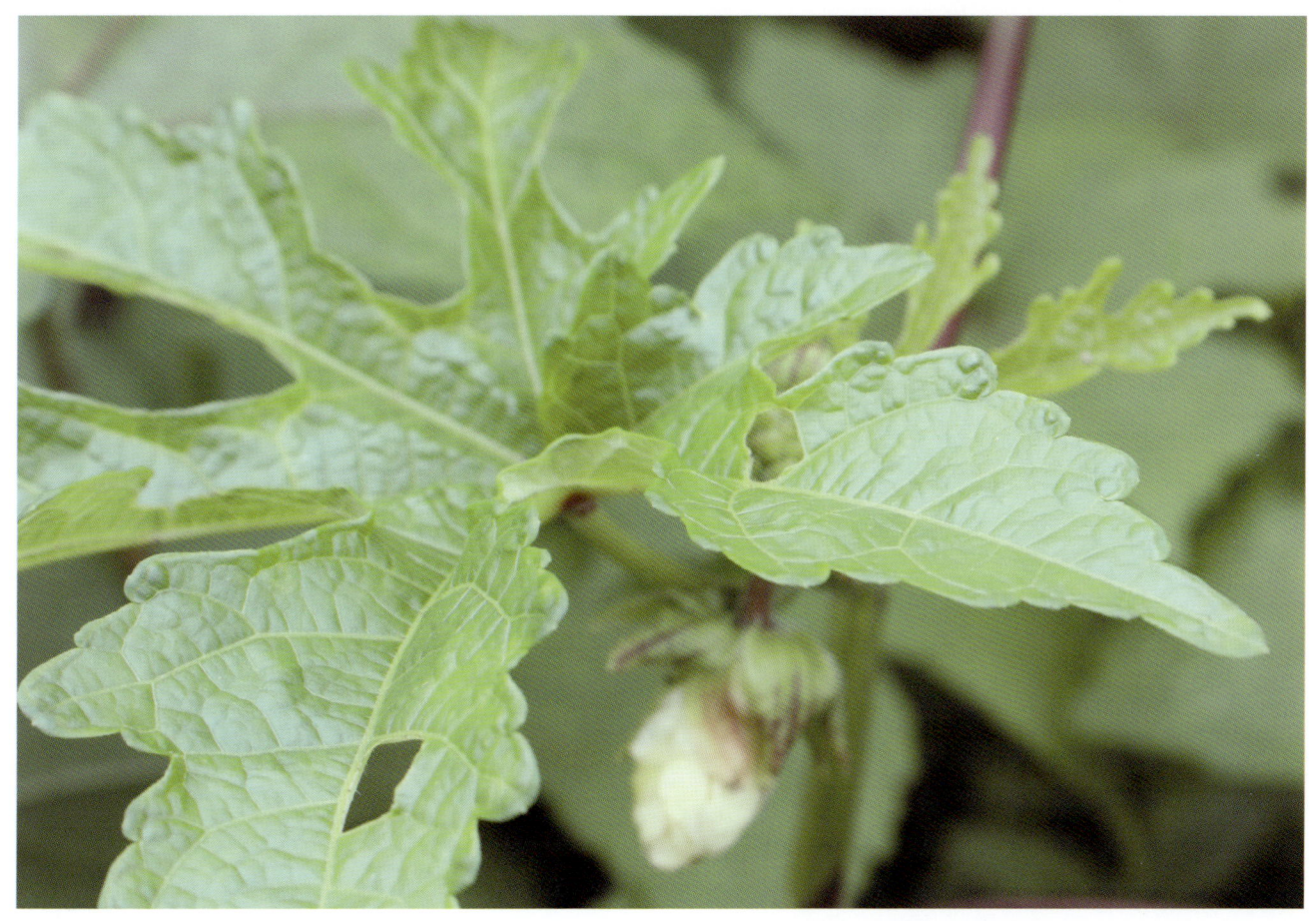

黄精

- **别名** 菟竹、鹿竹、重楼、鸡头参、白及黄精、玉竹黄精。
- **来源** 本品为百合科植物滇黄精 Polygonatum kingianum Coll.et Hemsl.、黄精或多花黄精的干燥根茎。按形状不同，习称大黄精、鸡头黄精、姜形黄精。

【形态特征】滇黄精：多年生草本，高可达1米。根茎横生，有节。茎直立，单一。叶4～6片轮生，线形，长8～13厘米，宽1.5～2厘米，先端渐尖而卷曲，基部渐狭；无柄。花1～3朵腋生；花被筒状，淡绿色，6裂。浆果球形，熟时橙红色。花期4～5月。黄精：多年生草本。根茎横生，肥大肉质，黄白色，略呈扁圆形。有数个茎痕，茎痕处较粗大，最粗处直径可达2.5厘米，生少数须根。茎直立，圆柱形，单一，高50～80厘米，光滑无毛。叶无柄；通常4～5枚轮生；叶片线状披针形至线形，长7～11厘米，宽5～12毫米，先端渐尖并卷曲，上面绿色，下面淡绿色。花腋生，下垂，花梗长1.5～2厘米，先端2歧，着生花2朵；苞片小，远较花梗短；花被筒状，长8～13毫米，白色，先端6齿裂，带绿白色；雄蕊6，着生长于花被除数管的中部，花丝光滑；雌蕊1，与雄蕊等长，子房上位，柱头上有白色毛。浆果球形，直径7～10毫米，成熟时黑色。花期5～6月，果期6～7月。多花黄精：多年生草本。根茎横生，肥大肉质，近圆柱形，节处较膨大，直径约1.5厘米。茎圆柱形，高40～80厘米，光滑无毛，有时散生锈褐色斑点。叶无柄，互生；叶片革质，椭圆形，有时为长圆状或卵状椭圆形，长8～14厘米，宽3～6厘米，先端钝尖，两面均光滑无毛，叶脉5～7条。花腋生，总花梗下垂，长约2厘米，通常着花3～5朵或更多，略呈伞形；小花梗长约1厘米；花被绿白色，筒状，长约2厘米，先端6齿裂；雄蕊6，花丝上有柔毛或小乳突；雌蕊1，与雄蕊等长。浆果球形，成熟时暗紫色，直径1～1.5厘米。种子圆球形。花期4～5月，果期6～9月。

【生境分布】生长于土层较深厚、疏松肥沃、排水和保水性能较好的壤土中。分布于贵州、湖南、浙江、广西、河北、河南、湖北等地。目前除贵州、湖南、广西主产姜形黄精优质外，安徽九华山所产也属上品。北方河北、内蒙古大量出产为鸡头黄精。

【采收加工】春、秋二季采挖，除去须根，洗净，置沸水中略烫或蒸至透心，干燥。

【性味归经】甘，平。归肺、脾、肾经。

【功能主治】补气养阴，健脾，润肺，益肾。用于脾胃气虚，体倦乏力，胃阴不足，口干食少，肺虚燥咳，劳嗽咯血，精血不足，腰膝酸软，须发早白，内热消渴。

【用量用法】内服：9～15克，鲜品30～60克，煎汤；或入丸、散；或熬膏。外用：适量，煎水洗，或以酒、醋泡搽。

验方 ①肺结核、病后体虚：黄精25～50克，水煎服或炖猪肉食。②脾胃虚弱、体倦无力：黄精、山药、党参各50克，蒸鸡食。③胃热口渴：黄精30克，山药、熟地各25克，麦冬、天花粉各20克，水煎服。④肺痨咯血、白带异常：鲜黄精根头100克，冰糖50克，开水炖服。⑤蛲虫病：黄精40克，加冰糖50克，炖服。⑥小儿下肢痿软：黄精、冬蜜各50克，开水炖服。

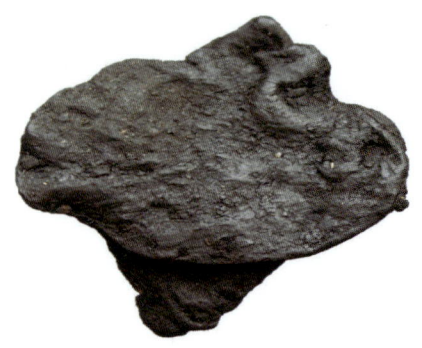

食疗药膳

●黄精粥

原料：黄精30克，粳米50克。
制法：黄精切碎，与粳米共煮为粥。
用法：每日早餐食用。
功效：补气生血。
适用：腰膝酸软、筋骨虚弱等。

●黄精炖龟肉

原料：制黄精20克，乌龟1只（500克），料酒、姜、葱、盐、味精、胡椒粉、鸡油各适量。
制法：制黄精切片，乌龟宰杀后去头、尾及内脏；姜拍松、葱切段。将黄精、乌龟、料酒、姜、葱同放炖锅内，加水适量，置大火烧沸，再用小火炖煮1小时，加入盐、味精、胡椒粉、鸡油即成。
用法：每日1次，每次吃龟肉100克，喝汤。
功效：补中益气，润心肺，强筋骨。
适用：虚损寒热、肺痨咯血、病后体虚食少、筋骨软弱、风湿疼痛等。

●黄精鸡蛋汤

原料：黄精20克，鸡蛋3个。
制法：黄精洗净，切细。将黄精、鸡蛋同放锅中，加清水适量，小火煮至鸡蛋熟后，去壳煮至鸡蛋熟后，去壳再煮5~10分钟即可。
用法：每日1剂，食蛋饮汤嚼食黄精。
功效：养血化瘀，祛脂降浊。
适用：气虚血瘀所致的痛经、胸痛、高脂血症等。

●黄精蒸鸡

原料：黄精、党参、山药各30克，母鸡1只（重约1000克），生姜、川椒、盐、味精各适量。
制作：将鸡宰杀，去毛及内脏，洗净，剁成1寸见方的块，放入沸水锅烫3分钟捞出，洗净血沫，装入锅内，加入葱、姜、盐、川椒、味精，再加入黄精、党参、山药，盖好锅盖，上笼蒸3小时即成。
服法：空腹分顿食用，吃鸡喝汤。
功效：益气补虚。
适用：体倦无力、精神疲惫、体力及智力下降者服食。

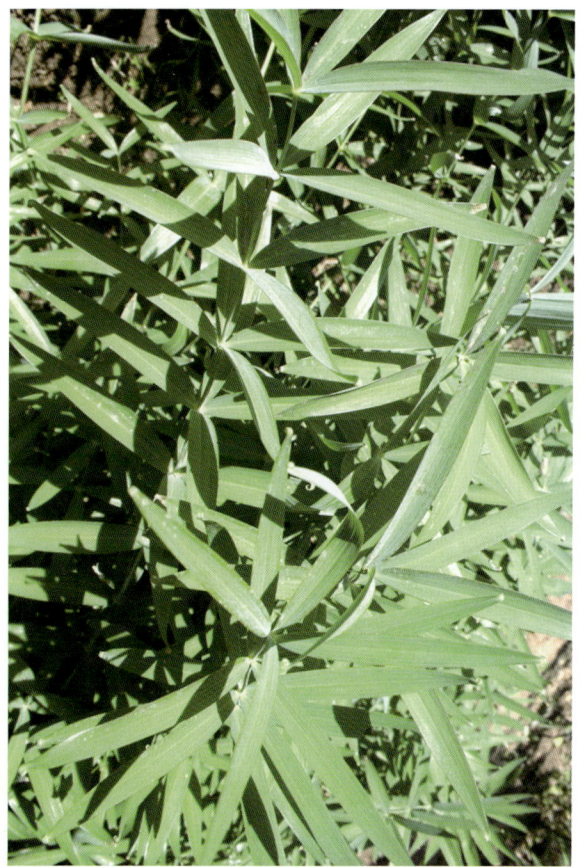

使用注意

凡脾虚有湿，咳嗽痰多，中寒便溏及痞满气滞者不宜服。

黄藤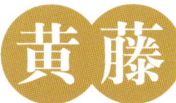

- **别名** 黄连藤、土黄连、山大王、藤黄连、伸筋藤、大黄藤。
- **来源** 本品为防己科植物黄藤 Fibrurea recisa Pierre. 的干燥藤茎。

【形态特征】多年生，攀缘状高大藤本。高达10米以上。根圆柱状，外皮灰黄褐色，木部黄色。茎干粗壮，老茎淡灰褐色或灰棕色，有不规则纵条纹和横向裂纹，小枝圆柱状，灰绿色，有细纵条纹。单叶互生，革质，叶柄着生长于叶片的近基部，长4～10厘米，基部扭曲，上部稍膨大，具细纵条纹；叶片卵圆形、椭圆形、狭卵形或卵状椭圆形，长8～25厘米，宽4～12厘米，先端钝或稍渐尖，基部圆形或近截形，全缘，上面绿色，有光泽，下面淡绿色，无毛，主脉3，弧形。总状花序集成圆锥花序，着生长于老茎上，下垂，长30～40厘米，生长于小枝上的花序长只有6～10厘米；单性，雌雄异株，密集，具柄，外有小形苞片3，花被片6，绿白色或黄绿色，广卵形或近圆形，边缘向内卷曲；雄花有雄蕊3，花丝短棒状，花药椭圆形，短粗，纵裂；雌花具退化雄蕊；子房卵圆形，3室，胚珠2，花柱短，柱头头状。核果长椭圆形，长2～3厘米，有长果柄，长2～4厘米，顶端有柱头痕迹。种子长圆形，胚乳角质。花期4～5月，果期10～11月。

【生境分布】分布云南、广西、广东等地。药材产广西、广东者质佳。

【采收加工】秋、冬二季采收，切段，晒干。

【性味归经】苦，寒。归心、肝经。

【功能主治】清热解毒，泻火通便。用于热毒内盛，便秘，泻痢，咽喉肿痛，目赤红肿，痈肿疮毒。

【用量用法】内服：30～60克，煎服。外用：适量。

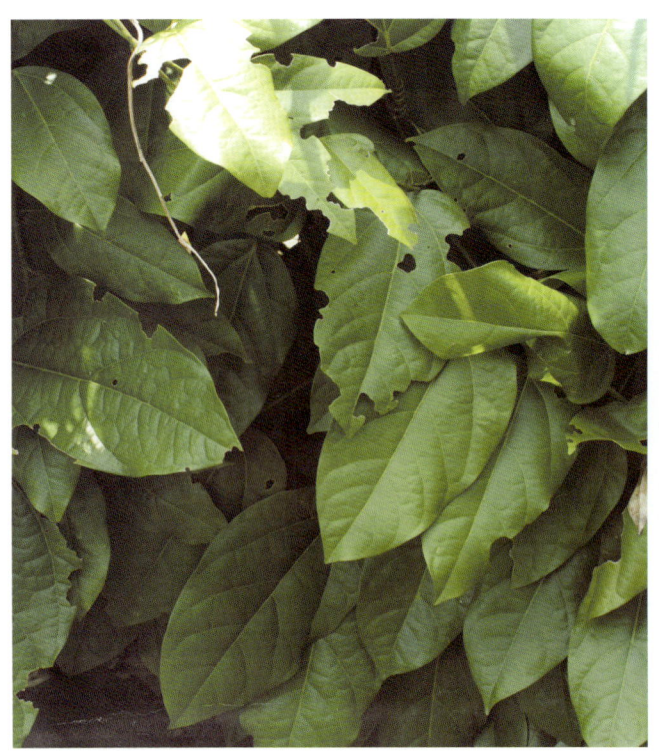

使用注意

体质虚寒者忌用。

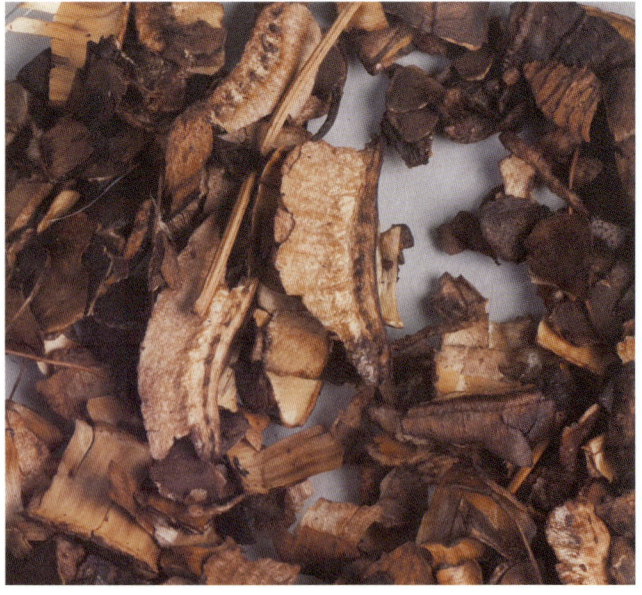

菥蓂

- **别名** 大荠、蔑荠、大蕺、析目、老荠、遏蓝菜、花叶荠。
- **来源** 本品为十字花科植物菥蓂 *Thlaspi arvense* L. 的干燥地上部分。

【形态特征】一年生草本，高9～60厘米，无毛。茎直立，不分枝或分枝，具棱。基生叶叶柄长1～3厘米；叶片倒卵状长圆形，长3～5厘米，宽1～1.5厘米，先端圆钝或急尖，基部抱茎，两侧箭形，边缘具疏齿。总状花序顶生，花白色；萼片4，直立，卵形，先端圆钝；花瓣长圆状倒卵形，长2～4毫米，先端圆钝或微凹；雄蕊6，分离；雌蕊1，子房2室，柱头头状，近2裂，花柱短或长。短角果近圆形或倒宽卵形，长8～16毫米，扁平，周围有宽翅，先端有深凹缺。种子5～10颗，卵形，长约1.5毫米，稍扁平，棕褐色，表面有颗粒状环纹。花果期5～7月。

【生境分布】生长于平地路旁、沟边或村落附近。分布几遍全国。亚洲、欧洲、非洲北部也有分部。

【采收加工】夏季果实成熟时采割，除去杂质，干燥。

【性味归经】辛，微寒。归肝、胃、大肠经。

【功能主治】清肝明目，和中利湿，解毒消肿。用于目赤肿痛，脘腹胀痛，胁痛，肠痈，水肿，带下，疮疖痈肿。

【用量用法】内服：9～15克，煎服。

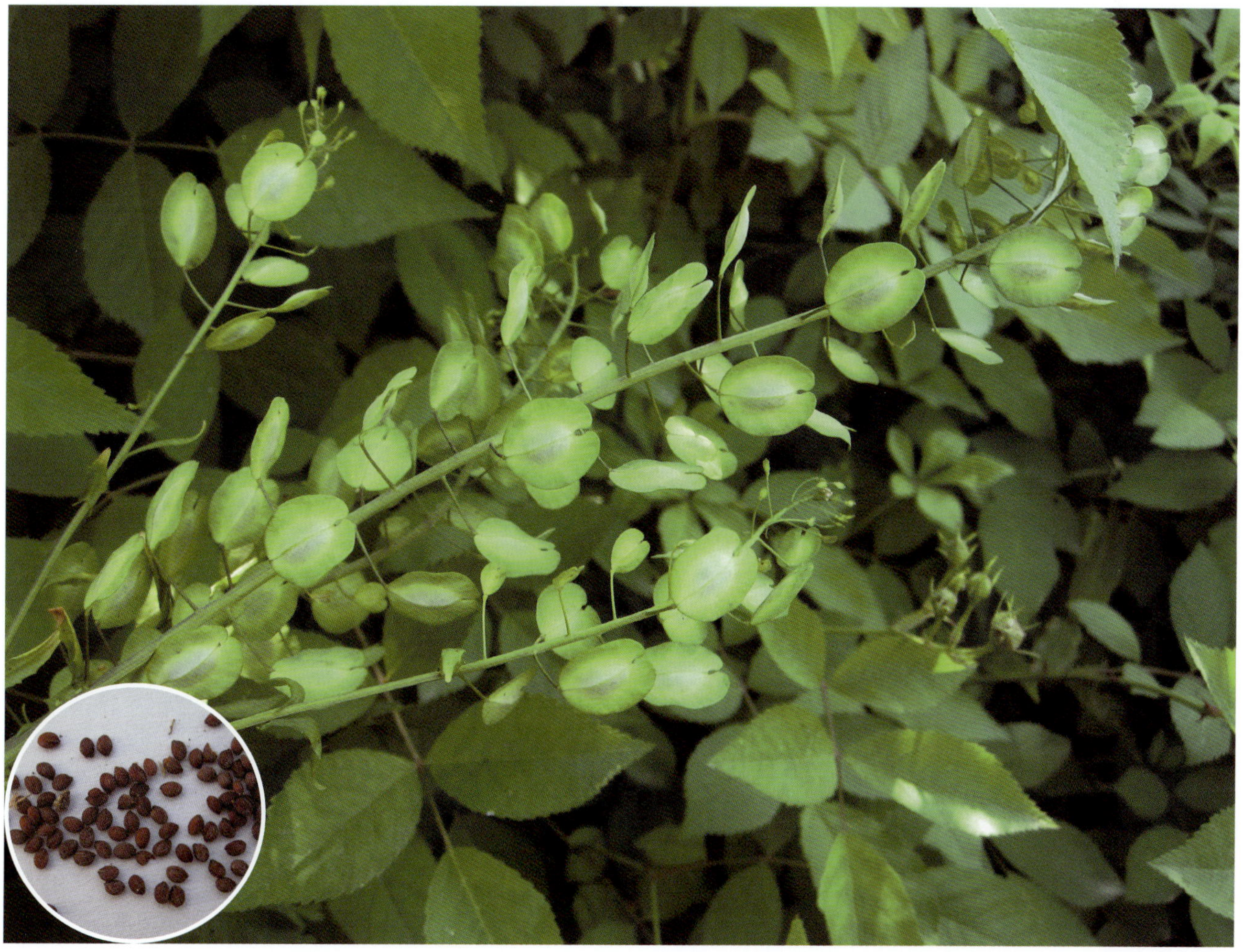

菝葜

- **别名** 金刚刺、金刚藤、乌鱼刺、铁菱角、马加勒。
- **来源** 本品为百合科攀缘状灌木植物菝葜 Smilax china L 的根茎。

【形态特征】攀缘状灌木，高1~3米，疏生刺。根茎粗厚，坚硬，为不规则的块根，粗2~3厘米。叶互生；叶柄长5~15毫米，约占全长的1/3~1/2，具宽0.5~1毫米的狭鞘，几乎都有卷须，少有例外，脱落点位于靠近卷须处；叶片薄革质或坚纸质，卵圆形或圆形、椭圆形，长3~10厘米，宽1.5~5（~10）厘米，基部宽楔形至心形，下面淡绿色，较少苍白色，有时具粉霜。花单性，雌雄异株；伞形花序生长于叶尚幼嫩的小枝上，具十几朵或更多的花，常呈球形；总花梗长1~2厘米，花序托稍膨大，近球形，较少稍延长，具小苞片；花绿黄色，外轮花被片3，长圆形，长3.5~4.5毫米，宽1.5~2毫米，内轮花被片，稍狭。雄蕊长约为花被片的2/3，花药比花丝稍宽，常弯曲；雌花与雄花大小相似，有6枚退化雄蕊。浆果直径6~15毫米，熟时红色，有粉霜。花期2~5月，果期9~11月。

【生境分布】生长于海拔2000米以下的林下灌木丛中、路旁、河谷或山坡上。主要分布我国长江以南各地。

【采收加工】2月或8月采挖根茎，除去泥土及须根，切片，晒干生用。

【性味归经】甘、微苦、涩，平。归肝、肾经。

【功能主治】利湿去浊、祛风除痹，解毒散瘀。用于小便淋浊，带下量多，风湿痹痛，疔疮痈肿。

【用量用法】内服：10~15克，大剂量30~90克，煎服；浸酒或入丸、散。外用：煎水熏洗。

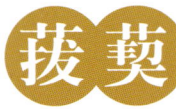

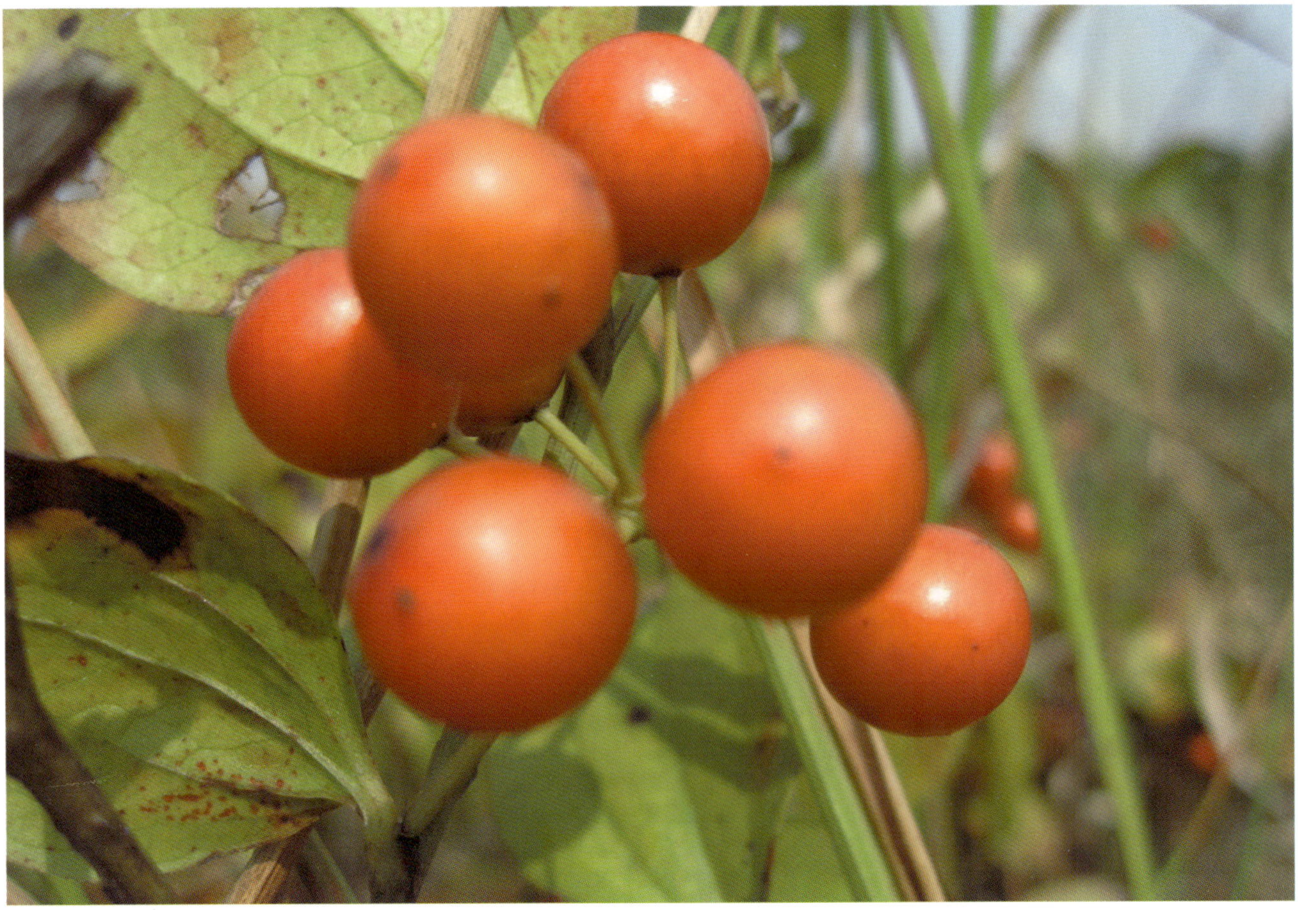

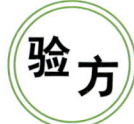

验方

①**萎缩性胃炎：** 菝葜、丹参、龙葵各30克，白芍50克，炙甘草5克，细辛、砂仁、制乳香各3克，失笑散18克，水煎服。②**筋骨麻木：** 菝葜浸酒服。③**下痢赤白：** 菝葜根、好腊茶各等份，为末，白梅肉丸如鸡头大，每服5～7丸，小儿3丸，赤痢甘草汤下，白痢乌梅汤下，赤白痢乌梅甘草汤下。

食疗药膳

●菝葜薏苓汁

原料：菝葜、生薏苡仁各30～60克，猪苓30克。

制法：将上三味水煎取药汁。

用法：每日1剂，分2次服。

功效：清热利湿，抗癌。

适用：喉癌。

●菝葜猪脊椎骨汤

原料：菝葜、薏苡仁、生黄芪各50克，党参30克，当归、大枣各10克，蜈蚣1条，甘杞、杜仲各15克，猪脊椎骨250克。

制法：将以上各味药与猪脊椎骨一起加适量清水炖服。

用法：每日1剂，分2次服。7日为1个疗程。

功效：活血祛风，通络止痛。

适用：腰膝酸痛。

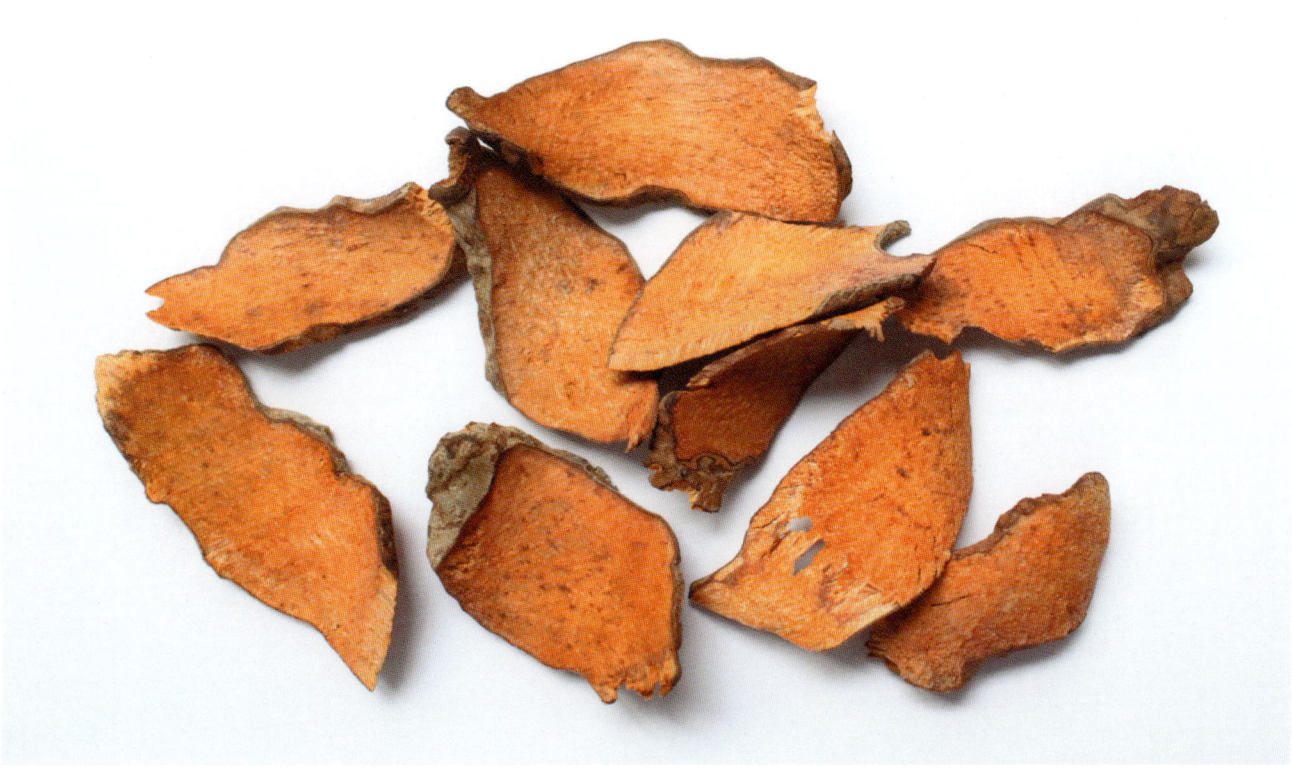

菟丝子

- **别名** 萝丝子、豆寄生、豆须子、巴钱天、黄鳝藤、金黄丝子。
- **来源** 本品为旋花科植物菟丝子 *Cuscuta chinensis* Lam. 的干燥成熟种子。

【形态特征】一年生寄生草本，全株无毛。茎细，缠绕，黄色，无叶。花簇生长于叶腋，苞片及小苞片鳞片状；花萼杯状，花冠白色，钟形，长为花萼的2倍，和无端5裂，裂片向外反曲；雄蕊花丝扁短，基部生有鳞片，矩圆形，边缘流苏状。蒴果扁球形，被花冠全部包住，盖裂。

【生境分布】生长于田边、荒地及灌木丛中，常寄生长于豆科等植物上。分布于东北辽阳、盖平、河南、山东、山西等地。

【采收加工】秋季种子成熟时割取其地上部分，晒干，打下种子，除去杂质。

【性味归经】辛、甘，平。归肝、肾、脾经。

【功能主治】补益肝肾，固精缩尿，安胎，明目，止泻；外用消风祛斑。用于肝肾不足，腰膝酸软，阳痿遗精，遗尿尿频，肾虚胎漏，胎动不安，目昏耳鸣，脾肾虚泻；外治白癜风。

【用量用法】内服：6～12克，煎服；或入丸、散。

验方

①**肾虚阳痿、遗精及小便频数：** 菟丝子、枸杞子、覆盆子、五味子、车前子各9克，水煎服。②**乳汁不通：** 菟丝子15克，水煎服。③**脾虚泄泻：** 菟丝子15克，生白术10克，水煎服。④**腰膝酸软、遗精早泄、小便频数、带下过多：** 菟丝子加黑豆60粒、红枣5枚，水煎食服。⑤**脾虚泄泻：** 菟丝子15克，生白术10克，水煎服。

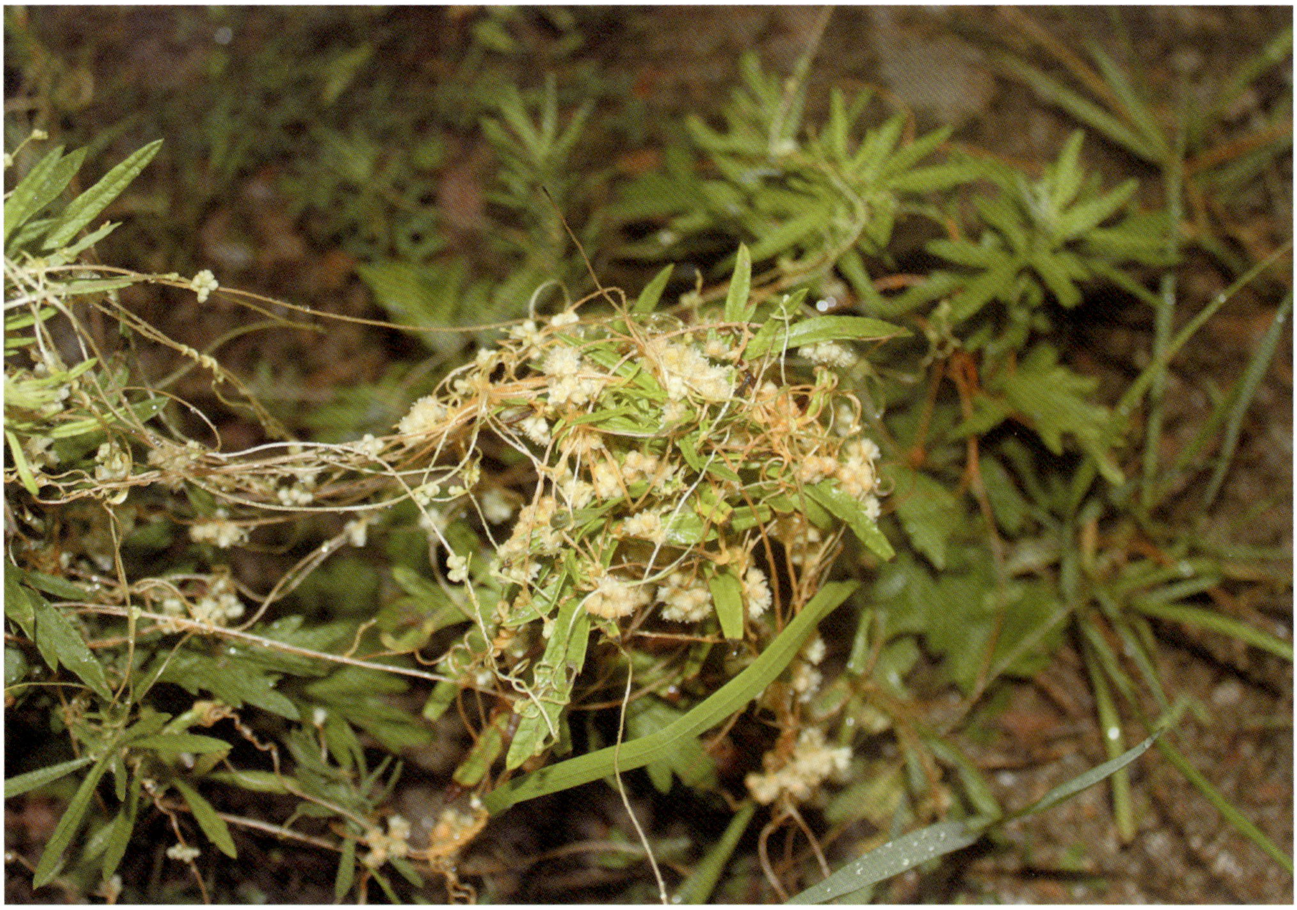

食疗药膳

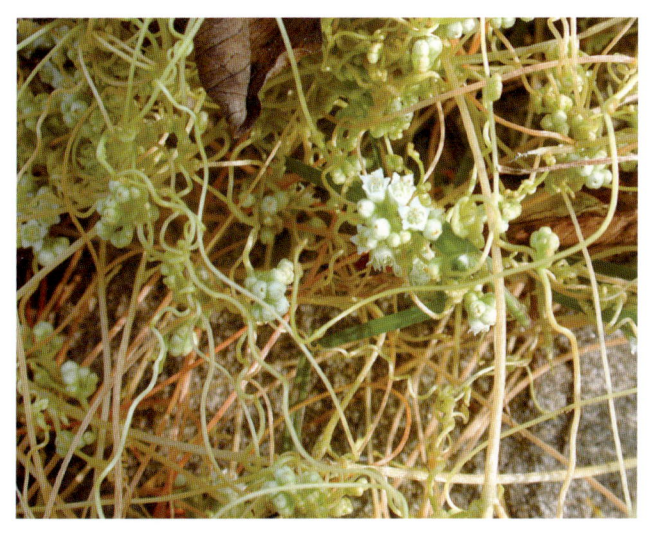

●菟丝鸡肠饼

原料：菟丝子25克，公鸡肠1具，面粉250克，菜油、盐、葱、生姜、大蒜各适量。

制法：将菟丝子研粉；公鸡肠洗净破开，放入锅内，加火焙干，然后粉碎成细粉待用。将面粉放入盆内，再将鸡肠、菟丝子粉倒入，混合均匀，加水适量，和成面团。将调料放入面团内，做成饼子，烙熟即成。

用法：每日1次，每次吃饼100克。

功效：补肾缩尿。

适用：中老年人尿频、多尿等。

●菟丝山萸肉炖麻雀

原料：菟丝子、山萸肉各15克，柴胡3克，麻雀3只（去毛和内脏）。

制法：菟丝子、柴胡、山萸肉、麻雀共放炖盅炖至麻雀肉熟，去菟丝子、柴胡、山萸肉，加少许盐调味服食。

用法：每日1料。

功效：补肾壮阳。

适用：滑精，初则梦遗频作，继则滑精屡发，头昏、目眩、耳鸣等。

●菟丝鸡肝粥

原料：菟丝子末15克，雄鸡肝1具，粟米50克。

制法：先将鸡肝洗净，切丁备用；将菟丝子用纱布包裹，放入沙罐，加水煎煮，去纱包取汁备用；先将粳米放入砂锅内，加清水适量，煮至粥成后，倒入菟丝子汁，同煮至沸，再下鸡肝，待粥再沸片刻，加佐料调至味鲜即可。

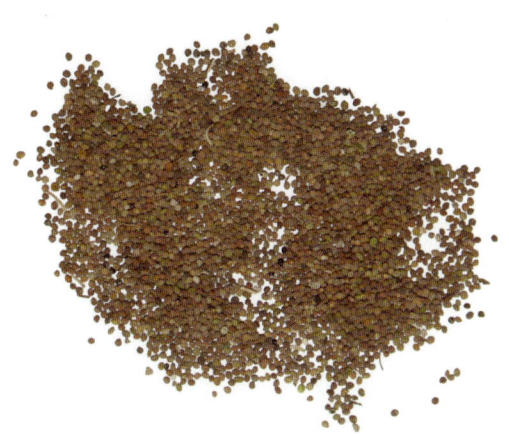

用法：每日1剂，于早、晚空腹时各温食1次。

功效：滋补肝肾，壮阳养血。

适用：肝肾不足，阳虚血亏之腰膝酸软、筋骨无力、阳痿早泄、遗精遗尿等。

使用注意

阴虚火旺、大便燥结、小便短赤者不宜服用。

菊苣

- **别名** 苦苣、苦菜、卡斯尼、明目菜、咖啡草、咖啡萝卜、皱叶苦苣。
- **来源** 本品系维吾尔族习用药材。为菊科植物毛菊苣 *Cichorium glandulosum* Boiss.et Huet 或菊苣的干燥地上部分或根。

【形态特征】多年生草本，高40～100厘米。茎直立，单生，分枝开展或极开展，全部茎枝绿色，有条棱，被极稀疏的长而弯曲的糙毛或刚毛或几无毛。基生叶莲座状，花期生存，倒披针状长椭圆形，包括基部渐狭的叶柄，全长15～34厘米，宽2～4厘米，基部渐狭有翼柄，大头状倒向羽状深裂或羽状深裂或不分裂而边缘有稀疏的尖锯齿，侧裂片3～6对或更多，顶侧裂片较大，向下侧裂片渐小，全部侧裂片镰刀形或不规则镰刀形或三角形。茎生叶少数，较小，卵状倒披针形至披针形，无柄，基部圆形或戟形扩大半抱茎。全部叶质地薄，两面被稀疏的多细胞长节毛，但叶脉及边缘的毛较多。头状花序多数，单生或数个集生长于茎顶或枝端，或2～8个为一组沿花枝排列成穗状花序。总苞圆柱状，长8～12毫米；总苞片2层，外层披针形，长8～13毫米，宽2～2.5毫米，上半部绿色，草质，边缘有长缘毛，背面有极稀疏的头状具柄的长腺毛或单毛，下半部淡黄白色，质地坚硬，革质；内层总苞片线状披针形，长达1.2厘米，宽约2毫米，下部稍坚硬，上部边缘及背面通常有极稀疏的头状具柄的长腺毛并杂有长单毛。舌状小花蓝色，长约14毫米，有色斑。瘦果倒卵状、椭圆状或倒楔形，外层瘦果压扁，紧贴内层总苞片，3～5棱，顶端截形，向下收窄，褐色，有棕黑色色斑。冠毛极短，2～3层，膜片状，长0.2～0.3毫米。花果期5～10月。

【生境分布】生长于滨海荒地、河边、水沟边或山坡。分布于北京、黑龙江、辽宁、山西、陕西、新疆、江西。

【采收加工】夏、秋二季采割地上部分或秋末挖根，除去泥沙和杂质，晒干。

【性味归经】微苦、咸，凉。

【功能主治】清肝利胆，健胃消食，利尿消肿。用于湿热黄疸，胃痛食少，水肿尿少。

【用量用法】内服：9～18克，煎服。

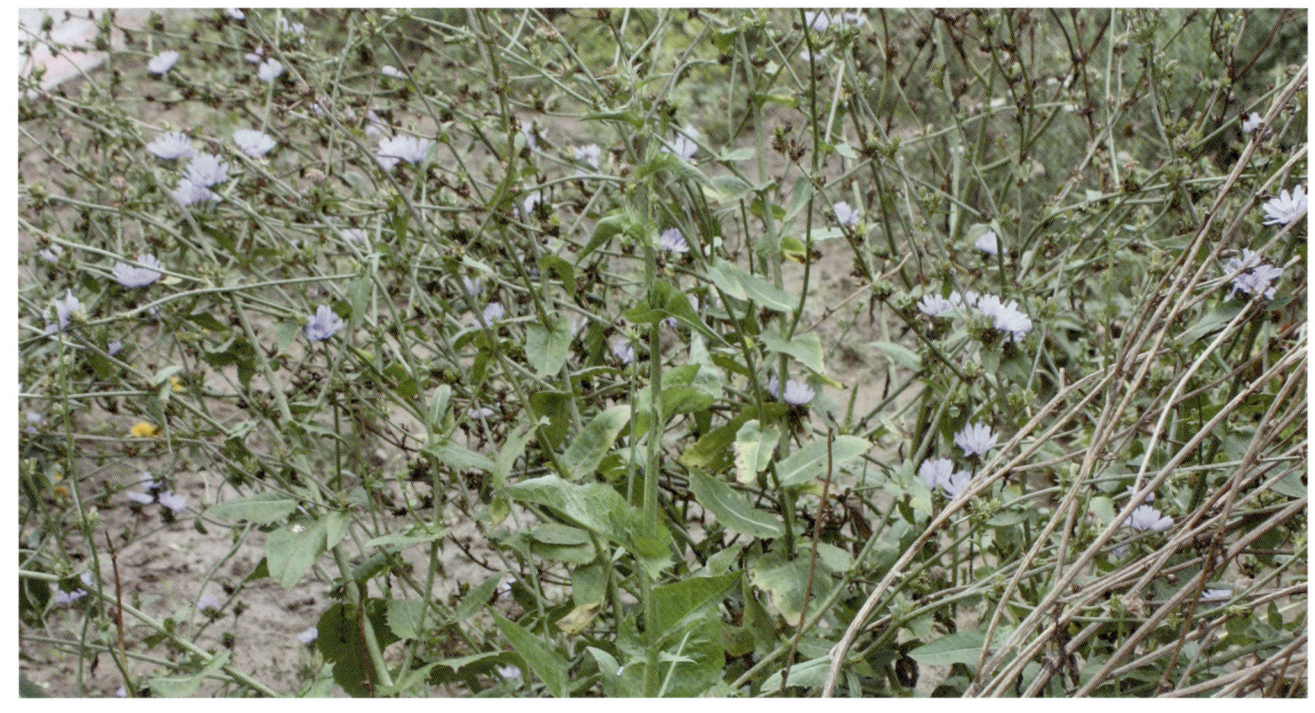

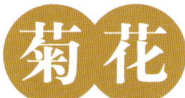

菊花

- **别名** 菊华、真菊、金菊、日精、九华、节花、药菊、金蕊、甘菊。
- **来源** 本品为菊科植物菊 *Chrysanthemum morifolium* Ramat. 的干燥头状花序。

【形态特征】多年生草本植物，高60~150厘米，茎直立，上部多分枝。叶互生，卵形或卵状披针形，长约5厘米，宽3~4厘米，边缘具有粗大锯齿或深裂成羽状，基部楔形，下面有白色毛茸，具叶柄。头状花序顶生或腋生，直径2.4~5厘米，雌性，白色，黄色或淡红色等；管状花两性，黄色，基部常有膜质鳞片。瘦果无冠毛。

【生境分布】喜温暖湿润气候、阳光充足、忌遮阴。耐寒，稍耐旱，怕水涝，喜肥。菊花均系栽培，全国大部分省份均有种植，其中以安徽、浙江、河南、四川等省为主产区。

【采收加工】秋末霜降前后花盛开时分批采收，阴干或烘干，或熏、蒸后晒干。

【性味归经】甘、苦，微寒。归肺、肝经。

【功能主治】疏散风热，平肝明目，清热解毒。用于风热感冒，头痛眩晕，目赤肿痛，眼目昏花，疮痈肿毒。

【用量用法】内服：10~15克，煎服。疏散风热多用杭黄菊，平肝明目多用白菊花。

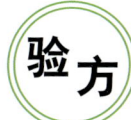

验方 ①感冒发热、头昏、目赤、咽喉不利：菊花6克，薄荷9克，金银花、桑叶各10克，沸水浸泡，代茶饮。②发热、咽干唇燥、咳嗽：菊花10克，桑叶、枇杷叶各5克，研成粗末，用沸水冲泡代茶饮。③轻微腋臭：白菊花、辛夷各9克，苞谷粉、冰片各60克，滑石粉30克，研细末，外用搽抹腋臭处。④头晕：白菊花1000克，茯苓500克，共捣为细末，每次服用6克，每日3次，温酒调下。

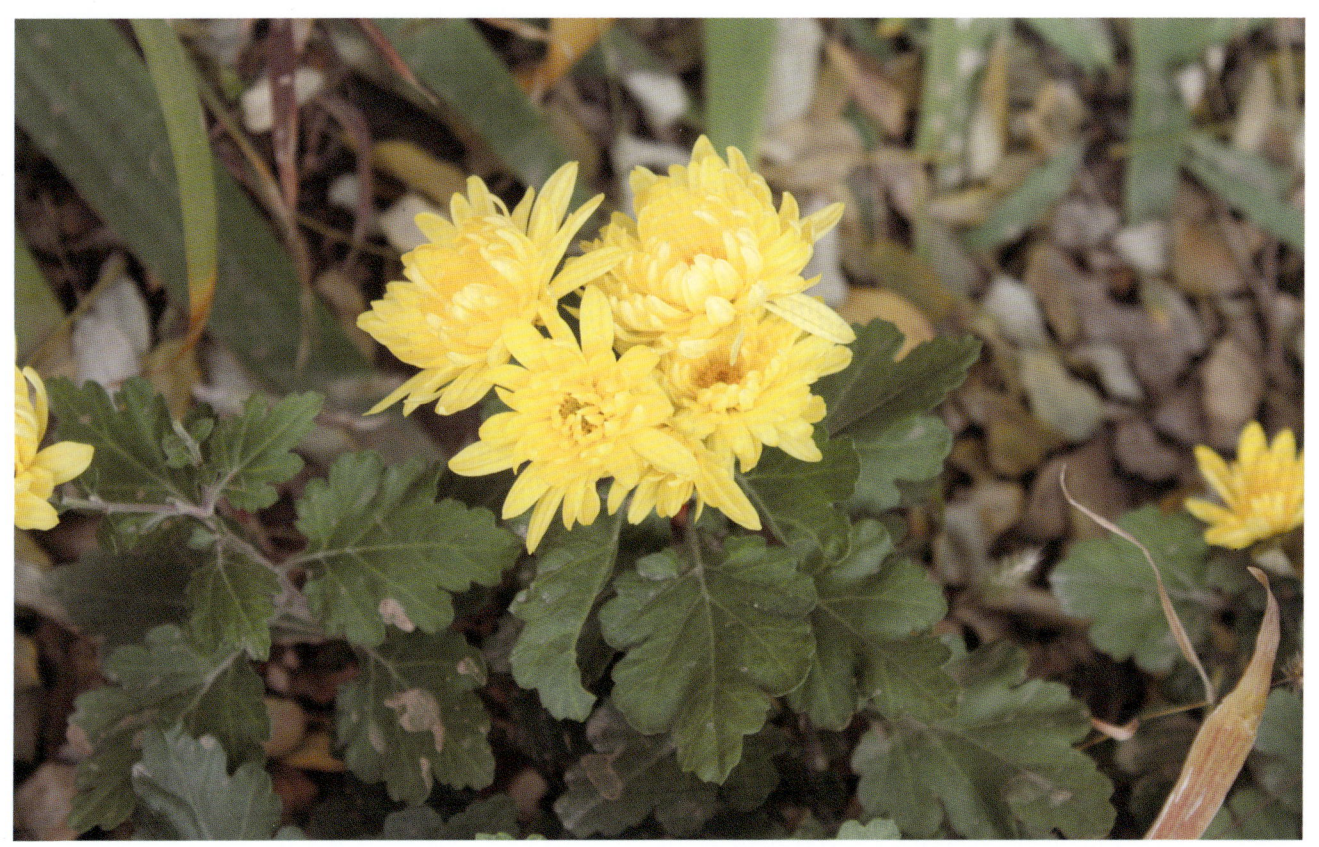

食疗药膳

●白菊煮猪肝

原料：白菊花、沙苑子、决明子各10克，猪肝60克。
制法：将白菊花、沙苑子、决明子用新纱布包好，与肝同入砂锅内，加适量清水小火煎煮半小时。
用法：将肝切片，加少许调味食用，喝汤，每日内服完。连服数剂。
功效：清肝明目，养血补虚。
适用：肝虚血少及肝热所致的头晕、目昏、目暗等。

●菊花粥

原料：菊花适量，粳米100克。
制法：秋季霜降前，将菊花采摘去蒂，烘干或蒸后晒干，亦可置通风处阴干，然后磨粉备用。先用粳米煮粥，待粥将成时，调入菊花末10～15克，稍煮一二沸即可。
用法：早餐食用。
功效：散风热，清肝火，降血压。
适用：高血压病、冠心病、肝火头痛、眩晕目暗、风热目赤等。

使用注意

气虚胃寒、食减泄泻的患者慎服。

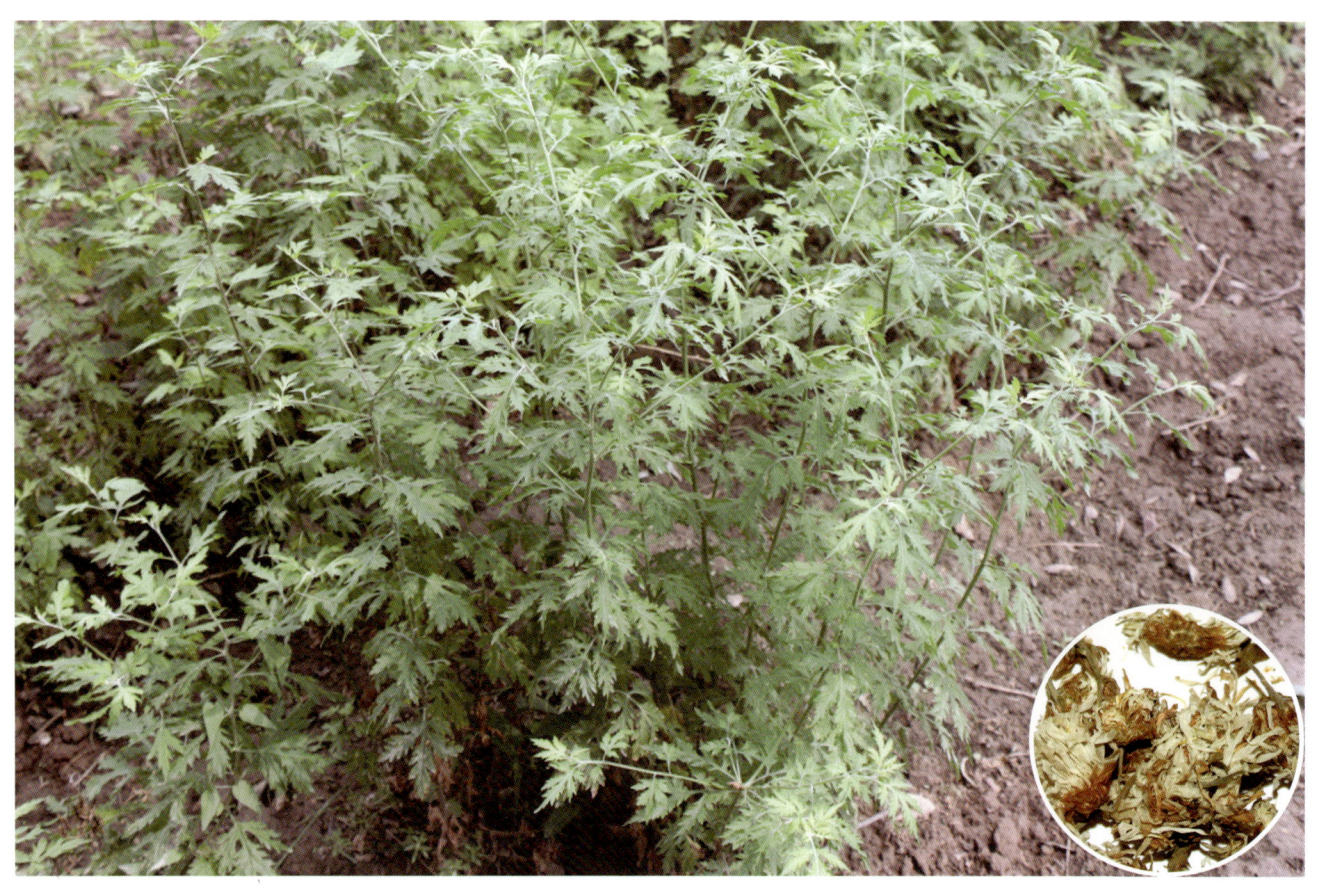

梅花

- **别名** 酸梅、黄仔、合汉梅。
- **来源** 本品为蔷薇科植物梅Prunus mume（Sieb.）Sieb. et Zucc.的花蕾。入药用白梅、红梅两种。

【形态特征】落叶小乔木，高达10米。树干紫褐色，多纵驳纹。常有枝刺，小枝绿色或以绿色为底色。叶广卵形至卵形，先端长渐尖或尾尖。早春2~3月先叶开花，花着生于一年生枝的叶腋，单生或两朵簇生，单瓣或重瓣，有暗香。核果球形，一侧有浅槽，被毛，6月果熟，熟时黄色。小枝青绿无紫晕。

【生境分布】全国各地多有栽培。白梅花分布于江苏、浙江等地；红梅花分布于四川、湖北等地。

【采收加工】初春花未开放时采摘，及时低温干燥。

【性味归经】微酸，平。归肝、胃、肺经。

【功能主治】疏肝和中，化痰散结。用于肝胃气痛，郁闷心烦，梅核气，瘰疬疮毒。

【用量用法】内服：3~5克，煎服。

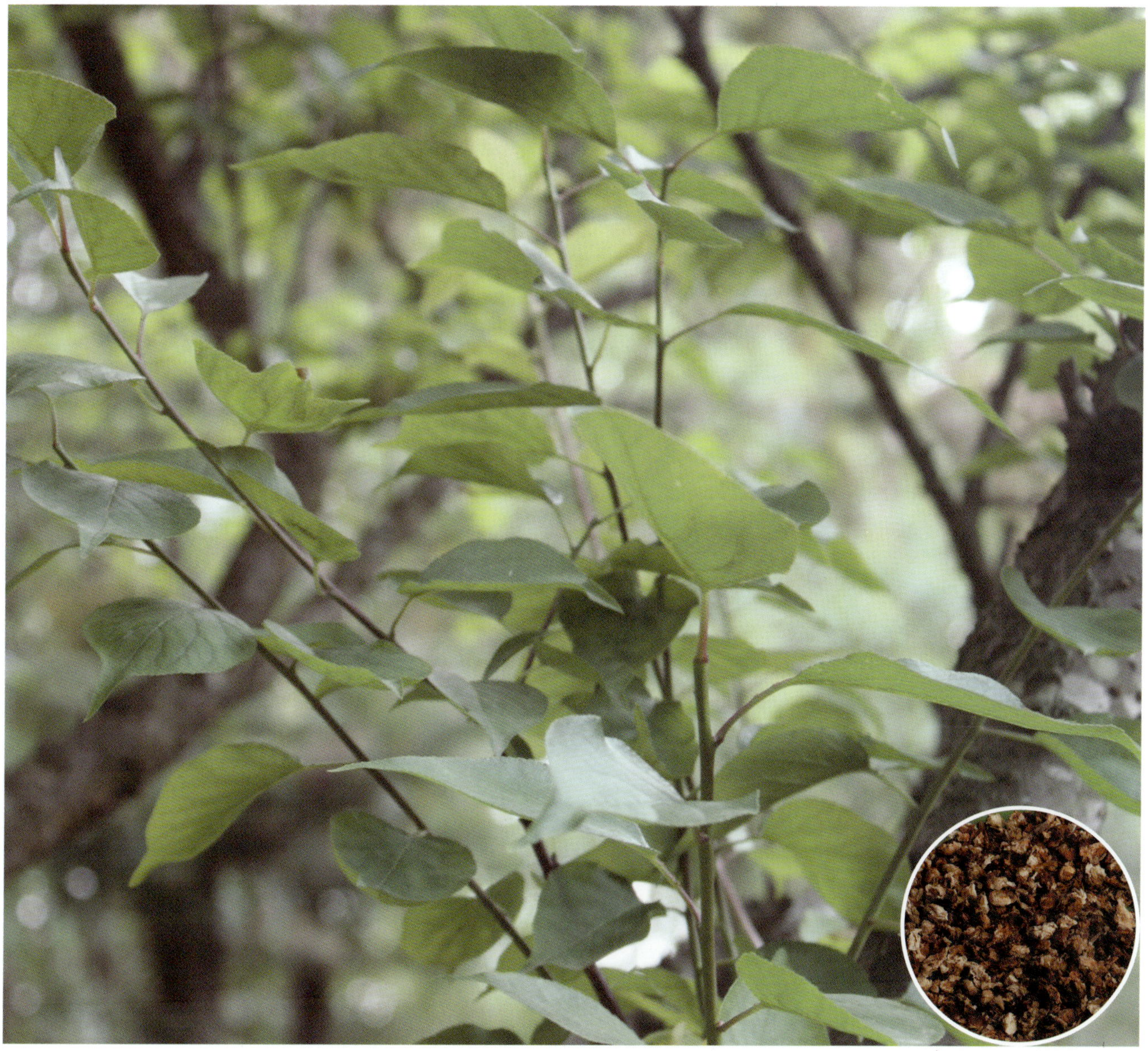

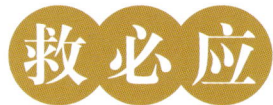

- **别名** 白木香、羊不吃、山冬青、白银木、过山风、土千年健。
- **来源** 本品为冬青科植物铁冬青 Ilex rotunda Thunb. 的干燥树皮。

【形态特征】常绿乔木或灌木，高5～15米。枝灰色，小枝多少有棱，红褐色。叶互生，卵圆形至椭圆形，长4～10厘米，宽2～4厘米。花单性，雌雄异株，排列为具梗的伞形花序；雄花序梗长2～8毫米，花柄长2～4毫米；萼长约1毫米；花瓣4～5，绿白色，卵状矩圆形，长约2.5毫米；雄蕊4～5；雌花较小，花柄较粗壮，长3～5毫米；子房上位。核果球形至椭圆形，长4.5～6毫米，熟时红色，顶端有宿存柱头。花期5～6月。果期9～10月。

【生境分布】常生长于山下疏林或沟、溪边。分布于江苏、安徽、浙江、江西、福建、台湾、湖南、广东、广西、云南。

【采收加工】夏、秋二季剥取，晒干。

【性味归经】苦，寒。归肺、胃、大肠、肝经。

【功能主治】清热解毒，利湿止痛。用于暑湿发热，咽喉肿痛，湿热泻痢，脘腹胀痛，风湿痹痛，湿疹，疮疖，跌打损伤。

【用量用法】内服：9～30克，煎服。外用：适量，煎浓汤搽敷患处。

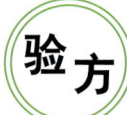

①癍痧、绞肠痧：救必应、龙牙草各60克，山豆根30克，路边菊90克，水煎服。②外感风热头痛：救必应30克，水煎，每日3次。③喉痛：干救必应9克，水煎作茶饮。④跌打肿痛：救必应树皮6克，研粉，白糖30克，开水冲服。⑤汤火伤：干救必应研粉，用冷开水调成糊状，每日搽5～6次。⑥神经性皮炎：救必应皮90克，煎水外洗局部。

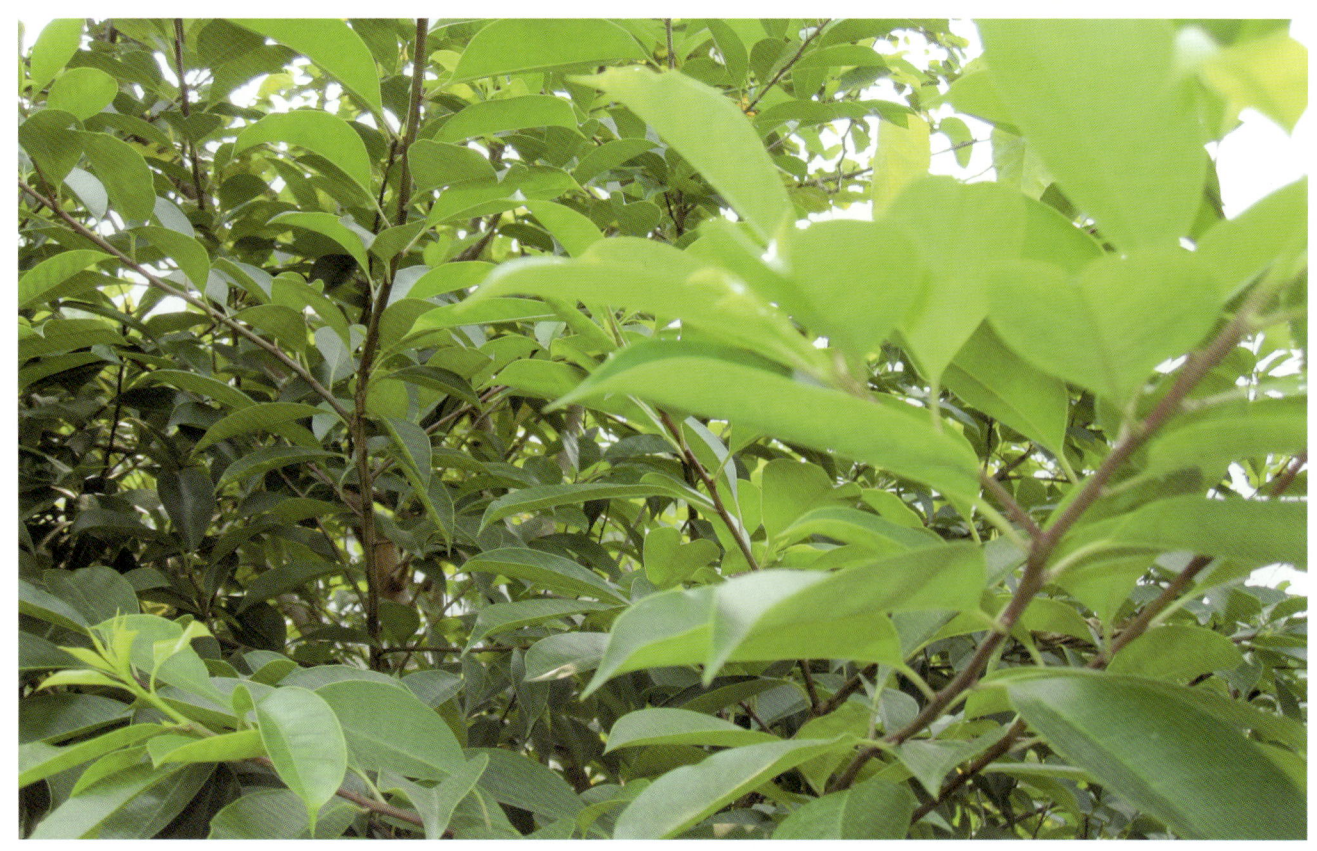

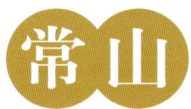

常山

- **别名** 鹅儿花、玉叶金花。
- **来源** 本品为虎耳草科植物常山 *Dichroa febrifuga* Lour. 的干燥根。

【形态特征】落叶灌木，高可达2米。茎枝圆形，有节，幼时被棕黄色短毛。叶对生，椭圆形、广披针形或长方状倒卵形，先端渐尖，基部楔形，边缘有锯齿，幼时两面均疏被棕黄色短毛。伞房花序，着生长于枝顶或上部的叶腋；花浅蓝色；苞片线状披针形，早落；花萼管状，淡蓝色。花瓣蓝色，长圆状披针形或卵形。浆果圆形，蓝色，有宿存萼和花柱。

【生境分布】生长于林荫湿润山地，或栽培于林下。分布于四川、贵州、湖南、江西、湖北、云南、广东、广西等地。

【采收加工】秋季采挖，除去茎苗及须根，洗净，晒干即可。

【性味归经】辛、苦，寒；有毒。归肺、心、肝经。

【功能主治】涌吐痰涎，截疟。用于痰饮停聚，胸膈痞塞，疟疾。

【用量用法】内服：5~10克，煎服；入丸、散酌减。涌吐者生用，截疟宜酒炒用。治疗疟疾宜在寒热发作前半天或2小时服用。

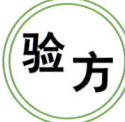

①**疟疾寒热往来：** 常山（锉），厚朴（去粗皮，生姜汁炙熟）各50克，草豆蔻（去皮）、肉豆蔻（去壳）各2枚，乌梅（和核）7枚，槟榔（锉）、甘草（炙）各25克。上七味，粗捣筛，每次6克，水煎，去滓，候冷，未发前服。②**蓝氏贾第鞭毛虫病：** 常山10克，煎服，每日1次，连服7日。

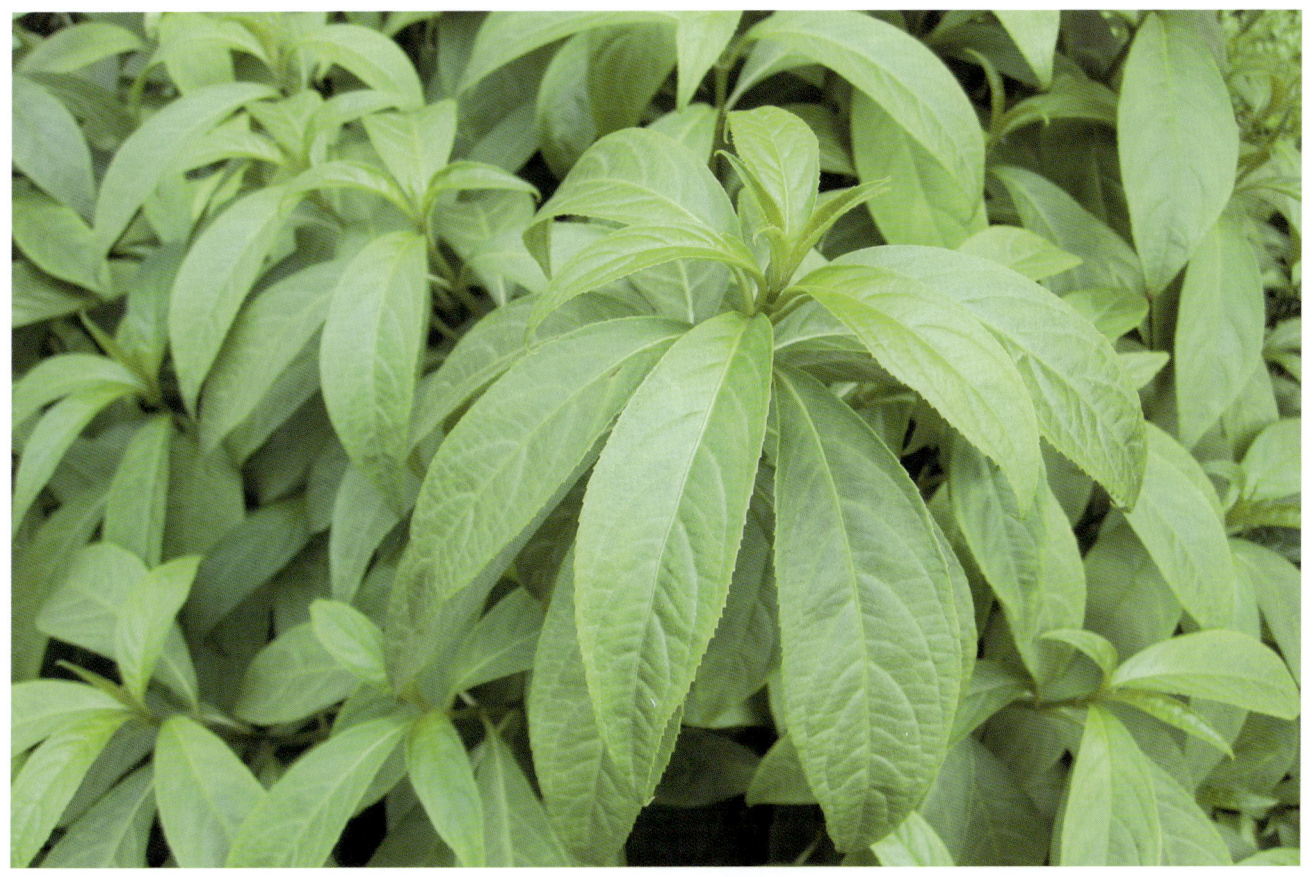

食疗药膳

● 常山粥

原料：酒制常山12克，粳米60克，白糖15克。

制法：将常山洗净，水煎半小时，去渣，入粳米，并适量加水煮成稀粥，入白糖搅匀。

用法：于疟发前1～2小时温服。

功效：祛痰截疟。

适用：疟疾。

● 常山酒

原料：常山、鳖甲各1.5克，虎头骨25克，豆豉0.5克，桃枝、柳枝各30克，桃仁10克，干枣3枚，乌梅7枚。

制法：将上九味细剉，以酒500毫升浸1宿，第二日入生姜5片，煎取150毫升去滓。

用法：空心分为2服。

功效：截疟。

适用：疟疾。

使用注意

因能催吐，用量不宜过大，体虚及孕妇不宜用。故治疟时，均应酒制，用量不宜大。

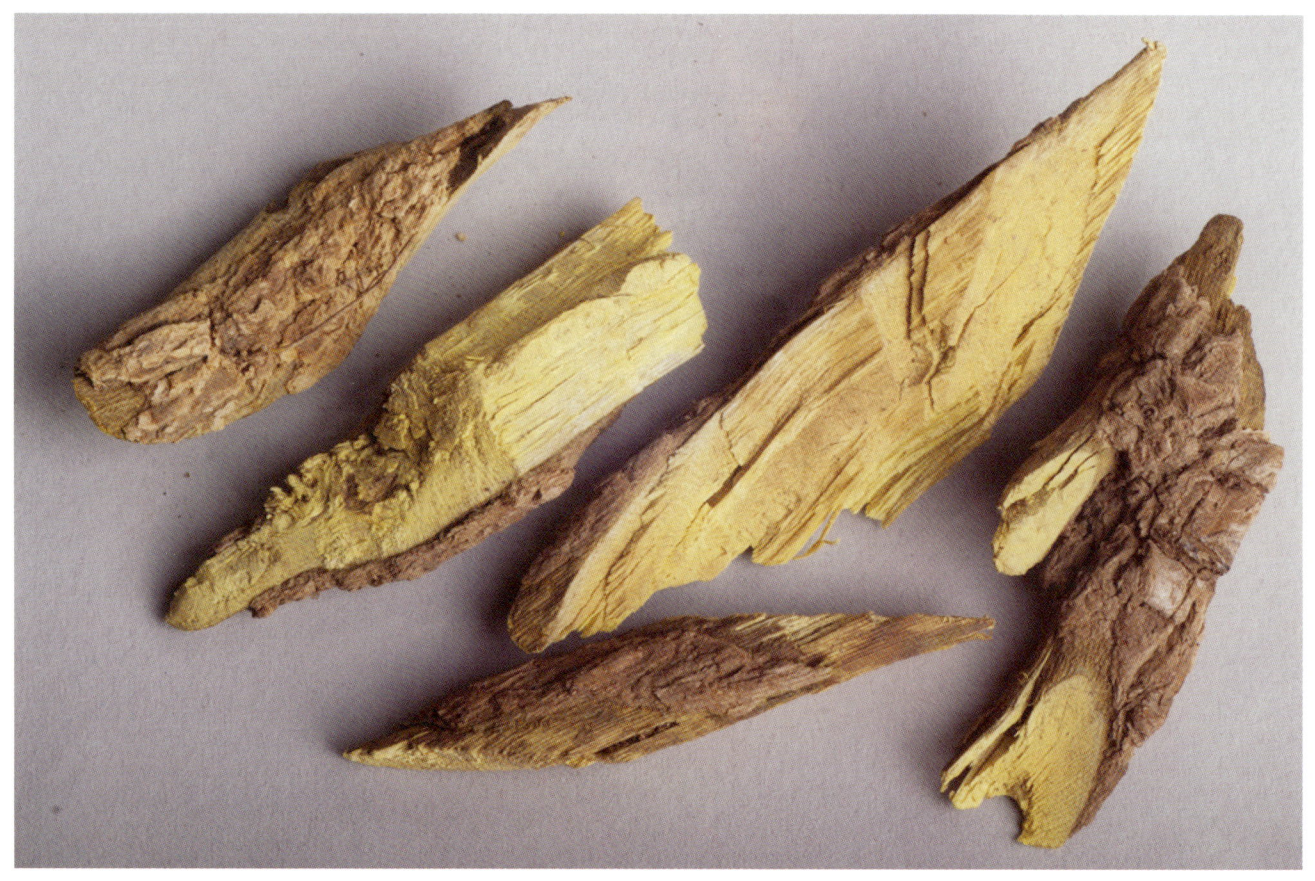

野木瓜

- **别名** 木莲、乌藤、假荔枝、绕绕藤、八月挪、五爪金龙。
- **来源** 本品为木通科植物野木瓜 *Stauntonia chinensis* DC.的干燥带叶茎枝。

【形态特征】常绿木质藤本,长达9米。茎圆柱形,灰褐色,全株无毛。掌状复叶互生;总叶柄长5～10厘米;小叶5～7片,革质;小叶柄长1.5～3厘米;小叶片长圆形或长圆状披针形,长8～13厘米,宽2.5～4厘米,先端长渐尖,基部圆形或楔形,上面亮绿色,下面黄绿色或淡经常色,中脉在下面隆起,侧脉每边9～11条,与网脉均于下面明显凸起。花单性,雌雄异株,同型,具异臭,常3朵排成伞房花序式的总状花序;总花梗纤细,基部托以大的芽鳞片,花梗纤细,长2～3厘米;雄花有萼片6,淡黄色或乳白色,外轮3,披针形,长1.8厘米,宽5毫米,先端渐尖,内轮3片线状披针形,长1.6厘米,2毫米,绿色带紫,花瓣缺,雄6,药隔角状突起2毫米,约片药室等长,花丝全部生成圆柱状的管,退化心皮小;雌花的萼片与雄花相似,但较大,长达2.2厘米,心皮3,棒状,胚珠多数,退化雄蕊6,微小,卵状披针形,先端急尖,长2～3厘米,具蜜腺6。浆果长圆形,未熟时青色,熟时橙黄色,长约7厘米。直径约3厘米。种子多数,黑色,排成数列藏于果肉中。花期3～4月,果期7～10月。

【生境分布】生长于湿润通风的杂木林中、山路边及溪谷两旁。分布于安徽、浙江、江西、福建、广东、广西、海南等地。

【采收加工】全年均可采割,洗净,切段,干燥。

【性味归经】微苦,平。归肝、胃经。

【功能主治】祛风止痛,舒筋活络。用于风湿痹痛,腰腿疼痛,头痛,牙痛,痛经,跌打伤痛。

【用量用法】内服:9～15克,煎服。

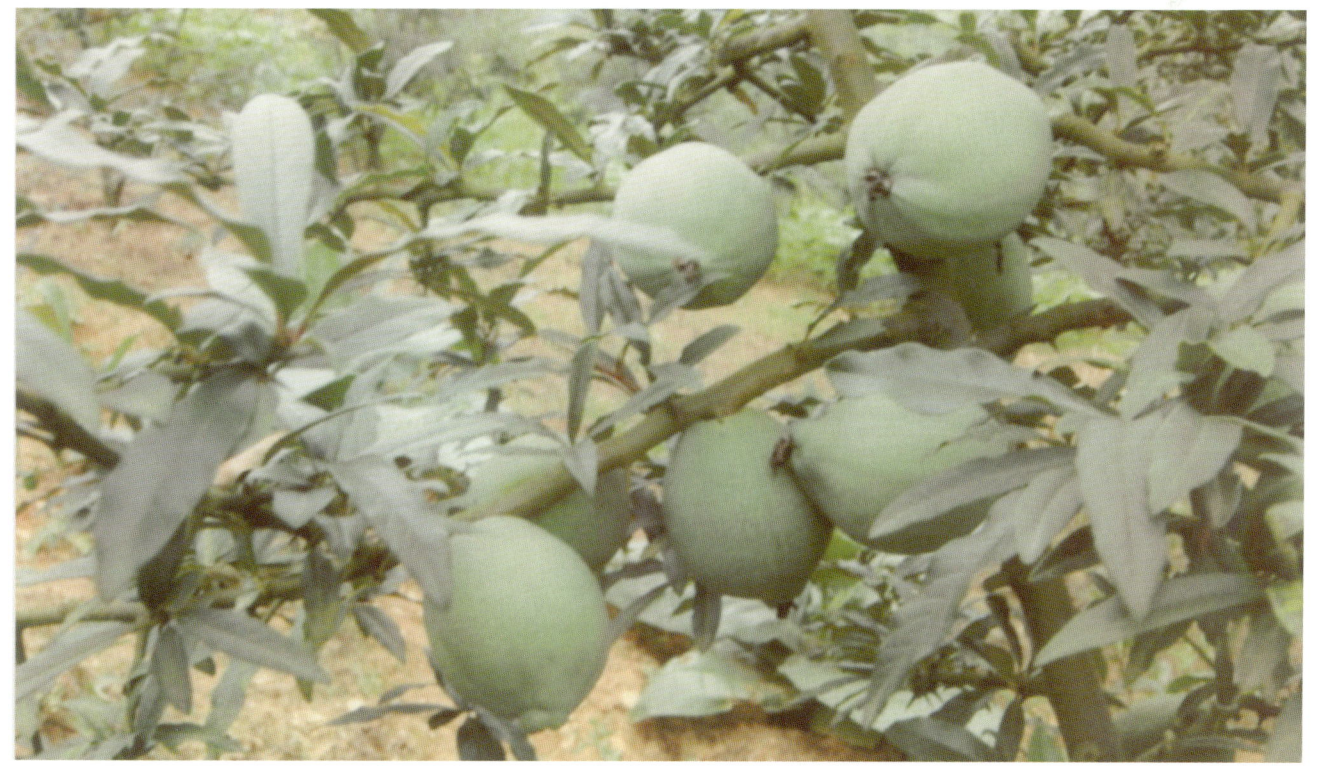

野菊花

- **别名** 苦薏、黄菊花、山菊花、甘菊花、路边菊、千层菊。
- **来源** 本品为菊科多年生草本植物野菊 *Chrysanthemum indicum* L. 的干燥头状花序。

【形态特征】多年生草本。根茎粗厚，分枝，有长或短的地下匍匐枝。茎直立或基部铺展。茎生叶卵形或长圆状卵形，羽状分裂或分裂不明显；顶裂片大；侧裂片常2对，卵形或长圆形，全部裂片边缘浅裂或有锯齿。头状花序，在茎枝顶端排成伞房状圆锥花序或不规则的伞房花序；舌状花黄色。

【生境分布】生长于山坡、路旁、原野。全国各地均有分布。

【采收加工】秋、冬二季花初开放时采摘，晒干，或蒸后晒干。

【性味归经】苦、辛，微寒。归肝、心经。

【功能主治】清热解毒，泻火平肝。用于疔疮痈肿，目赤肿痛，头痛眩晕。

【用量用法】内服：9~15克，煎服。外用：适量。

验方

①**疔疮**：野菊花和红糖适量，捣烂贴患处。如生于发际，加梅片、生地龙同敷。②**风热感冒**：野菊花、积雪草各15克，水煎服。③**头癣、湿疹、天疱疮**：野菊花、苦楝根皮、苦参根各适量，水煎外洗。④**毒蛇咬伤**：野菊花15~30克，水煎代茶饮。⑤**预防感冒**：野菊花（干品）6克，用沸水浸泡1小时，煎30分钟，待药液稍凉时内服。经常接触感冒人群者，一般每日服药1次，经常感冒者每周服1次。

使用注意

脾胃虚寒者，孕妇慎用。

食疗药膳

●野菊花粥

原料：野菊花15克，绿豆50克。

制法：先将野菊花水煎，取汁去渣，然后放入浸泡洗净的绿豆，煮成稀粥。

用法：每日早晚餐服食。服用时加白糖适量。热退后即停服。

功效：清热解毒，消肿。

适用：金黄色葡萄球菌、白喉杆菌、链球菌、绿脓杆菌、蒺疾杆菌、流感病毒等。

●菠菜菊花汤

原料：野菊花10克，菠菜250克。

制法：先将菠菜洗净，然后和菊花同放入锅内，用大火煎汁即成。

用法：每日2次。

功效：清肝明目。

适用：肝经风热、目赤肿痛等。

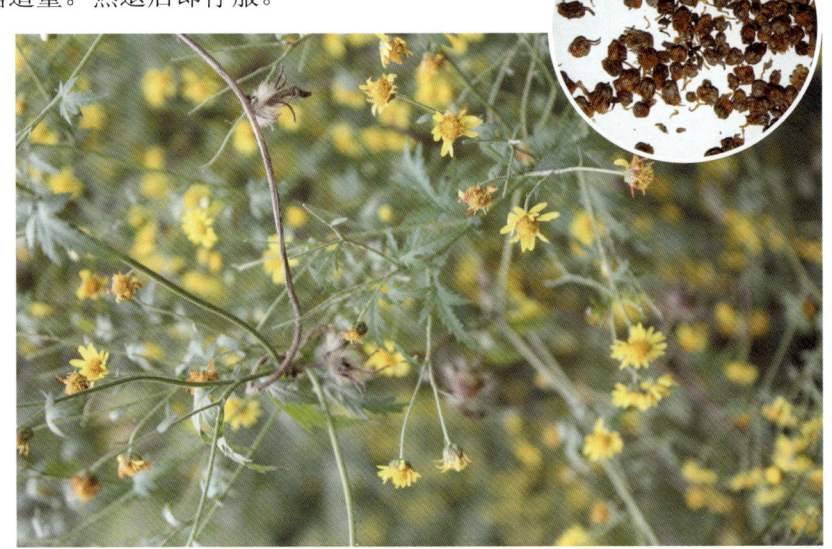

蛇床子

- **别名** 蛇珠、野茴香、秃子花、蛇床实、蛇床仁、野萝卜碗子。
- **来源** 本品为伞形科植物蛇床 *Cnidium monnieri* (L.) Cuss. 的干燥成熟果实。

【形态特征】为一年生草本，高30～80厘米；茎直立，多分枝，中空，表面具深纵条纹，疏生细柔毛。基生叶有柄，茎基部叶有短阔的叶鞘，边缘有膜质，茎上部叶几全部简化成鞘状；叶片轮廓卵形至卵状披针形。复伞形花序顶生或侧生，总苞片8～10，线形有长尖；花瓣白色。双悬果长圆形，分果具5棱，果棱成翅状，无毛。果实呈椭圆形，由两个分果合抱而成。

【生境分布】生长于弱碱性稍湿草甸子、河沟旁、碱性草原、田间路旁。分布于广东、广西、安徽、江苏等省（区）。

【采收加工】夏秋二季果实成熟时割取全株，晒干，取下果实，除去杂质，晒干。

【性味归经】辛、苦，温；有小毒。归肾经。

【功能主治】燥湿祛风，杀虫止痒，温肾壮阳。用于阴痒带下，湿疹瘙痒，湿痹腰痛，肾虚阳痿，宫冷不孕。

【用量用法】内服：3～10克，煎汤；或入丸、散。外用15～30克，水煎洗，或研末干掺，或油调搽，也可制成片、栓剂纳入阴道。

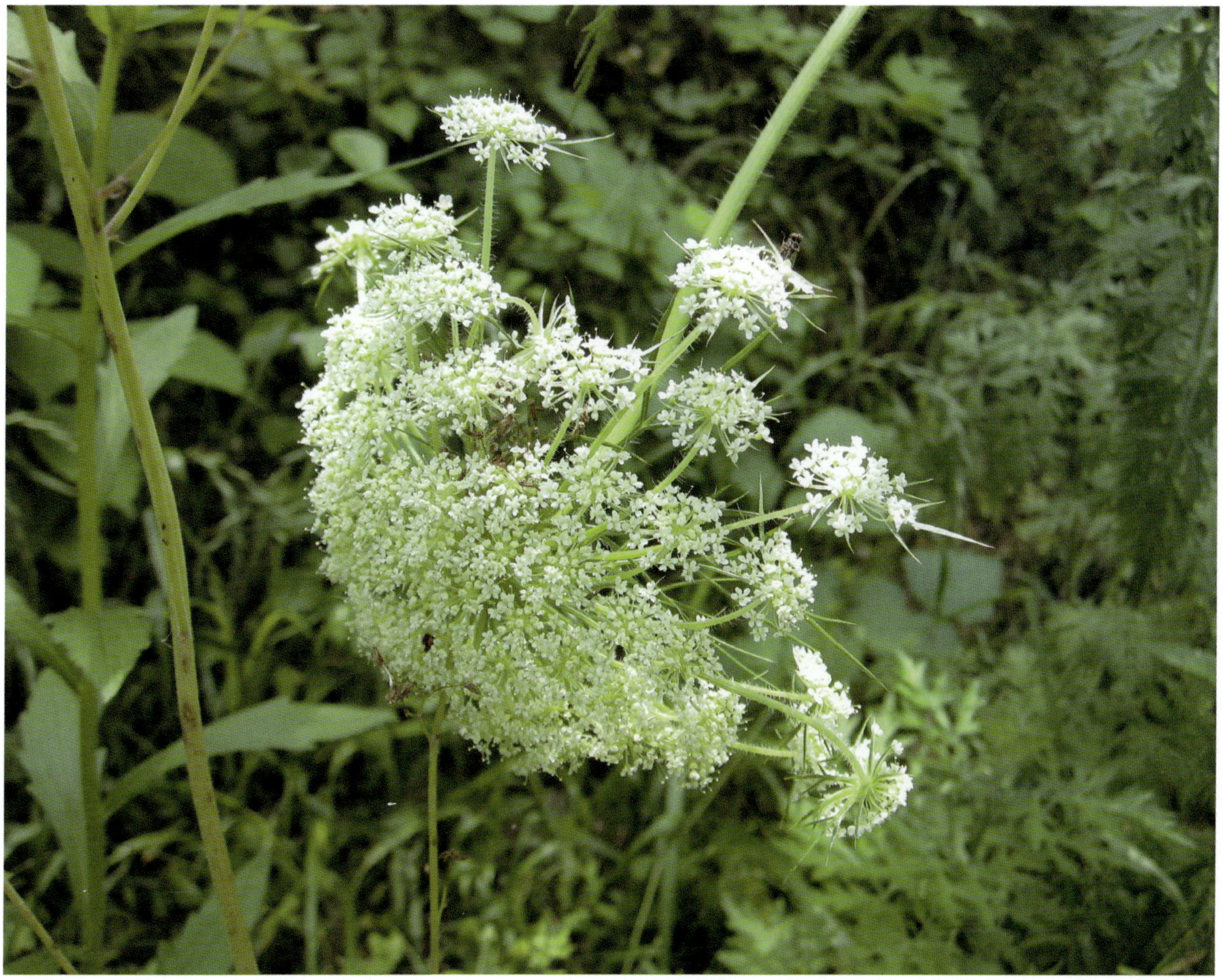

验方

①阴囊湿疹：蛇床子25克，煎水洗阴部。②滴虫阴道炎：蛇床子50克，黄柏15克，以甘油明胶为基质做成（2克重）栓剂，每日阴道内置放1枚。③阳痿：蛇床子、菟丝子、五味子各等份，研末，蜜丸如梧桐子大，每次30丸，每日3次。④滴虫阴道炎：蛇床子25克，水煎，灌洗阴道。⑤妇人阴痒：蛇床子50克，白矾10克，煎汤频洗。

食疗药膳

● 蛇床子炖麻雀

原料：蛇床子15克，生姜12克，大蒜6克，麻雀5只，花椒、酱油、味精、盐、葱各适量。

制法：将麻雀去毛及肠杂，洗净备用；生姜切片；蛇床子去净灰尘装入麻雀腹内，放碗内，并加入生姜、葱、大蒜、酱油、花椒等，隔水炖熟，至熟后去掉药渣，锅中放油，加入调料略炖煮即成。

用法：食肉饮汤，每日1次。

功效：补肾壮阳，生精补髓。

适用：肾阳虚型畸形精子过多症。

使用注意

肾阴不足，相火易动，精关不固，下焦湿热者不宜服用。

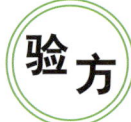

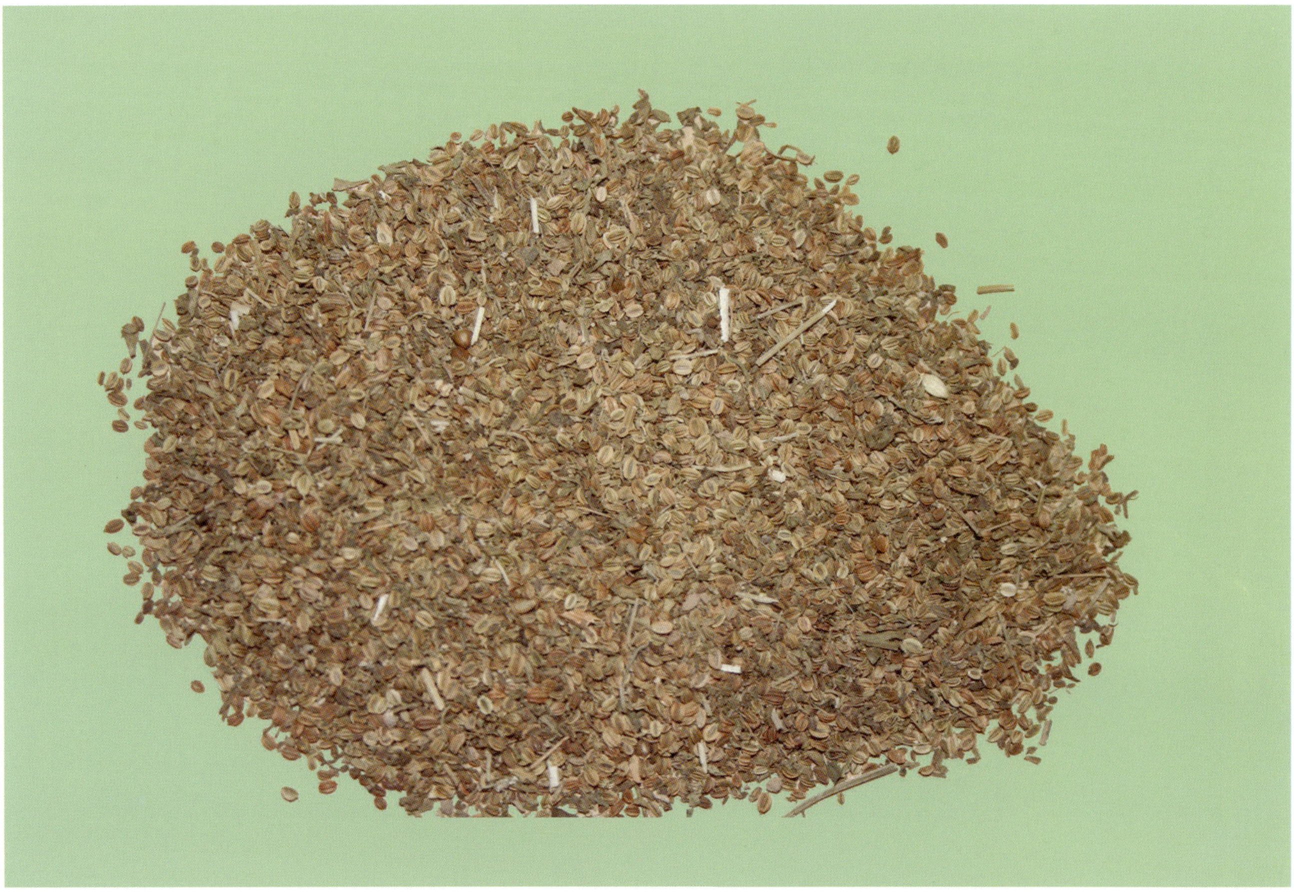

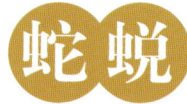

蛇蜕

- **别名** 蛇符、蛇退、蛇壳、蛇皮、龙衣、龙子衣、龙子单衣。
- **来源** 本品为游蛇科动物黑眉锦蛇 Elaphe taeniura Cope、锦蛇 Elaphe carinata（Guenther）或乌梢蛇 Zaocys dhumnades（Cantor）等蜕下的干燥表皮膜。

【形态特征】黑眉锦蛇：大型无毒蛇，全长可达2米左右。上唇鳞9（4-2-3）或8，10，7；颊鳞1；眶后鳞2；中央9～17行微棱，腹鳞222～267，肛鳞2片，尾下鳞76～122对。头和体背黄绿色或棕灰色；眼后有一条明显的黑纹，也是该蛇命名的主要依据；体背的前、中段有黑色梯形或蝶状斑纹，略似秤星，故又名秤星蛇；由体背中段往后斑纹渐趋隐失，但有4条清晰的黑色纵带直达尾端，中央数行背鳞具弱棱。乌梢蛇：体全长可达2.5米以上。体背绿褐或棕黑色及棕褐色；背部正中有一条黄色的纵纹；体侧各有两条黑色纵纹，至少在前段明显（成年个体），至体后部消失（有的个体是通身墨绿色的，有的前半身看上去是黄色，后半身是黑色）。次成体通身纵纹明显。头颈区别显著；吻鳞自头背可见，宽大于高；鼻间鳞为前额鳞长的2/3；顶鳞后有两枚稍大的鳞片；上唇鳞8，第七枚最大；下唇鳞8～10；背鳞鳞行成偶数16-16-14，中央2～4行起强棱，腹鳞雄192～204，雌191～205；肛鳞二分；尾下鳞雄95～137对，雌98～131对。

【生境分布】分布安徽、江苏、浙江、福建、台湾、广东、江西、湖北、四川、云南等地。

【采收加工】全年皆可收集，但以3～4月间为最多。取得后抖去泥沙，晒干或晾干。

【性味归经】咸、甘，平。归肝经。

【功能主治】祛风，定惊，退翳，解毒。用于小儿惊风，抽搐痉挛，翳障，喉痹，疔肿，皮肤瘙痒。

【用量用法】内服：2～3克，煎汤；研末服，0.3～0.6克。外用：适量，煎汤洗涤或研末调敷。

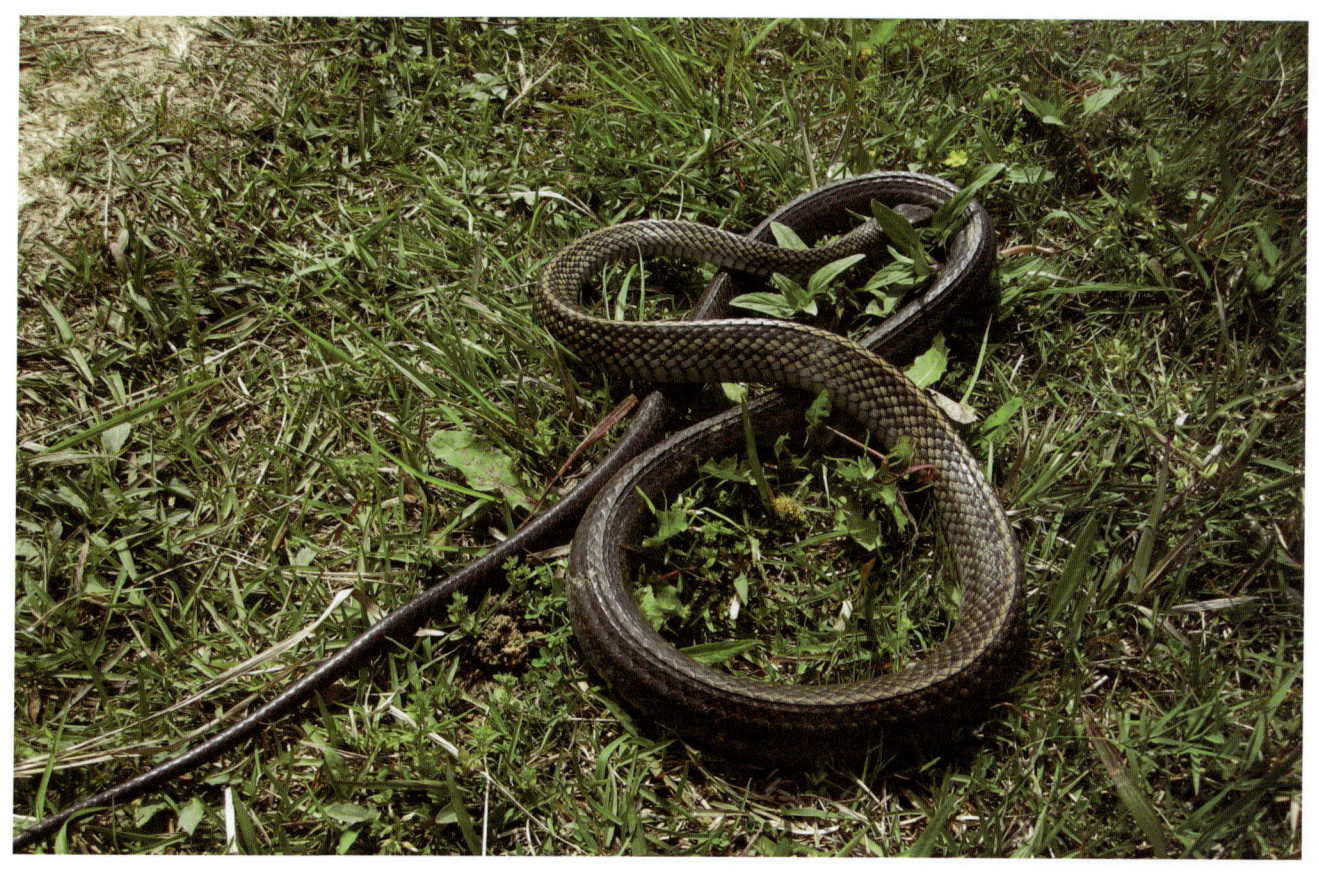

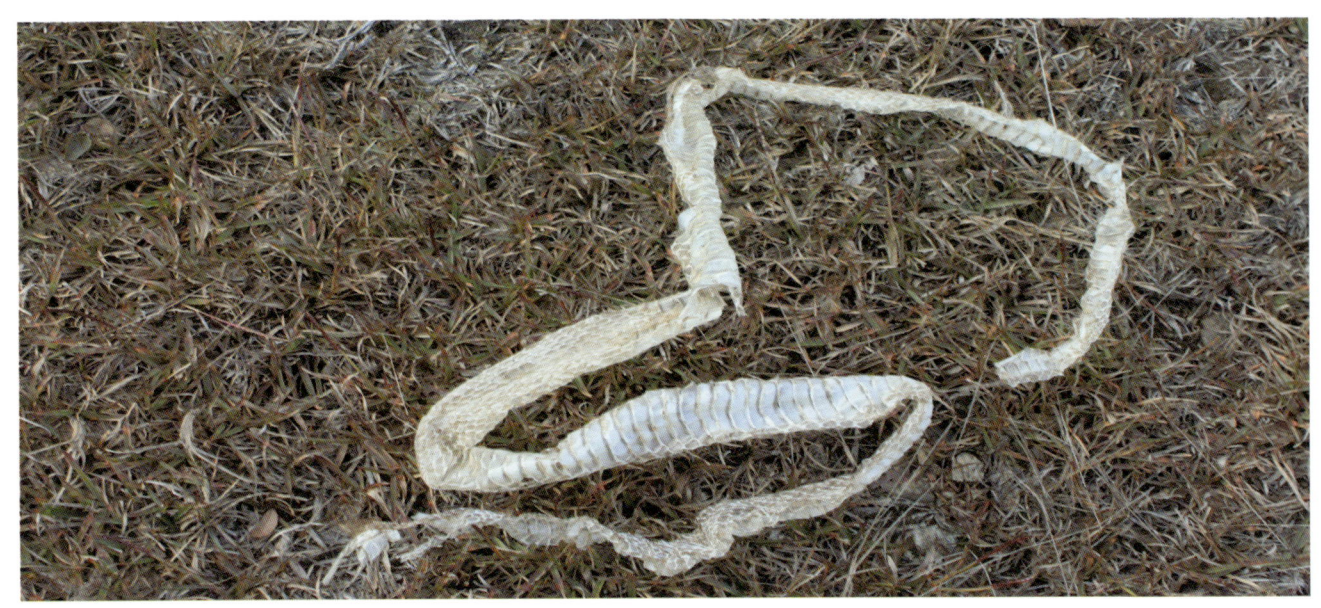

验方

①**脑囊虫病**：将蛇蜕研成细粉，开水送服，每次3克，每日2次。同时配服大戟汤（槟榔、大戟、木瓜、钩藤）。②**流行性腮腺炎**：蛇蜕6克（成人及12岁以上儿童用量加倍），洗净切碎，加鸡蛋2只搅拌，用油炒熟（可加盐），1次服。③**麦粒肿**：将完整的蛇蜕置于陈醋内浸泡，数日后取出剪成约5毫米×8毫米的小块，贴敷局部，上盖浸有醋的棉片，固定，24小时换药1次，至痊愈为止。④**中耳炎**：蛇蜕烧成灰研末，调以麻油，同时先以双氧水洗净患耳，擦干后用棉棒蘸药搽于患部，每日或隔日1次。⑤**乳房肿胀、疼痛**：蛇蜕、鹿角、露蜂房各15克，共烧存性研细末，黄酒冲服，每日2次，每次3克。⑥**蛲虫**：蛇蜕（焙黄）6克，冰片0.3克，共研细末，临睡前抹肛门处。⑦**淋巴腺结核**：蛇蜕（剪碎）3～6克，鸡蛋3个，先将鸡蛋打1小孔，流去蛋白，留下蛋黄，然后于每个鸡蛋内装入蛇蜕1～2克，用纸糊口。置火中烤熟，去壳内服，每服1个，每日3次服完。

食疗药膳

●蛇蜕酒

原料：蛇蜕15克，好酒50毫升。
制法：将蛇蜕烧令黑，细研，以好酒一盏调匀。
用法：微温顿服，未甚效更服。
功效：清热解毒，祛风消肿。
适用：儿吹着奶疼肿。

●蛇蜕醋汁

原料：蛇蜕、醋各适量。
制法：将蛇蜕烧灰研细，备用。
用法：以醋调敷搽肿处，干即换药。
功效：清热解毒。
适用：痈肿。

使用注意

孕妇忌服。

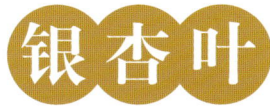

- **别名** 飞蛾叶、鸭脚子。
- **来源** 本品为银杏科植物银杏 *Ginkgo biloba* L. 的干燥叶。

【形态特征】为落叶大乔木，胸径可达4米，幼树树皮近平滑，浅灰色，大树之皮灰褐色，不规则纵裂，有长枝与生长缓慢的距状短枝。叶互生，在长枝上辐射状散生，在短枝上3～5枚成簇生状，有细长的叶柄，扇形，两面淡绿色，在宽阔的顶缘多少具缺刻或2裂，宽5～8（～15）厘米，具多数叉状并列细脉。雌雄异株，稀同株，球花单生长于短枝的叶腋；雄球花成葇荑花序状，雄蕊多数，各有2花药；雌球花有长梗，梗端常分两叉（稀3～5叉），叉端生1具有盘状珠托的胚珠，常1个胚珠发育成发育种子。种子核果状，具长梗，下垂，椭圆形、长圆状倒卵形、卵圆形或近球形，长2.5～3.5厘米，直径1.5～2厘米；假种皮肉质，被白粉，成熟时淡黄色或橙黄色；种皮骨质，白色，常具2（稀3）纵棱；内种皮膜质。初期生长较慢，蒙蘖性强。雌株一般20年左右开始结实，500年生的大树仍能正常结实。一般3月下旬至4月上旬萌动展叶，4月上旬至中旬开花，9月下旬至10月上旬种子成熟，10月下旬至11月落叶。

【生境分布】适于生长在水热条件比较优越的亚热带季风区。主要分布在山东，江苏，四川，河北，湖北，河南等地。

【采收加工】秋季叶尚绿时采收，及时干燥。

【性味归经】甘、苦、涩，平。归心、肺经。

【功能主治】活血化瘀，通络止痛，敛肺平喘，化浊降脂。用于瘀血阻络，胸痹心痛，中风偏瘫，肺虚咳喘，高脂血症。

【用量用法】内服：9～12克，煎服。

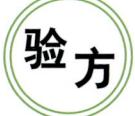

①**冠心病心绞痛**：银杏叶、丹参、瓜蒌各15克，薤白12克，郁金9克，生甘草5克，水煎服。②**灰指甲**：银杏叶适量，煎水洗。③**鸡眼**：鲜银杏叶10片，捣烂，包贴患处，两日后呈白腐状，用小刀将硬丁剔出。④**老年痴呆症**：银杏叶每次15～20克，开水冲泡当茶饮用，30日为1个疗程。⑤**漆疮肿痒**：银杏叶、忍冬藤各等量，煎水洗，或单用银杏叶煎洗。

使用注意
有实邪者忌用。

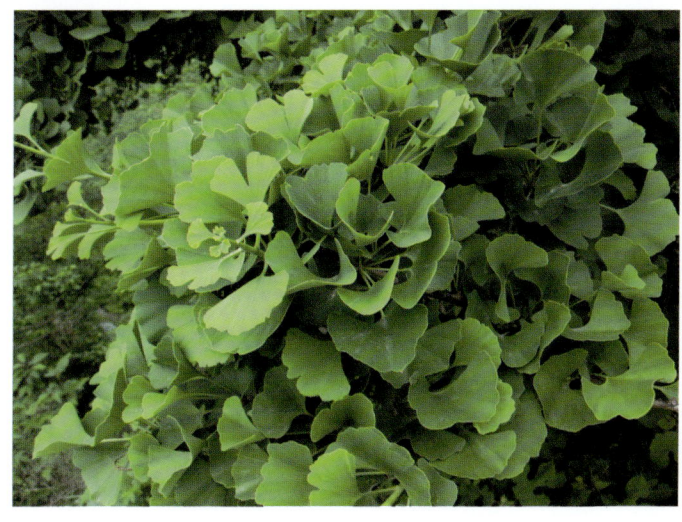

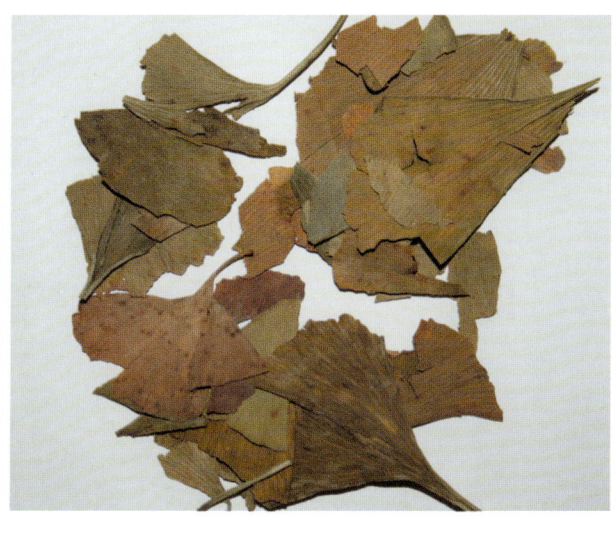

银柴胡

- **别名** 土参、银胡、山菜根、沙参儿、牛肚根、银夏柴胡。
- **来源** 本品为石竹科植物银柴胡Stellaria dichotoma L.var. lanceolata Bge.的干燥根。

【形态特征】多年生草本，高20～40厘米。主根圆柱形，直径1～3厘米，外皮淡黄色，顶端有许多疣状的残茎痕迹。茎直立，节明显，上部二叉状分歧，密被短毛或腺毛。叶对生，无柄；茎下部叶较大，披针形，长4～30毫米，宽1.5～4毫米，先端锐尖，基部圆形，全缘，上面绿色，疏被短毛或几无毛，下面淡绿色，被短毛。花单生，花梗长1～4厘米；花小，白色；萼片5，绿色，披针形，外具腺毛，边缘膜质；花瓣5，较萼片为短，先端2深裂，裂片长圆形；雄蕊10，着生在花瓣的基部，稍长于花瓣；雌蕊1，子房上位，近于球形，花柱3，细长。蒴果近球形，成熟时顶端6齿裂。花期6～7月，果期8～9月。

【生境分布】生长于干燥的草原、悬岩的石缝或碎石中。产于我国西北部及内蒙古等地。

【采收加工】春、夏间植株萌发或秋后茎叶枯萎时采挖，除去须根及泥沙，洗净，晒干，切片。

【性味归经】甘，微寒。归肝、胃经。

【功能主治】退虚热，清疳热。用于阴虚发热，骨蒸劳热，小儿疳热。

【用量用法】内服：3～10克，煎服；或入丸、散。

验方

①**肺结核咯血**：银柴胡10克，白及12克，仙鹤草15克，水煎服。②**阴虚骨蒸潮热**：银柴胡10克，青蒿12克，鳖甲15克，水煎服。③**小儿疳积发热、食少纳呆、肚腹臌胀**：银柴胡、地骨皮、山楂、胡黄连、白术、太子参各6克，山药10克，鸡内金3克，水煎服。④**小儿低热不退**：银柴胡、青蒿各12克，白薇、牡丹皮各10克，地骨皮15克，水煎服。

使用注意

外感风寒，血虚无热者忌用。

猪牙皂

- **别名** 牙皂、眉皂、小牙皂。
- **来源** 本品为豆科植物皂荚 Gleditsia sinensis Lam. 的干燥不育果实。

【形态特征】 乔木，高达15厘米。刺粗壮，通常分枝，长可达16厘米，圆柱形。小枝无毛。一回偶数羽状复叶，长12~18厘米；小叶6~14片，长卵形、长椭圆形至卵状披针形，长3~8厘米，宽1.5~3.5厘米，先端钝或渐尖，基部斜圆形或斜楔形，边缘有细锯齿，无毛。花杂性，排成腋生的总状花序；花萼钟状，有4枚披针形裂片；花瓣4，白色；雄蕊6~8；子房条形，沿缝线有毛。荚果条形，不扭转，长12~30，宽2~4厘米，微厚，黑棕色，被白色粉霜。花期4~5月，果期9~10月。

【生境分布】 生长于路边、沟旁、住宅附近。分布于东北、华北、华东、华南以及四川、贵州等地。

【采收加工】 秋季采收，除去杂质，干燥。

【性味归经】 辛、咸，温；有小毒。归肺、大肠经。

【功能主治】 祛痰开窍，散结消肿。用于中风口噤，昏迷不醒，癫痫痰盛，关窍不通，喉痹痰阻，顽痰喘咳，咯痰不爽，大便燥结。外治痈肿。

【用量用法】 内服：1~1.5克，多入丸散用。外用：适量，研末吹鼻取嚏或研末调敷患处。

验方
① **急性血吸虫病**：取牙皂、五倍子，磨细后分别装入胶囊（猪牙皂0.45克，五倍子0.5克）。第1日每次各服4粒，第2日起每次各服2粒。均每日3次，2周左右为1个疗程。② **急性肠梗阻**：取猪牙皂60克捣开，放小火上烧烟，熏肛门约10~15分钟，即有肠鸣声；如未见效，再熏1~2次。

使用注意

孕妇及咯血、吐血患者禁用。

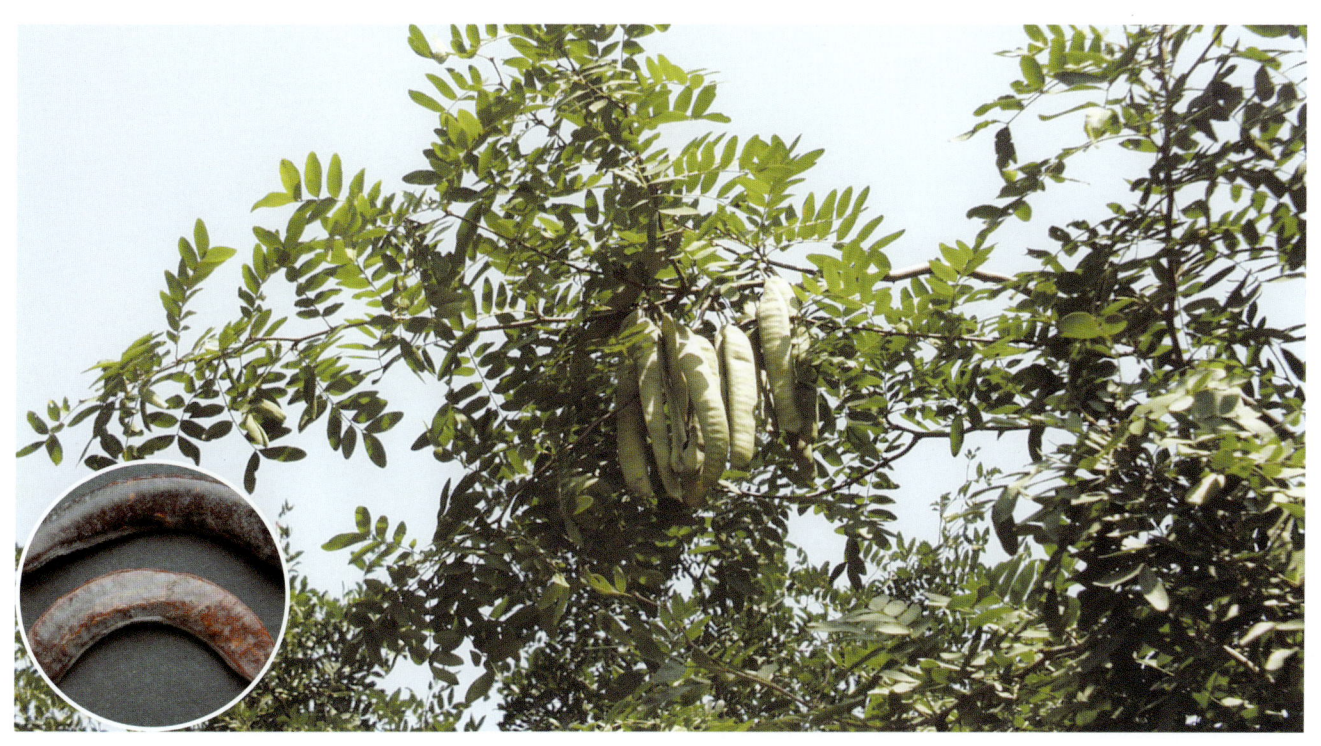

猫爪草

- **别名** 三散草、小毛茛、猫爪儿草。
- **来源** 本品为毛茛科多年生草本植物小毛茛 Ranunculus ternatus Thunb. 的块根。

【形态特征】多年生小草本，高5～20厘米。簇生多数肉质小块根，块根近纺锤形或卵球形，直径3～5毫米。茎铺散，多分枝，疏生短柔毛，后脱落无毛。基生叶丛生，有长柄；叶柄长6～10厘米；叶片形状多变，单叶3裂或三出复叶；叶片长0.5～1.7厘米，宽0.5～1.5厘米，小叶或一回裂片浅裂或细裂成条形裂片；茎生叶较小，细裂，多无柄。花序具少数花；花两性，单生茎顶和分枝顶端，直径1～1.5厘米；萼片5，椭圆形，长3～4毫米，外面疏生柔毛；花瓣5，倒卵形，长6～8毫米，亮黄色，基部有爪，长约0.8毫米，蜜槽棱形；雄蕊多数，花药长约1毫米；花托无毛；心皮多数，无毛，花柱短。瘦果卵球形，长约1.5毫米，无毛，边缘有纵肋，喙长约0.5毫米。花期3～5月，果期4～8月。

【生境分布】生长于平原湿草地、田边荒地或山坡草丛中。主要分成于浙江、江苏等地。

【采收加工】春、秋二季采挖，除去须根及泥沙，晒干。

【性味归经】甘、辛，温。归肝、肺经。

【功能主治】化痰散结，解毒消肿。用于瘰疬痰核，疔疮肿毒，蛇虫咬伤。

【用量用法】内服：15～30克，煎服。外用研末撒。

验方 ①**肺结核**：猫爪草100克，水煎，分2次服。②**瘰疬**：猫爪草、夏枯草各适量，水煮，过滤取汁，再熬成膏，贴患处。③**肺癌**：猫爪草、仙鹤草、鱼腥草、山海螺、蚤休各30克，天门冬20克，生半夏、浙贝母各15克，葶苈子12克，水煎服，每日1剂，分2次服。④**恶性淋巴瘤**：猫爪草15～30克，蚤休18～24克，水红花、乌蔹莓、薏苡仁各30～60克，大黄9克，每日1剂，煎2次分服。

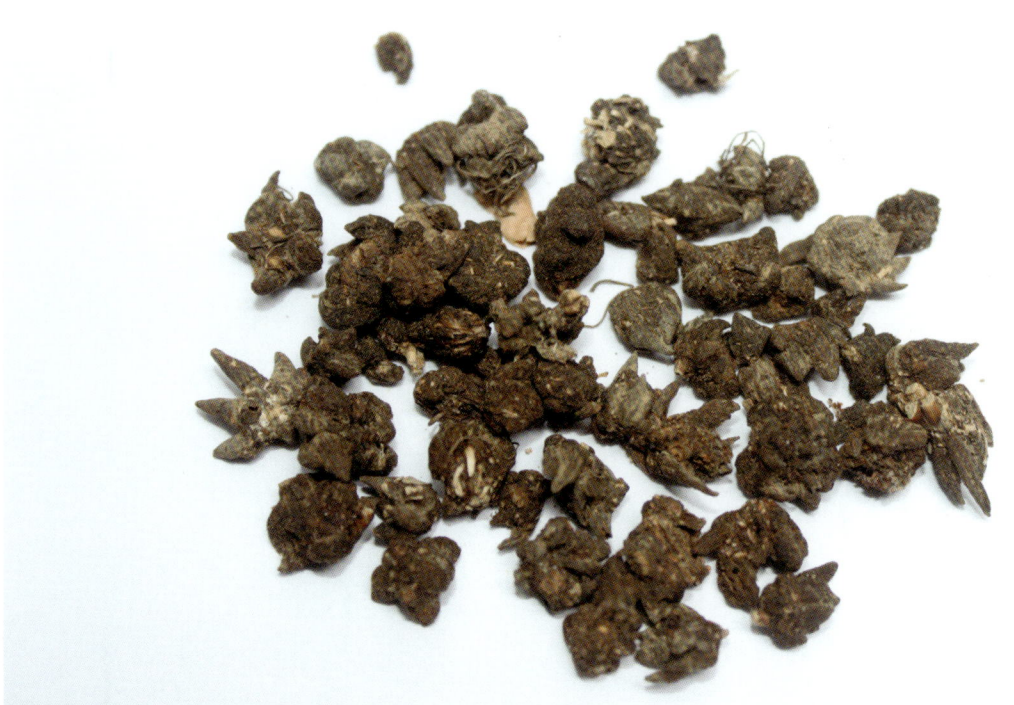

麻黄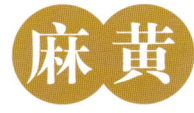

- **别名** 龙沙、狗骨、卑相、卑盐。
- **来源** 本品为麻黄科草本状小灌木草麻黄 *Ephedra sinica* stapf、木贼麻黄 *Ephedra equisetina* Bge. 和中麻黄 *Ephedra intermedia* Schrenk et C.A.Mey 的草质茎。

【形态特征】草麻黄：多年生草本状小灌木，高30～70厘米。木质茎匍匐卧于土中；草质茎直立，黄绿色，节间细长，长2～6厘米，直径1～2毫米。鳞叶膜质，鞘状，长3～4毫米，下部1/3～2/3合生，围绕茎节，上部2裂，裂片锐三角形，中央有2脉。花成鳞球花序，雌雄异株，少有同株者；雄花序阔卵形，通常3～5个成复穗状，顶生及侧枝顶生，稀为单生；苞片3～5对，革质，边缘膜质，每苞片内各有1雄花；雄花具无色膜质倒卵形筒状假花被；雄蕊6～8，伸出假花被外，花药长方形或倒卵形，聚成一团，花丝合生1束；雌花序多单生枝端，卵圆形；苞片4～5对，绿色，革质，边缘膜质，最上1对合生部分占1/2以上，苞片内各有1雌花；雌花有厚壳状假花被，包围胚珠之外，珠被先端延长成细长筒状直立的珠被管，长1～1.5毫米。雌花序成熟时苞片增大，肉质，红色，成浆果状。种子2枚，卵形。花期5月，种子成熟期7月。中麻黄：灌木，高达1米以上。茎枝较前两种粗壮，草质茎对生或轮生，常被白粉，节间长3～6厘米，直径2～3毫米。鳞叶膜质鞘状，下部2/3合生，上部3裂（稀2裂），裂片钝三角形或三角形。雄花序数个簇生节上，卵形；苞片3片1轮，有5～7轮，或2片对生，共有5～7对；假花被倒卵形或近圆形；雄蕊5～8，花丝完全合生，或大部分为2束；雌花序3个轮生或2个对生长于节上，长椭圆形；苞片3～5轮或3～5对，最上1轮或1对苞片有雌花2～3，珠被管长1.5～2.5毫米，常螺旋状弯曲；雌花序成熟时红色肉质，常被白粉。种子2～3。木贼麻黄：直立灌木，高达1米，节间短而纤细，长1.5～2.5厘米，叶膜质鞘状，仅上部约1/4分离，裂片2，呈三角形，不反曲；雌花序常着生长于节上成对，苞片内有雌花1朵。种子通常为1粒。

【生境分布】生长于干燥的山冈、高地、山田或干枯的河床中。分布于吉林、辽宁、内蒙古、河北、河南、山西等地。

【采收加工】8～10月割取地上绿色草质茎，通风处晾干或晒干。

【性味归经】辛、微苦，温。归肺、膀胱经。

【功能主治】发汗解表，宣肺平喘，利水消肿。用于风寒感冒，胸闷喘咳，风水浮肿。蜜麻黄润肺止咳，多用于表证已解，气喘咳嗽。

【用量用法】内服：3～10克，煎服。发汗解表常用生麻黄，止咳平喘多用炙麻黄。

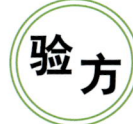 验方

① 小儿腹泻：麻黄2～4克，前胡4～8克，水煎，加少量白糖送服，每日1剂。

② 小儿百日咳：麻黄、甘草各3克，化橘红5克，杏仁、百部各9克，水煎服。

③ 荨麻疹：麻黄、蝉蜕、槐花、黄柏、乌梅、板蓝根、甘草、生大黄各10克，水煎服。 ④ 头痛发热（恶风无汗而喘）：麻黄9克，桂枝6克，炙甘草3克，杏仁10克，煎服发汗。

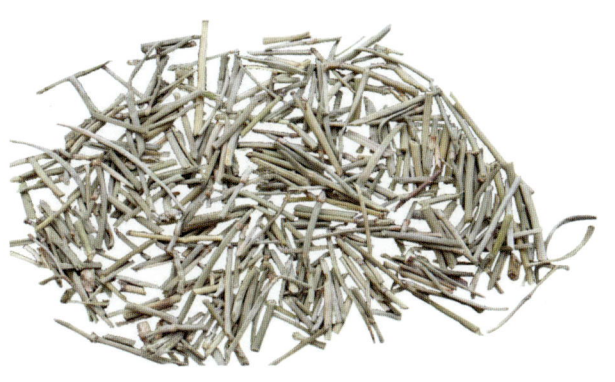

食疗药膳

● 麻黄粥

原料：麻黄10克，糯米1匙，豉汁10毫升。

制法：以水1500毫升，煮麻黄，去沫，取汁750毫升，去滓，后入米50克，豉汁60克，煮为稀粥。

用法：不计时候，顿服。衣覆取汗。

功效：发汗解表。

适用：时气一日、初觉等。

使用注意

本品发散力强，多汗、虚喘病人当慎用。能升高血压、兴奋中枢神经系统，故高血压、失眠患者也需慎用。

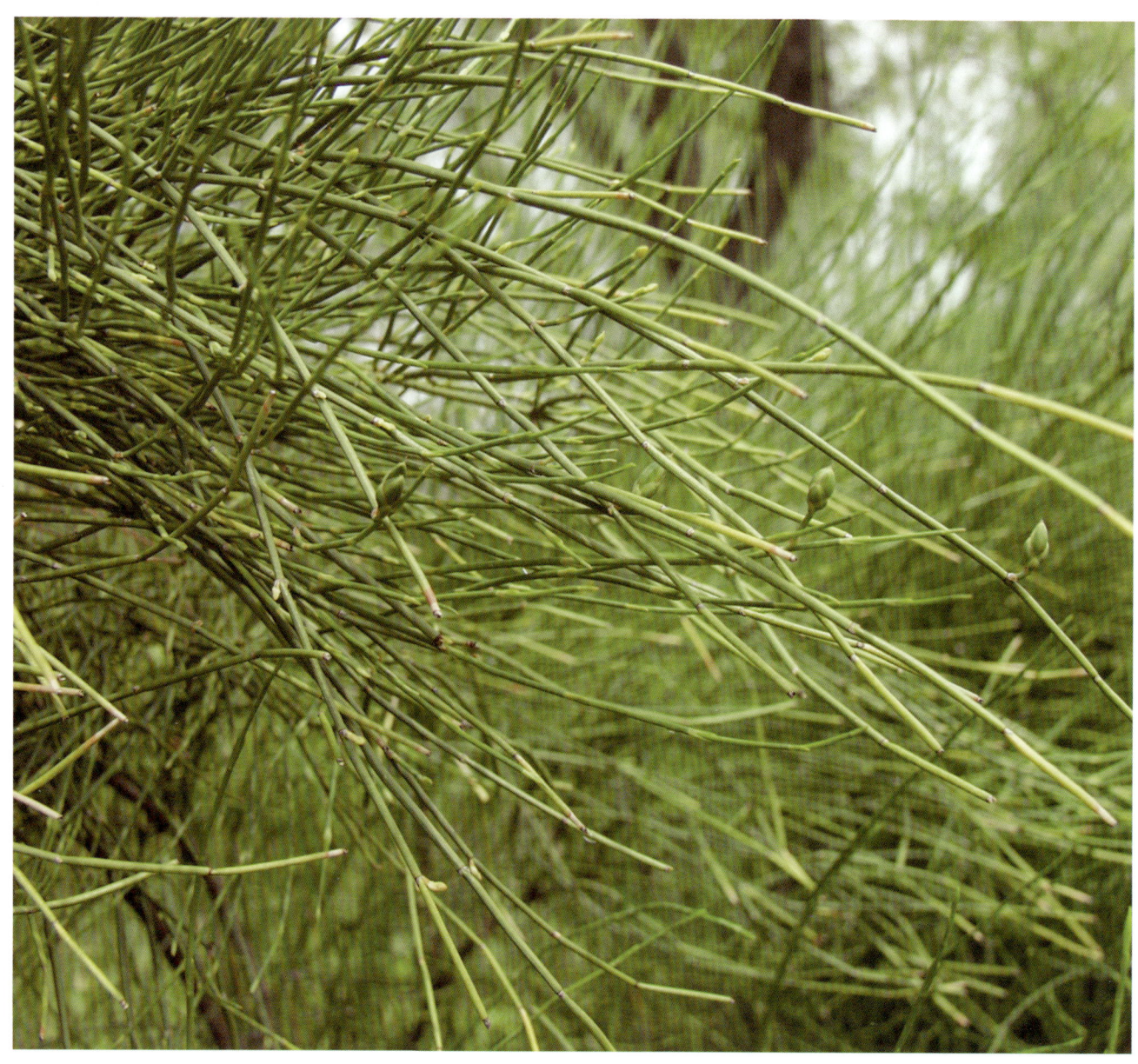

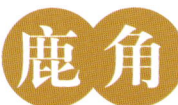

鹿角

- **别名** 斑龙角。
- **来源** 本品为鹿科动物马鹿 Cerrus.elaphus Linnaeus 或梅花鹿 Cervus nippon Temminck 已骨化的角或锯茸后翌年春季脱落的角基，分别习称"马鹿角""梅花鹿角""鹿角脱盘"。

【形态特征】梅花鹿：一种中型的鹿。体长约1.5米，肩高约90厘米。雄鹿有角，生长完全的共有四叉，眉叉斜向前伸；第二叉与眉叉相距较远，主干末端再分一叉。雌鹿无角。眶下腺明显，呈裂缝状。耳大直立。颈细长，颈和胸部下方有长毛。尾短，臀部有明显白斑。四肢细长，后肢外侧踝关节下有褐色腺体，名为跖腺；主蹄狭尖，侧蹄小。冬毛厚密，棕灰色或棕黄色，有白色斑点，夏季白斑更明显。腹部毛白色，四肢毛色较淡，背部有深棕色的纵纹。大都人工饲养。野生者栖息于混交林、山地草原和森林边缘附近；冬季多在山地南坡，春秋多在旷野，夏季常在密林。晨昏活动较多。以青草、树叶、嫩芽、树皮、苔藓为食。春、夏季喜食盐。雄鹿每年4～5月脱落旧角，随后长出茸角，外被天鹅绒状的茸皮。

【生境分布】我国东北、西北、内蒙古、新疆及西南山区均有分布。主产吉林、黑龙江、内蒙古、新疆、青海。

【采收加工】多于春季拾取，除去泥沙，风干。

【性味归经】咸，温。归肝、肾经。

【功能主治】温肾阳，强筋骨，行血消肿。用于肾阳不足，阳痿遗精，腰脊冷痛，阴疽疮疡，乳痈初起，瘀血肿痛。

【用量用法】内服：5～10克，煎服；或研末服。外用：磨汁搽或研末敷。

使用注意

阴虚阳亢者忌服。

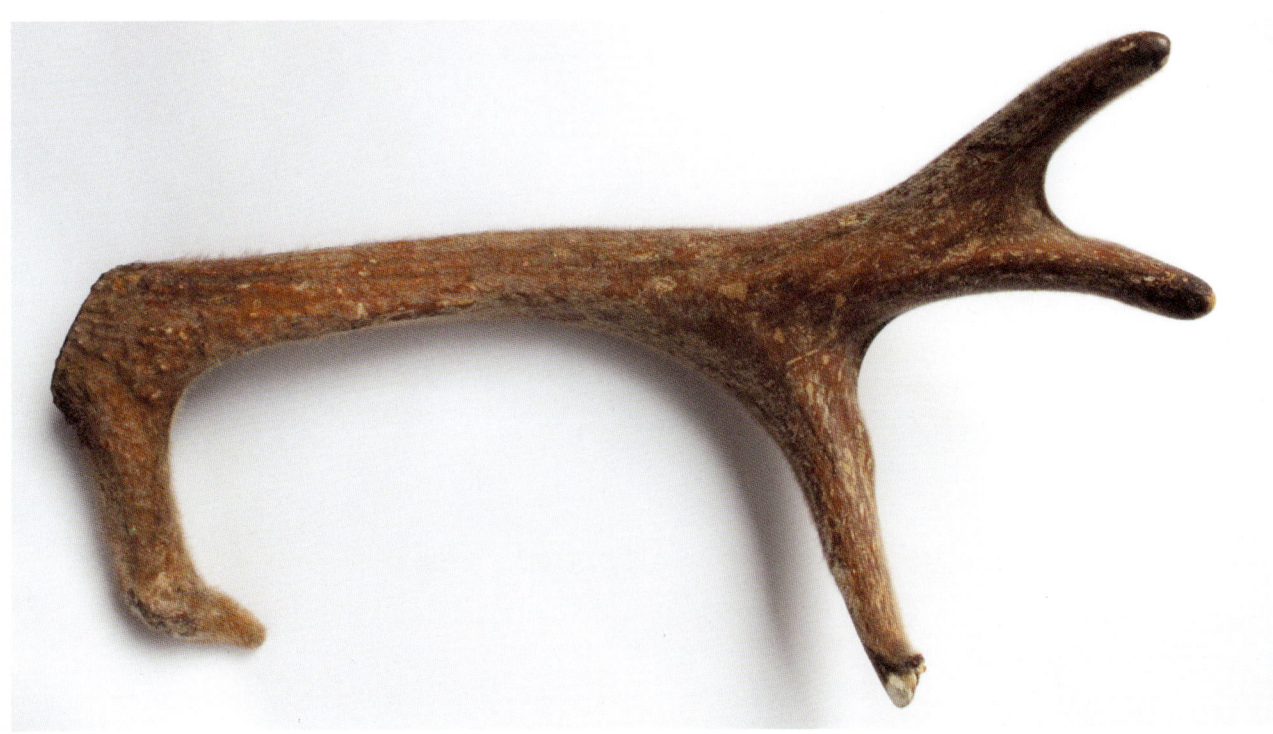

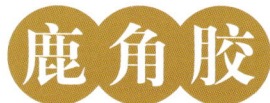

鹿角胶

- **别名** 白胶、鹿胶。
- **来源** 本品为鹿角经水煎熬，浓缩制成的固体胶。

【形态特征】同鹿角。

【生境分布】同鹿角。

【采收加工】熬制时间多在11月至翌年3月间。先将鹿角锯成小段，长10~15厘米。置水中浸漂，每日搅动并换水1~2次，漂至水清，取出，置锅内煎取胶液，反复煎至胶质尽出，角质酥融易碎时为止。将煎出的胶液过滤，合并（或加入明矾细粉稍许）静置，滤取清胶液，用小火浓缩（或加入黄酒3%，冰糖5%）至稠膏状，倾入凝胶槽内，俟其自然冷凝，取出，分切为小块，阴干。每块重约4.5克。

【性味归经】甘、咸，温。归肾、肝经。

【功能主治】温补肝肾，益精养血。用于肝肾不足所致的腰膝酸冷，阳痿遗精，虚劳羸瘦，崩漏下血，便血尿血，阴疽肿痛。

【用量用法】内服：3~6克，开水或黄酒化服；或入丸、散、膏剂。外用：适量，溶化搽之。

食疗药膳

●鳖甲鹿角粥

原料：鳖甲10克，鹿角胶15~20克，粳米100克，姜3片。

制法：先煎鳖甲，取汁去渣，加入洗净的粳米煮粥，待沸后放入鹿角胶、姜同煮为稀粥。

用法：每日1~2次，3~5日为1个疗程。

功效：补肾益精，止带。

适用：肾气不足所致的带下量多、淋漓不断、腰酸胀痛等。

使用注意

阴虚阳亢者忌服。

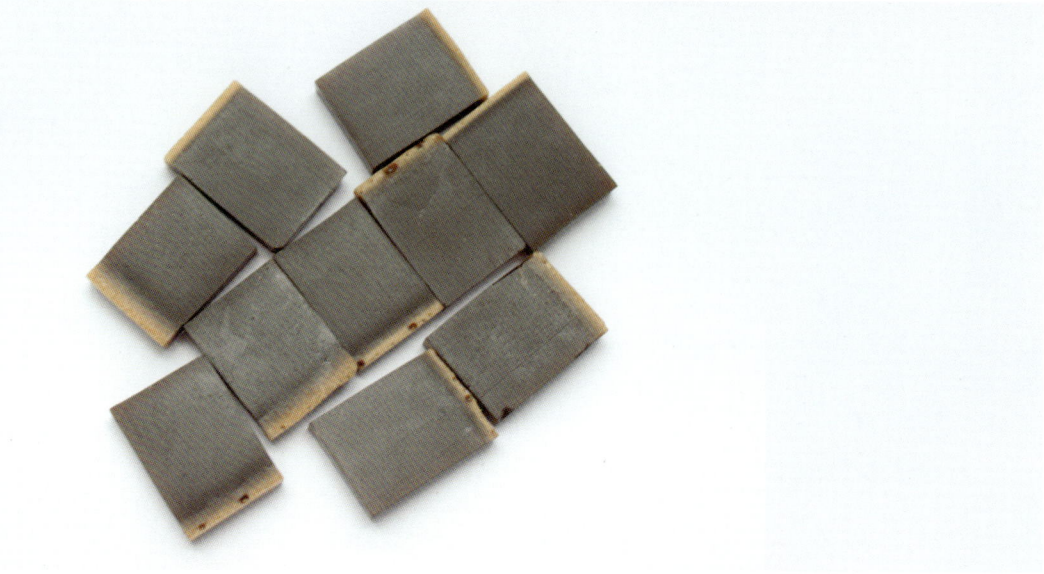

鹿角霜

- **别名** 鹿角白霜。
- **来源** 本品为鹿角熬制鹿角胶后剩余的骨渣。

【形态特征】同鹿角。

【生境分布】同鹿角。

【采收加工】春、秋二季生产,将骨化角熬去胶质,取出角块,干燥。

【性味归经】咸、涩,温。归肝、肾经。

【功能主治】温肾助阳,收敛止血。用于脾肾阳虚,白带过多,遗尿尿频,崩漏下血,疮疡不敛。

【用量用法】内服:9~15克,煎服。外用:适量。

使用注意

阴虚火旺者忌服。

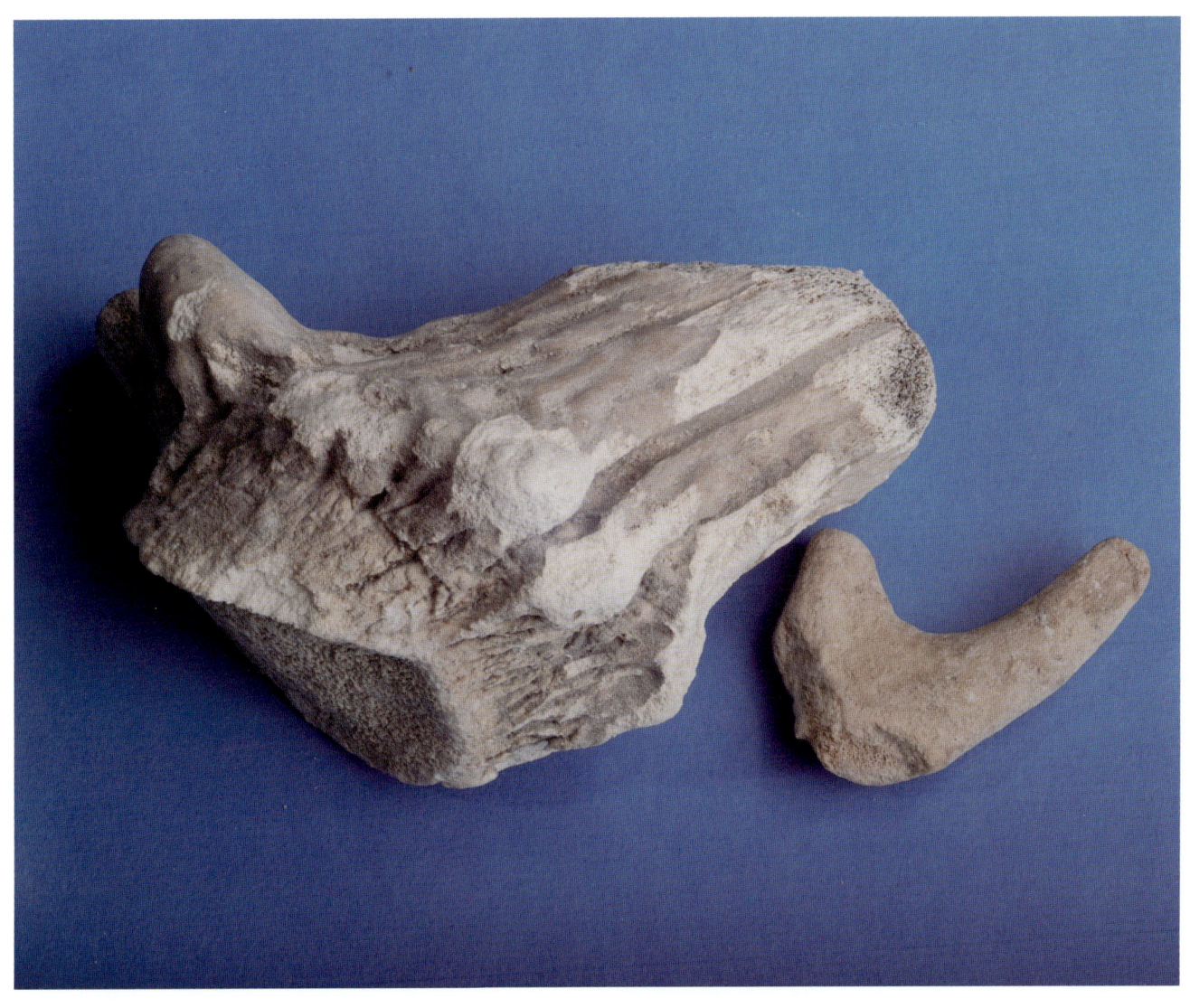

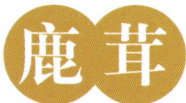

鹿茸

- **别名** 斑龙珠。
- **来源** 本品为鹿科动物梅花鹿 Cervus nippon Temminck 或马鹿 Cervus elaphus Linnaeus. 雄鹿未骨化密生茸毛的幼角。前者称"梅花茸",后者称"马鹿茸"。

【形态特征】同鹿角。

【生境分布】同鹿角。

【采收加工】分锯茸和砍茸两种方法。锯茸,一般从第三年的鹿开始锯茸。二杠茸每年可采收2次,第一次在清明后45～50日(头茬茸),采后50～60日采第二次(二茬茸);三岔茸则采1次,约在7月下旬。锯时应迅速将茸锯下,伤口敷上止血药。将锯下的鹿茸立即进行烫炸等加工,至积血排尽为度,阴干或烘干。砍茸,将鹿头砍下,再将茸连脑盖骨锯下,刮净残肉,绷紧脑皮,进行烫炸等加工,阴干。

【性味归经】甘、咸,温。归肝、肾经。

【功能主治】壮肾阳,益精血,强筋骨,调冲任,托疮毒。用于肾阳不足,精血亏虚,阳痿滑精,宫冷不孕,羸瘦,神疲,畏寒,眩晕,耳鸣,耳聋,腰脊冷痛,筋骨痿软,崩漏带下,阴疽不敛。

【用量用法】内服:1～2克,研末服;或入丸、散。

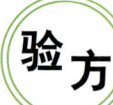

①**精血耗涸**:鹿茸(酒蒸)、当归(酒浸)各50克,焙为末,乌梅肉煮膏捣为丸如梧桐子大,每次饮服50丸。②**饮酒成泄**:嫩鹿茸(酥炙)、肉苁蓉(煨)各50克,生麝香1.5克,为末,陈白米饮丸如梧桐子大,每米饮下50丸。③**病久体虚**:鹿茸、人参各30克,续断、骨碎补各60克,研细冲服,每日2次,每次3～5克。④**腰脚痛**:鹿茸不限多少,搽酥炙紫色,为末,温酒调下5克。⑤**老人腰痛及腿痛**:鹿茸(炙)、山楂各等份为末,加蜜做成丸子,如梧桐子大。每次100丸,每日2次。

使用注意

高血压、肝炎、肾炎忌用。不宜与降糖药、水杨酸类药合用。

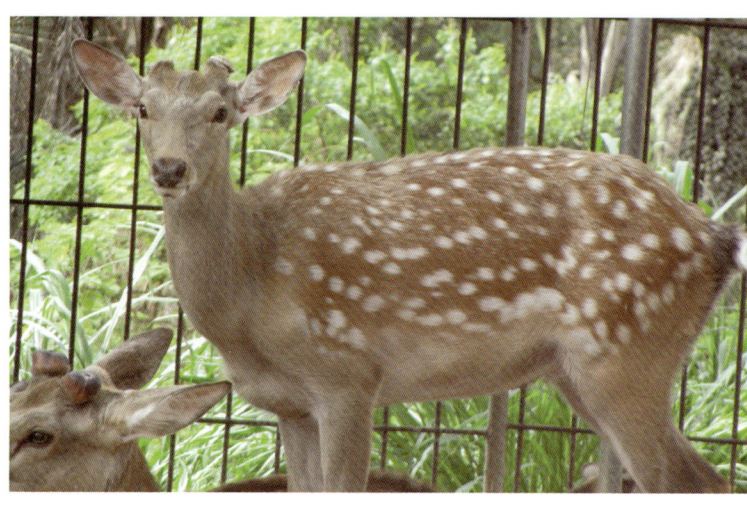
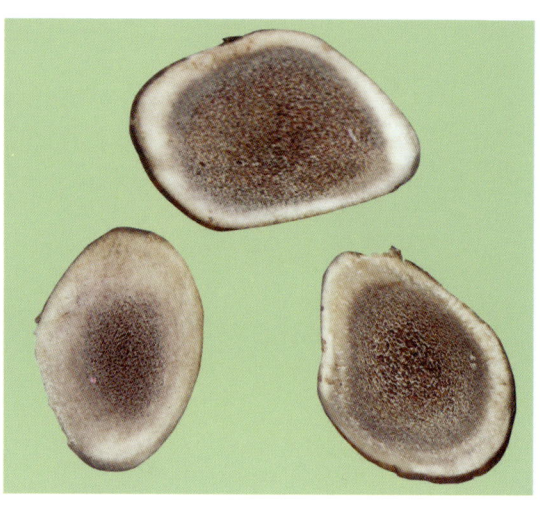

鹿衔草

- **别名** 鹿蹄草、破血丹、鹿安茶、纸背金牛草。
- **来源** 本品为鹿蹄草科多年生常绿草本植物鹿蹄草草 *Pyrola calliantha* H. Andres 或普通鹿蹄草的干燥全草。

【形态特征】本品根茎细长，节上常有鳞片和根的残痕。茎圆柱形或具纵棱，长10～30厘米，紫褐色，并有皱纹，微有光泽，叶基生，叶柄长4～12厘米，扁平而中央凹下，两边呈膜质状，常弯曲。叶片皱缩，稍破碎，上面紫红色，少有呈紫绿色的，光滑，下面紫红色，叶脉微突；纸质，易碎。有时可见花茎，上有数朵小花；萼片5，舌形或卵状长圆形；花瓣5，早落；雄蕊10；花柱外露。有时能见扁球形棕色蒴果。气无，味淡，微苦。

【生境分布】生长于庭院和岩石园中的潮湿地。分布于长江流域及陕西、河北、河南等地。

【采收加工】全年可采，以夏季采收为多，洗净，晒至叶片较软时，堆至叶片变紫褐色，晒干。切段，生用。

【性味归经】甘、苦，温。归肝、肾经。

【功能主治】祛风湿，补肝肾，健筋骨，止血。用于风湿痹痛，肾虚腰痛，腰膝无力，月经过多，久咳劳嗽。

【用量用法】内服：9～15克，煎服，或入丸、散。外用：适量。

验方

①**肾虚腰痛、神疲乏力**：鹿衔草、熟地、黄芪、山药、补骨脂、菟丝子、杜仲、怀牛膝、白芍各15克，当归10克，水煎服。②**小便清长或尿频、阳痿**：鹿衔草30克，猪蹄1对，炖食。③**外伤出血**：鲜鹿衔草适量，捣烂外敷。④**风湿性关节炎**：鹿衔草、海风藤各15克，苍术、羌活各6克，桂枝9克，地龙5克，水煎服。⑤**慢性咳嗽（慢性支气管炎、肺结核）**：鹿衔草15克，百部9克，水煎服。

使用注意

孕妇忌服。

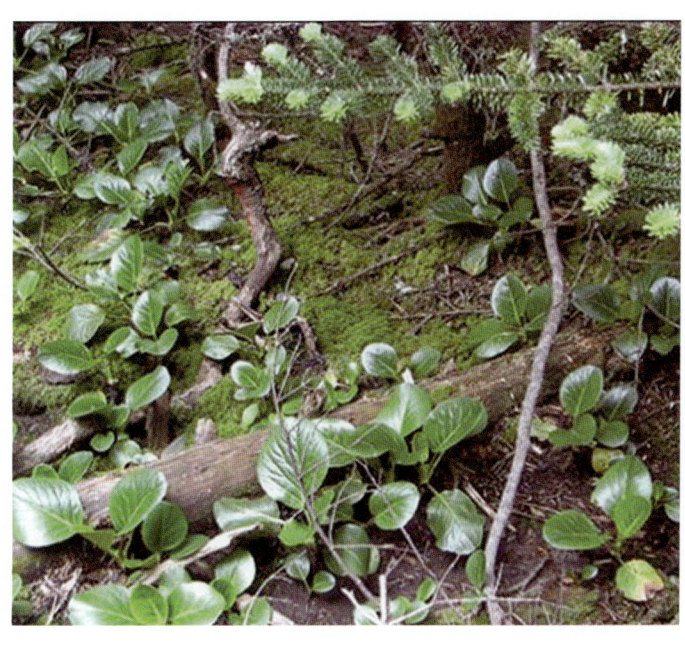
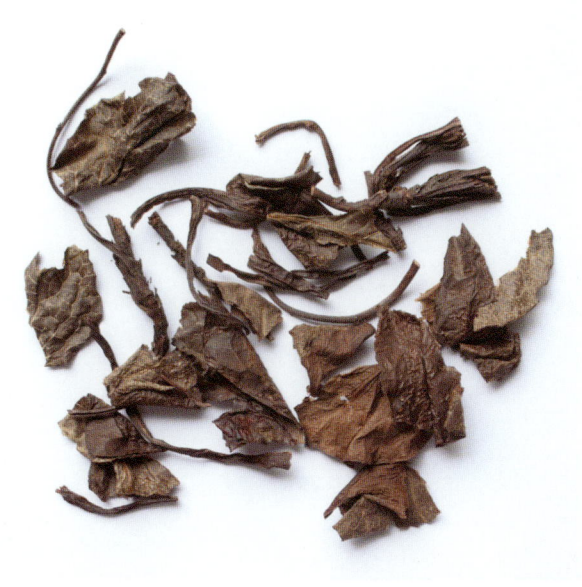

商陆

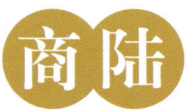

- **别名** 当陆、章陆、山萝卜、章柳根、见肿消。
- **来源** 本品为商陆科植物商陆 *Phytolacca acinosa* Roxb. 或垂序商陆 *Phytolacca americana* L. 的干燥根。

【形态特征】多年生草本，全株光滑无毛。根粗壮，圆锥形，肉质，外皮淡黄色，有横长皮孔，侧根甚多。茎绿色或紫红色，多分枝。单叶互生，具柄，柄的基部稍扁宽；叶片卵状椭圆形或椭圆形，先端急尖或渐尖，基部渐狭，全缘。总状花序生长于枝端或侧生长于茎上，花序直立；花初为白色后渐变为淡红色。浆果，扁圆状，有宿萼，熟时呈深红紫色或黑色。种子肾形黑色。

【生境分布】生长于路旁疏林下或栽培于庭园。分布于全国大部分地区。

【采收加工】秋季至次春采挖，除去须根及泥沙，切成块或片，晒干或阴干。

【性味归经】苦，寒；有毒。归肺、脾、肾、大肠经。

【功能主治】逐水消肿，通利二便；外用解毒散结。用于水肿胀满，二便不通；外治痈肿疮毒。

【用量用法】内服：3～9克，煎服。外用：适量，鲜品捣烂或干品研末搽敷。

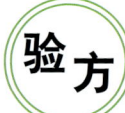

①**足癣**：商陆、苦参各100克，川椒20克，赤芍50克，煎汤，每日1～2次浸泡患足，每次15～30分钟，保留药液加热重复使用。②**腹中如有石、痛如刀刺者**：商陆根适量，捣烂蒸之，布裹熨痛处，冷更换。③**淋巴结结核**：商陆9克，加红糖适量，水煎服。

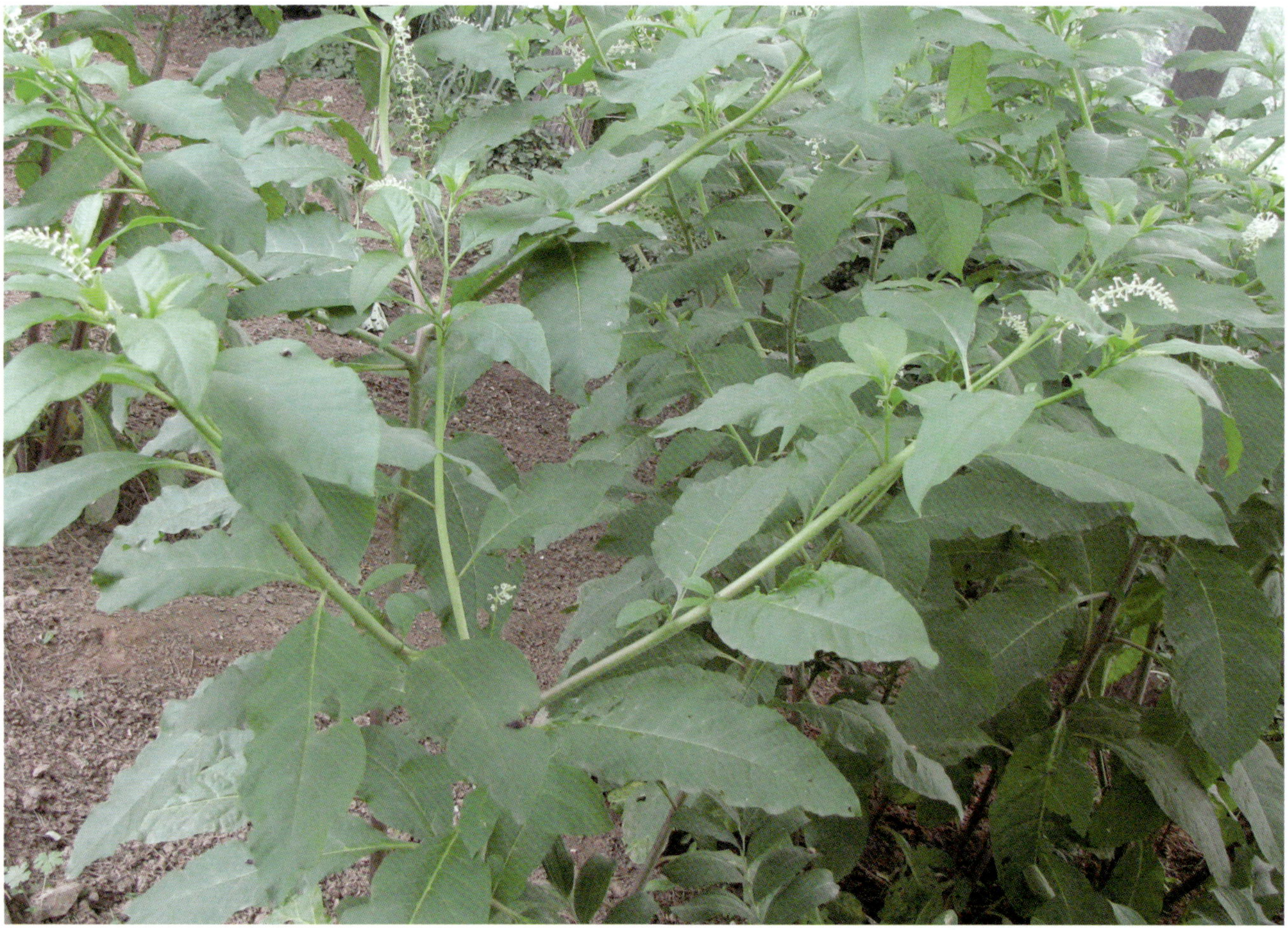

食疗药膳

●商陆赤豆鲫鱼汤

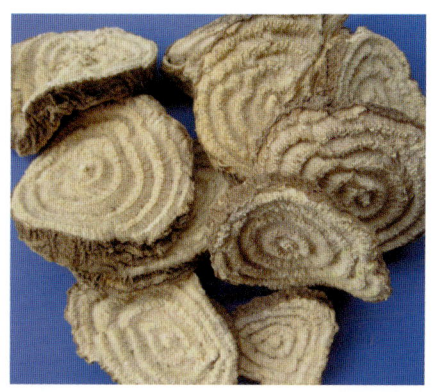

原料：商陆、赤小豆各适量，鲫鱼3条。

制法：商陆、赤小豆用清水冲洗，待用。把鲫鱼留鳞去内脏，装入前二药（等份），装满鱼腹扎口，用清水3000毫升煮烂，去鱼及商陆即可。

用法：饮汤食豆。每2日1次。

功效：清热解毒，利水填精。

适用：湿热水肿、小便黄少、尿蛋白多者，以及肝硬化腹水。

●羊肉商陆臛

原料：精羊肉180克，商陆500克。

制法：将商陆入锅内，加葱豉和适量水，煎煮40分钟，去渣留汤1000克，放入切成片的羊肉，煮为臛。

用法：分3次食肉饮汤。

功效：温肾补脾，利尿逐水。

适用：肝硬化腹水。

●商陆根煲肉

原料：藤商陆根30克，猪瘦肉60克。

制法：将猪肉与藤商陆根加水共炖，煲至肉熟烂为宜，去药渣。

用法：服汤食肉。

功效：解毒，逐水，补虚养血。

适用：水肿腹胀。

使用注意

孕妇忌用。

旋覆花

- **别名** 金钱花、金沸花、满天星、全福花、金盏花、猫耳朵花。
- **来源** 本品为菊科植物旋覆花 *Inula japonica* Thunb.或欧亚旋覆花 *Inula britannica* L.的干燥头状花序。

【形态特征】多年生草本，高30～80厘米。根状茎短，横走或斜升，具须根。茎单生或簇生，绿色或紫色，有细纵沟，被长伏毛。基部叶花期枯萎，中部叶长圆形或长圆状披针形，长4～13厘米，宽1.5～4.5厘米，先端尖，基部渐狭，常有圆形半抱茎的小耳，无柄，全缘或有疏齿，上面具疏毛或近无毛，下面具疏伏毛和腺点，中脉和侧脉有较密的长毛；上部叶渐小，线状披针形。头状花序，径3～4厘米，多数或少数排列成疏散的伞房花序；花序梗细长；总苞半球形，径1.3～1.7厘米，总苞片约5层，线状披针形，最外层带叶质而较长；外层基部革质，上部叶质；内层干膜质；舌状花黄色，较总苞长2～2.5倍；舌片线形，长10～13毫米；管状花花冠长约5毫米，有披针形裂片；冠毛白色，1轮，有20余个粗糙毛。瘦果圆柱形，长1～1.2毫米，有10条纵沟，被疏短毛。花期6～10月，果期9～11月。

【生境分布】生长于海拔150～2400米的山坡路旁、湿润草地、河岸和田埂上。广布于东北、华北、华东、华中及广西等地。

【采收加工】夏、秋二季花开放时采收，除去杂质，阴干或晒干。

【性味归经】苦、辛、咸，微温。归肺、脾、胃、大肠经。

【功能主治】降气，消痰，行水，止呕。用于风寒咳嗽，痰饮蓄结，胸膈痞闷，喘咳痰多，呕吐噫气，心下痞硬。

【用量用法】内服：3～9克，包煎。

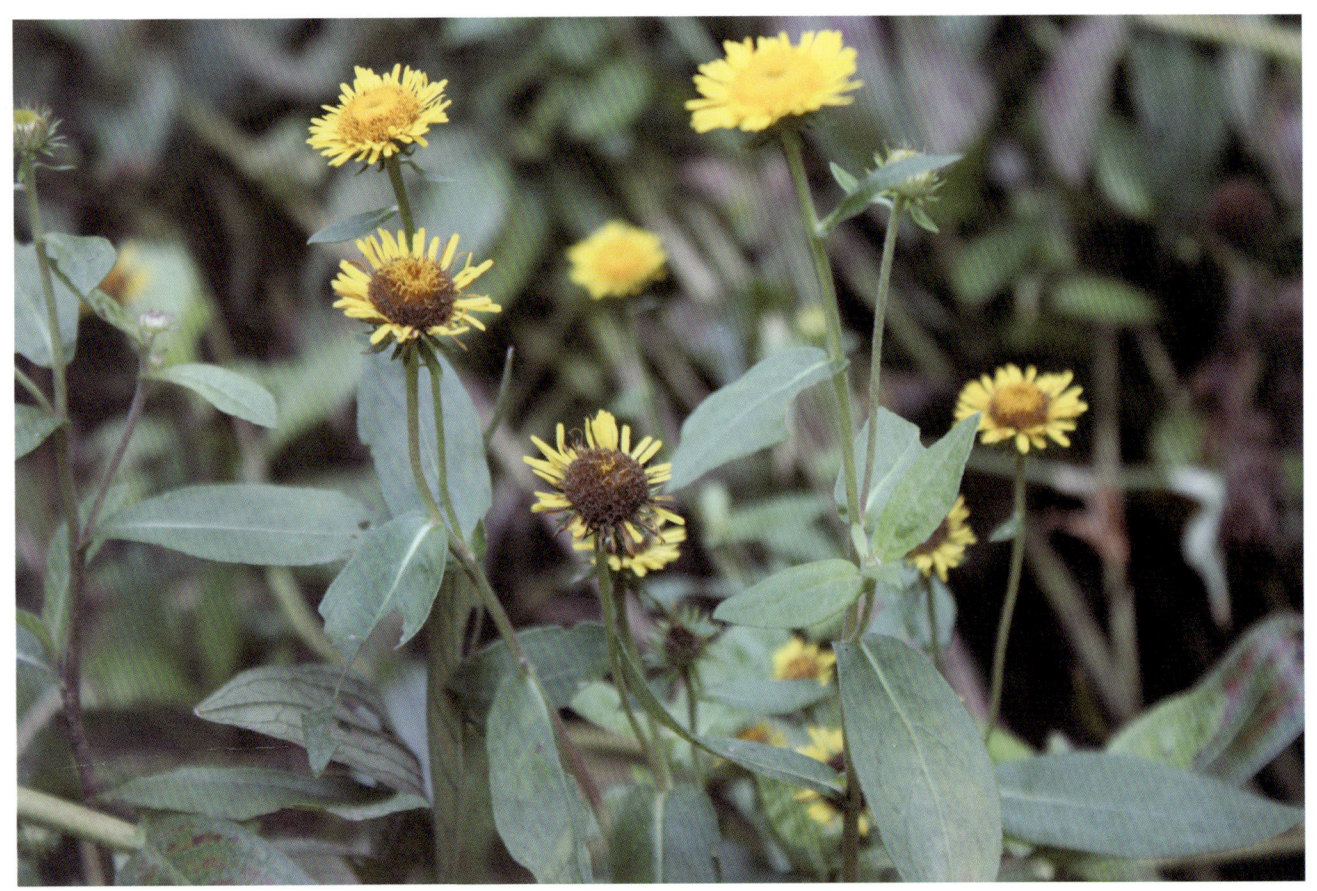

验方

①**肝炎**：旋覆花15克，葱14茎，以水3升，煮取1升，顿服。②**风火牙痛**：旋覆花为末，搽牙根上。③**胃癌胸胁胀满、食欲不振、胃痛**：旋覆花、柴胡、枳壳各12克，白芍、黄药子各15克，丹参、白花蛇舌草、半枝莲各30克，水煎服，每日1剂。④**慢性支气管炎兼气喘**：旋覆花、百部各10克，黄芪24克，地龙6克，水煎服，每日1剂，分2次服。

食疗药膳

●旋覆花鲤鱼

原料：旋覆花适量，鲤鱼1条。
制法：将鱼肠去净，旋覆花入鱼肚内，煎煮至鱼熟为度。
用法：食鱼饮汤，小便利，肿胀即消。
功效：消痰下气，软坚行水。
适用：单腹胀。

●旋覆花粥

原料：旋覆花、郁金各10克，葱白5根，粳米100克，丹参15克。
制法：先将旋覆花用布包扎，与丹参、郁金同入砂锅中，加适量水煎煮，取药液约1000毫升，用药液与粳米同煮成粥，待粥熟时，加入葱白，搅和即可。
用法：早晚空腹服食。
功效：活血通络，下气散结。
适用：慢性肝炎气滞血瘀、两胁胀痛、食欲缺乏食少等。

使用注意

阴虚燥咳，大便泄泻者不宜用。

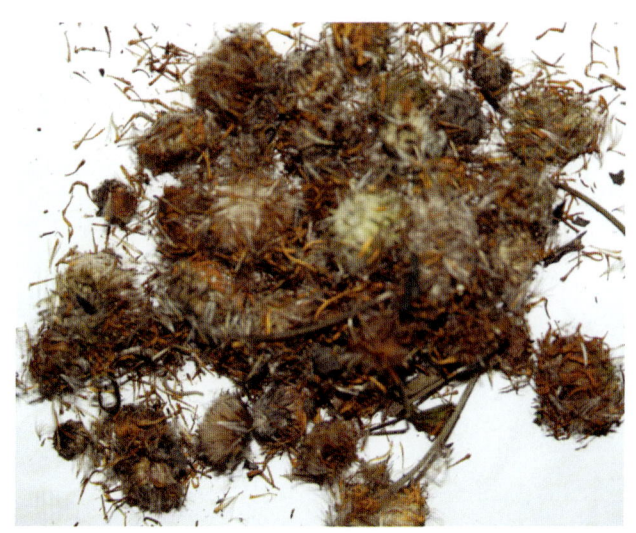
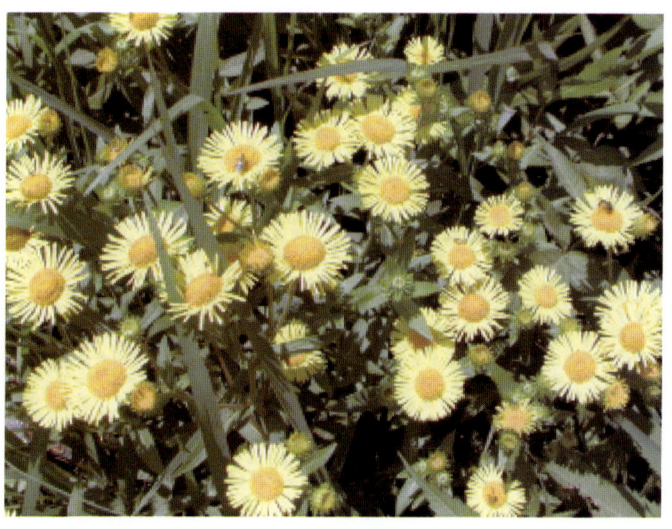

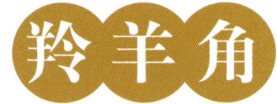

羚羊角

- **别名** 泠角。
- **来源** 本品为牛科动物赛加羚羊 *Saiga tatarica* Linnaeus. 的角。

【形态特征】 体形中等，身长1～1.4米。肩高：雄兽为70～83厘米，雌兽为63～74厘米。体重：雄兽为37～60千克，雌兽为29～37千克。头大。鼻吻膨大，鼻孔也大，且能灵活伸缩和左右摆动。额前部分较隆突。眼大；耳短。四肢细小，蹄低而长。尾细短，下垂。雌兽有乳头4对。夏毛短而密，紧贴皮肤。全身呈棕黄色或栗色，脸面部较淡，背脊中央有狭长的一条呈肉桂色；颈下方、胸腹部及四肢内侧几呈白色。雄兽具角，长于眼眶之上，向后微倾。角基部为棕黄色，上部黄白色如蜡，表面约有20个轮脊，角上部至尖端处光滑无轮脊。雌兽无角，仅有短的突起。

【生境分布】 主要栖于半沙漠地区。分布于新疆、青海等地。

【采收加工】 全年均可捕捉，但以秋季猎取为佳。捕后锯取其角，晒干。

【性味归经】 咸，寒。归肝、心经。

【功能主治】 平肝息风，清肝明目，散血解毒。用于肝风内动，惊痫抽搐，妊娠子痫，高热痉厥，癫痫发狂，头痛眩晕，目赤翳障，温毒发斑，痈肿疮毒。

【用量用法】 内服：1～3克，单煎2小时以上，取汁服。磨汁或研末服，每次0.3～0.6克。

验方 ①**传染病高热**（用于高热神昏、烦躁谵语、惊痫抽搐）：常与黄连、黄芩等组方使用。②**面肌痉挛症辨证分型**：以羚羊钩藤汤为主加减，每日1剂，煎汁分2次服。③**面神经炎**：羚羊角、地龙、赤芍、川乌、白薇、蜈蚣、川芎、红花、白芷各等份，水煎服。④**头皮神经痛**：羚羊角粉（调服）3克，生赭石（先煎）30克，栀子、夏枯草、丹皮、泽泻各10克，随证加味，每日1剂，分2次服。⑤**脑血栓形成**：羚羊角6克，朱砂、冰片各2克，琥珀4克，共研粉14克，每日1克，每日2次，20日为1个疗程。⑥**小儿百日咳**：羚羊角粉0.6克，黛蛤散（布包）15克，百部、秦皮、黄芩、天竺黄各10克，每日1剂；羚羊角粉分2次调服，并随症加减施治。⑦**紫癜**：羚羊角0.9～1.5克，栀子、生地黄、阿胶各12克，白芍、生黄柏、丹皮各9克，陈皮、黄连、甘草各6克，金银花18克，白茅根15克，每日1剂，分2～3次服，7～10日为1个疗程。

使用注意

本品性寒，脾虚慢惊者忌用。

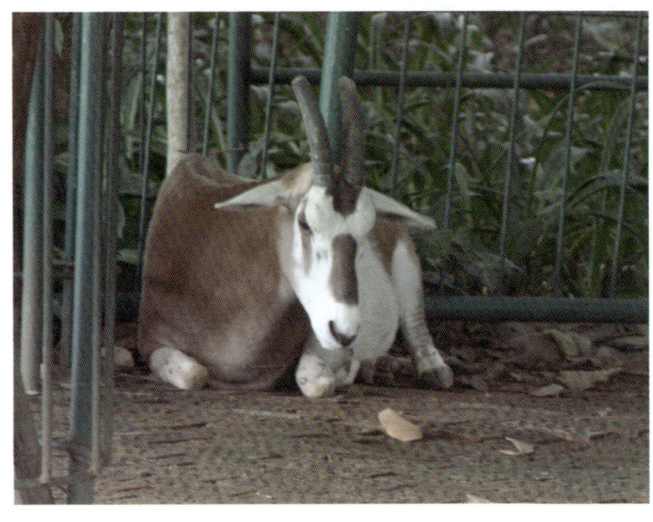
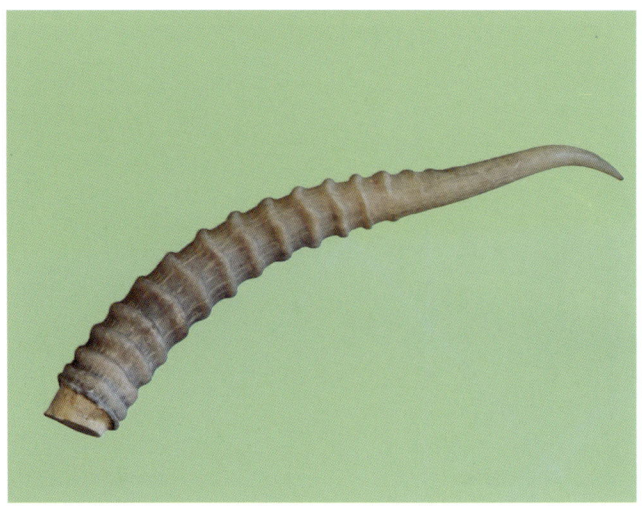

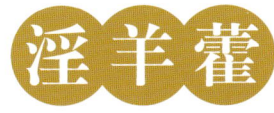

淫羊藿

- **别名** 羊藿、仙灵脾、黄连祖、牛角花、羊藿叶、羊角风。
- **来源** 本品为小檗科植物淫羊藿Epimedium brevicornu Maxim.、箭叶淫羊藿Epimedium sagittatum Maxim.、柔毛淫羊藿Epimedium pubescens Maxim.、巫山淫羊藿或朝鲜淫羊藿Epimedium koreanum Nakai的干燥地上部分。

【**形态特征**】淫羊藿：多年生草本，高30～40厘米。根茎长，横走，质硬，须根多数。叶为2回3出复叶，小叶9片，有长柄，小叶片薄革质，卵形至长卵圆形，长4.5～9厘米，宽3.5～7.5厘米，先端尖，边缘有细锯齿，锯齿先端成刺状毛，基部深心形，侧生小叶基部斜形，上面幼时有疏毛，开花后毛渐脱落，下面有长柔毛。花4～6朵成总状花序，花序轴无毛或偶有毛，花梗长约1厘米；基部有苞片，卵状披针形，膜质；花大，直径约2厘米，黄白色或乳白色；花萼8片，卵状披针形，2轮，外面4片小，不同形，内面4片较大，同形；花瓣4，近圆形，具长距；雄蕊4；雌蕊1，花柱长。蓇葖果纺锤形，成熟时2裂。花期4～5月，果期5～6月。

箭叶淫羊藿：多年生草本，高30～50厘米。根茎匍行呈结节状。根出叶1～3枚，3出复叶，小叶卵圆形至卵状披针形，长4～9厘米，宽2.5～5厘米，先端尖或渐尖，边缘有细刺毛，基部心形，侧生小叶基部不对称，外侧裂片形斜而较大，三角形，内侧裂片较小而近于圆形；茎生叶常对生长于顶端，形与根出叶相似，基部呈歪箭状心形，外侧裂片特大而先端渐尖。花多数，聚成总状或下部分枝而成圆锥花序，花小，直径仅6～8毫米，花瓣有短距或近于无距。花期2～3月，果期4～5月。以上几种植物的根茎（淫羊藿根）也供药用。在云南地区应用的淫羊藿，其原植物为尖叶淫羊藿，叶为3小叶或单叶，小叶片狭长，叶背有柔毛。总状花序具10～15朵花，小花梗长而无毛，距较内部的花萼长一倍。

【**生境分布**】生长于山坡阴湿处或山谷林下或沟岸。分布于陕西、四川、湖北、山西、广西等地。

【**采收加工**】夏、秋两季采收，割取茎叶除去杂质，晒干或阴干。

【**性味归经**】辛、甘，温。归肝、肾经。

【**功能主治**】补肾阳，强筋骨，祛风湿。用于肾阳虚衰，阳痿遗精，筋骨痿软，风湿痹痛，麻木拘挛。

【**用量用法**】内服：6～10克，煎服；或浸酒、熬膏，入丸、散。

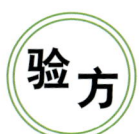

①**阳痿**：淫羊藿叶12克，水煎服。不可久用。
②**牙齿虚痛**：淫羊藿为粗末，煎汤漱口。
③**闭经**：淫羊藿、肉苁蓉各12克，鸡血藤30克，枸杞子20克，水煎服。
④**骨哽**：淫羊藿15～20克，置锅内以小火焙焦后，洒入饱和糖水150～200毫升，搅匀焙干，再加水400毫升，煎至350毫升，稍凉即服，临床症状较重者，可先加米醋20毫升，10分钟后服药。
⑤**白细胞减少症**：淫羊藿冲剂，每包15克，第1周每日3包，第2周起每日2包。

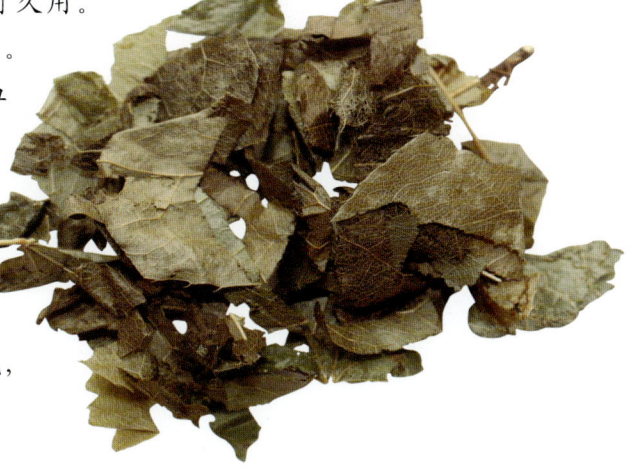

食疗药膳

●补血壮骨酒

原料：淫羊藿、巴戟天、鸡血藤各150克，白酒2500毫升。

制法：将上药捣碎，浸泡于白酒中，20日后即成。

用法：每日2次，每次15～30毫升。

功效：补肾强筋，活血通络。

适用：肢体麻木、瘫痪、风湿痹痛、跌仆损伤等。

●淫羊藿酒

原料：淫羊藿60克，白酒500毫升。

制法：将淫羊藿加工破碎，用细纱布装好，扎紧门，置于干净瓶中。将白酒倒入瓶中，加盖密封，置放于阴凉干燥处。每日摇动数下，经7日后即可开封取饮。

用法：每日晚临睡前饮服10～15毫升。

功效：补肾阳，强筋骨，祛风湿。

适用：肾阳亏虚所致的男子阳痿不举、女子宫寒不孕、筋骨无力、腰膝软弱等。

●兴阳酒

原料：淫羊藿30克，阳起石30克，米酒500毫升。

制法：将淫羊藿、阳起石在米酒中浸泡15～25日。

用法：每次20～30毫升，每晚1次。

功效：补肾壮阳。

适用：阳虚所致的阳痿、遗精、早泄、腰胫酸软、畏寒等。

使用注意

阴虚火旺者不宜服。

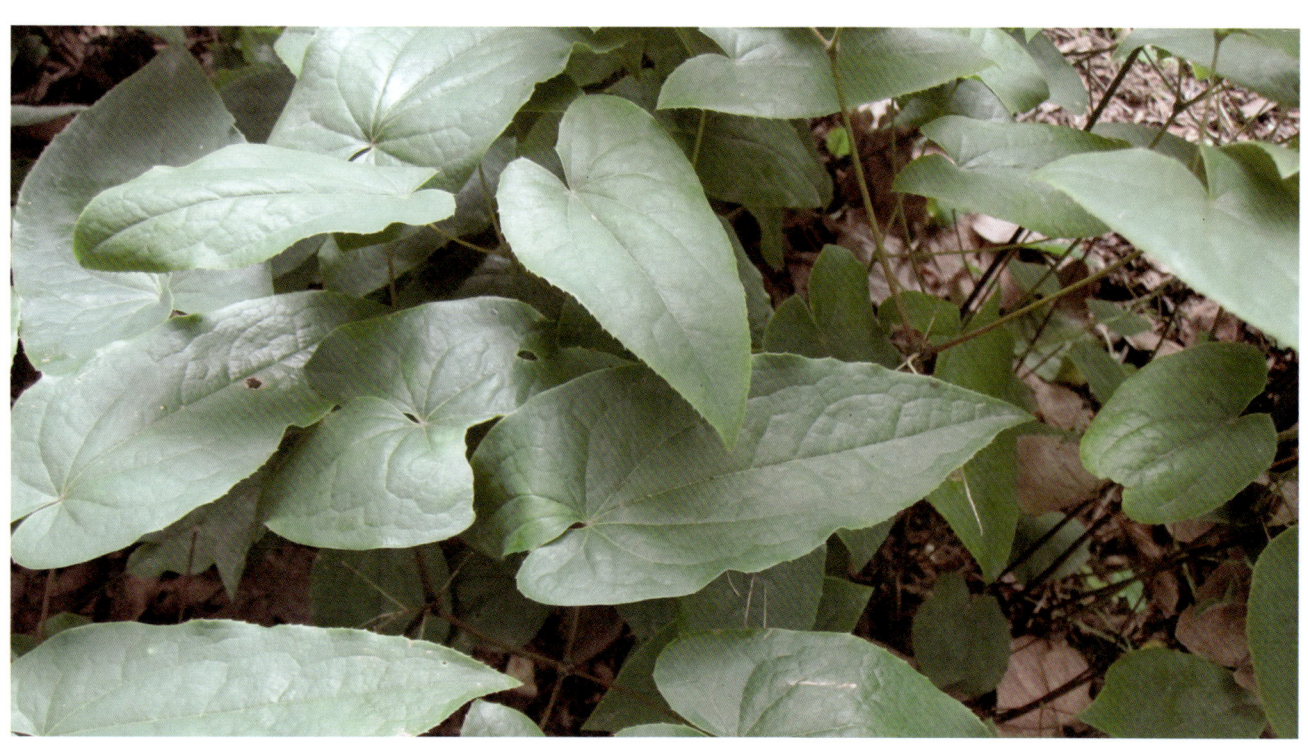

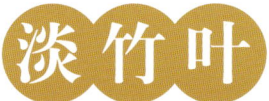

- **别名** 长竹叶、山鸡米、淡竹米、野麦冬、土麦冬、竹叶麦冬。
- **来源** 本品为禾本科植物淡竹叶 *Lophatherum gracile* Brongn. 的干燥茎叶。

【形态特征】多年生草本，高40~100厘米。根茎短缩而木化。秆直立，中空，节明显。叶互生，广披针形，先端渐尖，基部收缩成柄状，无毛蕨两面有小刺毛，脉平行并有小横脉；叶舌短小，质硬，具缘毛。圆锥花序顶生，小枝开展；小穗狭披针形。颖果深褐色。

【生境分布】生长于林下或沟边阴湿处。分布于长江流域至南部各省（区）。

【采收加工】夏季未抽花穗前采割，晒干，切段生用。

【性味归经】甘、淡，寒。归心、胃、小肠经。

【功能主治】清热泻火，除烦止渴，利尿通淋。用于热病烦渴，小便短赤涩痛，口舌生疮。

【用量用法】内服：6~10克，煎服。

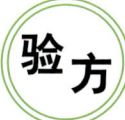

①**发热心烦口渴**：淡竹叶10~15克，水煎服。②**肺炎高热咳嗽**：淡竹叶30克，麦冬15克，水煎，冲蜜服，每日2~3次。③**尿血（热性疾病引起的）**：淡竹叶12克，鲜茅根30克，仙鹤草15克，水煎服。④**风热牙痛、牙龈溃烂**：淡竹叶50克，生姜5克，盐2克，生石膏30克，水煎，药液频频含咽。⑤**脂溢性皮炎**：淡竹叶、茵陈蒿、白花蛇舌草各20克，水煎取汁，洗头或搽抹患处，每日1~2次，每日1剂。

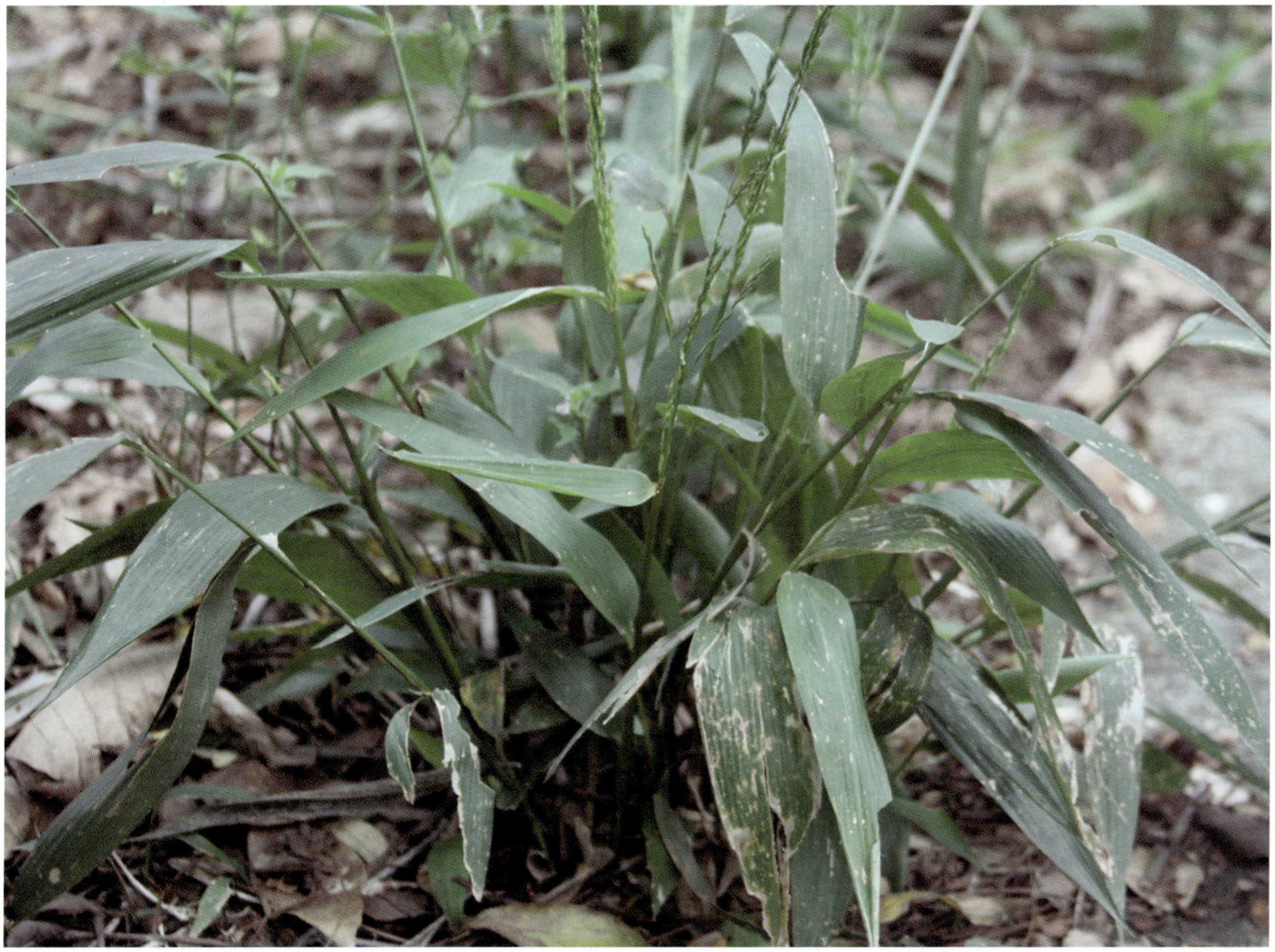

食疗药膳

●竹叶甘草莲子汤

原料：淡竹叶30克，莲子50克，甘草10克。
制法：将上三味加水同煮，至莲子熟即可。
用法：喝汤吃莲子，每日1次，连服3日。
功效：清心利尿。
适用：心火亢盛所致之妊娠小便灼热淋痛。

●淡竹叶粥

原料：淡竹叶、白砂糖各30克，石膏15克，白米100克。
制法：先将石膏捣碎，并竹叶以水煮之，取汁1000毫升，去滓，下米煮粥，即入糖，搅令匀。
用法：空腹食，每日1剂。
功效：清热，解毒。
适用：发背、痈疽、诸热毒肿等。

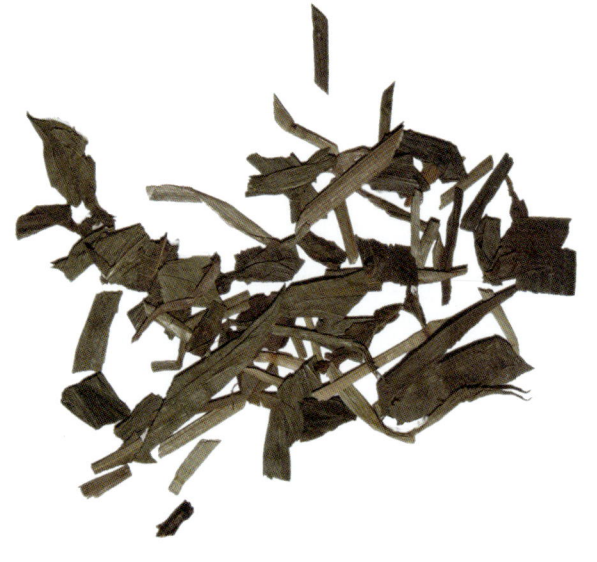

●竹叶沙参粥

原料：竹叶10克，沙参30克，粳米100克。
制法：先把竹叶、沙参水煎去渣，取汁备用；再把粳米淘洗干净，入药汁中煮粥待用。
用法：早晚温热食服。
功效：清热益气。
适用：夏季暑热伤气、心烦呕恶、肢软乏力以及疮疖痈肿等。

●淡竹菜茶

原料：淡竹叶30～60克。
制法：用开水冲15分钟，或水煎沸。
用法：代茶频饮。
功效：清热解毒，利水通淋。
适用：小便不通、淋漓作痛等。

使用注意

虚寒证忌用。

淡豆豉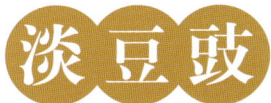

- **别名** 豆豉、香豉、淡豉、大豆豉。
- **来源** 本品为豆科植物大豆 *Glycine max*（L.）Merr. 的成熟种子的发酵加工品。

【形态特征】一年生草本，高50～150厘米。茎多分枝密生黄褐色长硬毛。三出复叶，叶柄长达20厘米，密生黄色长硬毛；小叶卵形、广卵形或狭卵形，两侧的小叶通常为狭卵形，长5～15厘米，宽3～8.5厘米。荚果带状矩形，黄绿色或黄褐色，密生长硬毛，长5～7厘米，宽约1厘米。

【生境分布】生长于肥沃的田野。全国各地广泛栽培。

【采收加工】取桑叶、青蒿各70～100克，加水煎煮，滤过，煎液拌入净大豆1000克中，待汁液吸尽后，蒸透，取出，稍晾，再置容器中，用煎过的桑叶、青蒿渣覆盖，闷使发酵至黄衣生遍，去药渣，洗净，置容器中再闷15～20日，至充分发酵，香气溢出时取出，略蒸，干燥。

【性味归经】苦、辛，凉。归肺、胃经

【功能主治】解表，除烦，宣发郁热。用于感冒，寒热头痛，烦躁胸闷，虚烦不眠。

【用量用法】内服：6～12克，煎服。

验方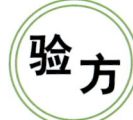

①**风寒感冒**：淡豆豉10克，葱白5克，生姜3片，水煎服，每日1剂。②**感冒初期头痛**：淡豆豉20克，生姜六七片，煮汤一碗，乘热饮之，饮后覆被小睡。③**风寒阳虚感冒**：淡豆豉10克，葱白3根，水煎服。④**断奶乳胀**：淡豆豉250克，水煎，服一小碗，余下洗乳房。⑤**盗汗不止**：淡豆豉100克，微炒香，白酒500毫升，浸泡3日，取汁任意服，两三剂即止。

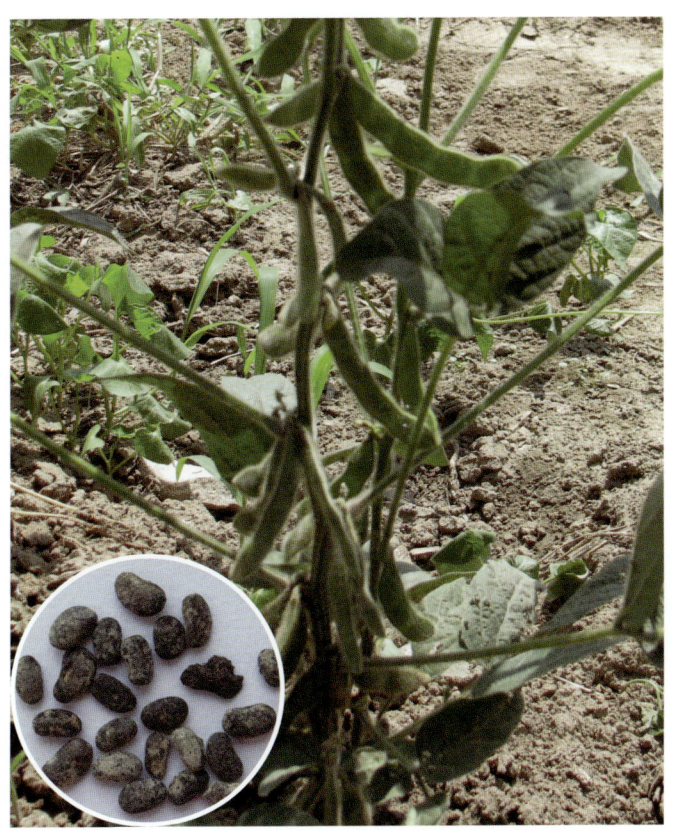

食疗药膳

● 葱豉汤

原料：淡豆豉、生姜各5克，葱白30克，黄酒30毫升。

制法：葱白、生姜洗净切片，与淡豆豉同放入500毫升水内煎煮，数沸后，加黄酒，再稍煮片刻即可。

用法：温热饮用，每日1次。

功能：发汗散寒。

适用：风寒感冒、发热恶寒、无汗、心烦者。

使用注意

胃虚易泛恶者慎服。

密蒙花

- **别名** 蒙花、蒙花珠、糯米花、老蒙花、水锦花、鸡骨头花。
- **来源** 本品为马钱科落叶灌木密蒙花 Buddleja officinalis Maxim. 的干燥花蕾及花序。

【形态特征】本植物为灌木，高约3米，可达6米。小枝微具四棱，枝及叶柄、叶背、花序等均密被白色至棕黄色星状毛及茸毛。单叶对生，具柄；叶片矩圆状披针形至披针形，长5~12厘米，宽1~4.5厘米，先端渐尖，基部楔形，全缘或有小齿。聚伞花序组成圆锥花序，顶生及腋生，长5~12厘米；花小，花萼及花冠密被毛茸；花萼钟形，4裂；花冠淡紫色至白色，微带黄色，筒状，长1~1.2厘米，直径2~3毫米，先端4裂，裂片卵圆形；雄蕊4，近无花丝，着生长于花冠筒中部；子房上位，2室，被毛，蒴果卵形，2瓣裂。种子多数，细小，具翅。小花序花蕾密集，有花蕾数朵至十数朵。

【生境分布】生长于山坡，杂木林地，河边和丘陵地带，通常为半阴生。分布于湖北、四川、陕西、河南、广东、广西、云南等省（区）。

【采收加工】多在春季花蕾紧密尚未开放时采收。除去杂质，晒干。

【性味归经】甘，微寒。归肝经。

【功能主治】清热泻火，养肝明目，退翳。用于目赤肿痛，多泪畏光，目生翳膜，肝虚目暗，视物昏花。

【用量用法】内服：3~9克，煎服。

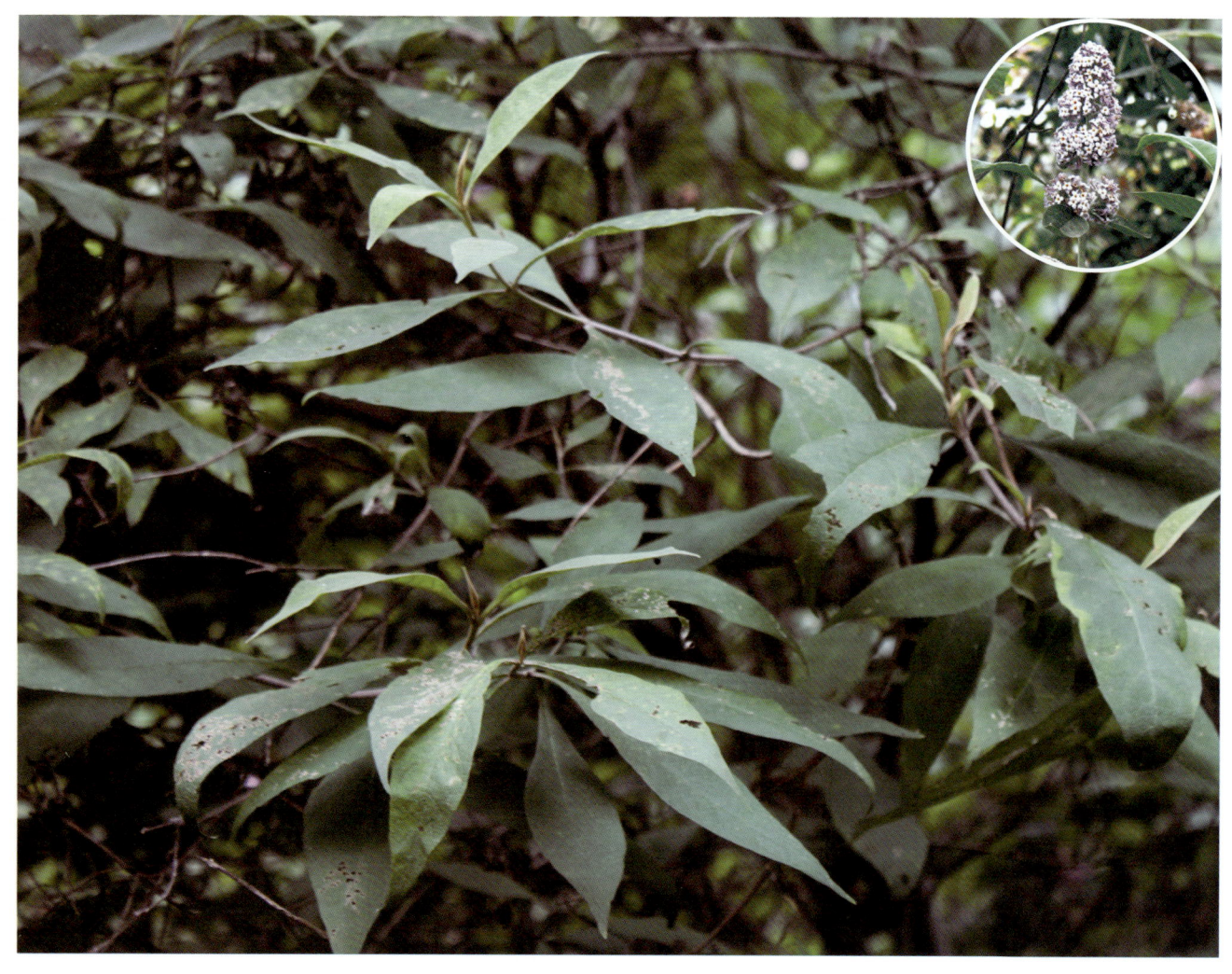

验方

①**眼障翳：** 密蒙花、黄柏根（洗锉）各50克，上二味捣为末，炼蜜和丸，如梧桐子大，每次10~15丸，睡前服。②**眼底出血：** 密蒙花、菊花各10克，红花3克，开水冲泡，加冰糖适量，代茶饮。

食疗药膳

● 密蒙花茶

原料：密蒙花的干燥花或花蕾5克，绿茶1克，蜜糖25克。

制法：上味药加水350毫升，煎煮3分钟，过滤后，加蜜糖调制而成。

用法：代茶频饮。

功效：清肝泄热，明目退翳。

适用：角膜炎、结膜炎、夜盲症、视力下降等。

使用注意

肝经风热目疾不宜用。

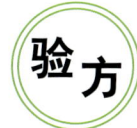

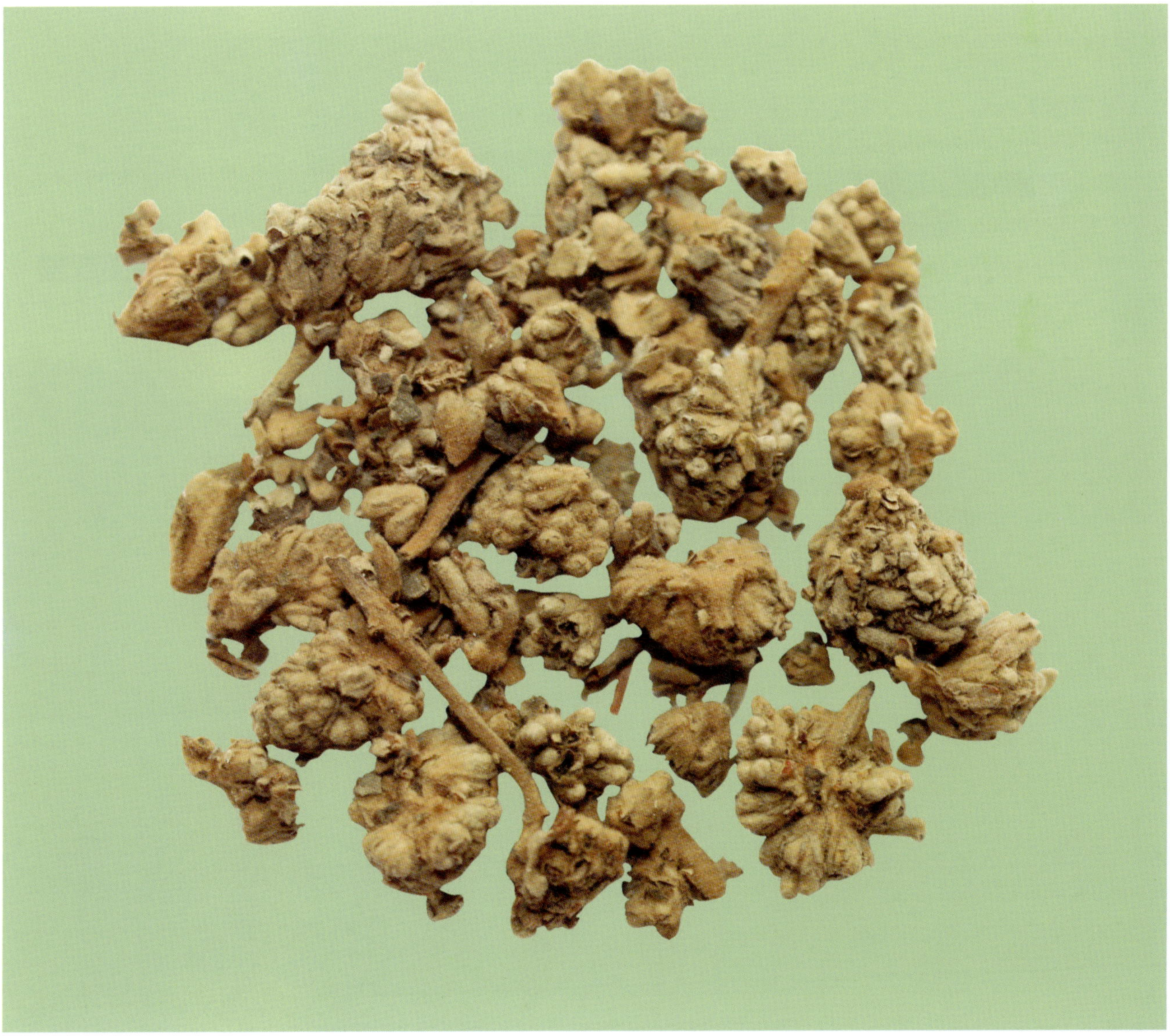

续断

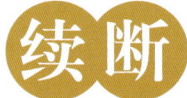

- **别名** 川断、接骨、南草、山萝卜。
- **来源** 本品为山萝卜科植物续断或川续断 *Dipsacus asper* Wall. ex Henry 的根。

【形态特征】多年生草本，高50~100厘米，主根数条并生，茎直立有棱，并有刺毛。叶对生，基生叶有长柄，叶片羽状分裂，茎生叶有短柄，叶片3裂，中央裂片大，边缘有粗锯齿，叶面被短毛或刺毛。头状花序，总苞片窄线形，数枚，苞片倒卵形，顶端有尖头状长喙，花冠白色或淡黄色。

【生境分布】生长于土壤肥沃、潮湿的山坡、草地，野生栽培均有。主要分布于湖北长阳、宜都、鹤峰、巴东，尤以鹤峰产者最优。四川涪陵、湖南石门、慈利、广西金县、灌阳、广东、云南、贵州等地也产。

【采收加工】内服：8~10月采挖，洗净泥沙，除去根头，尾梢及细根，阴干或炕干。本品不宜日晒，否则质硬、色白、质差。

【性味归经】苦、辛，微温。归肝、肾经。

【功能主治】补肝肾，强筋骨，续折伤，止崩漏。用于肝肾不足，腰膝酸软，风湿痹痛，跌仆损伤，筋伤骨折，崩漏，胎漏。酒续断多用于风湿痹痛，跌仆损伤，筋伤骨折。盐续断多用于腰膝酸软。

【用量用法】内服：10~15克，煎服；或入丸、散。外用：适量，捣烂外敷。治崩漏下血宜炒用。

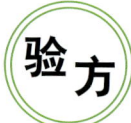

①**老人风冷、转筋骨痛**：续断、牛膝（去芦，酒浸）各等份，上为细末，温酒调下10克，食前服。②**水肿**：续断根适量，炖猪腰子食。③**乳汁不行**：续断25克，川芎、当归各7.5克，穿山甲（火煅）、麻黄各10克，天花粉15克，水两大碗，煎八分，食后服。④**打仆伤损**：续断草捣烂外敷。⑤**产后血运**：续断150克，粗捣筛，每次3克，水煎去滓温服。

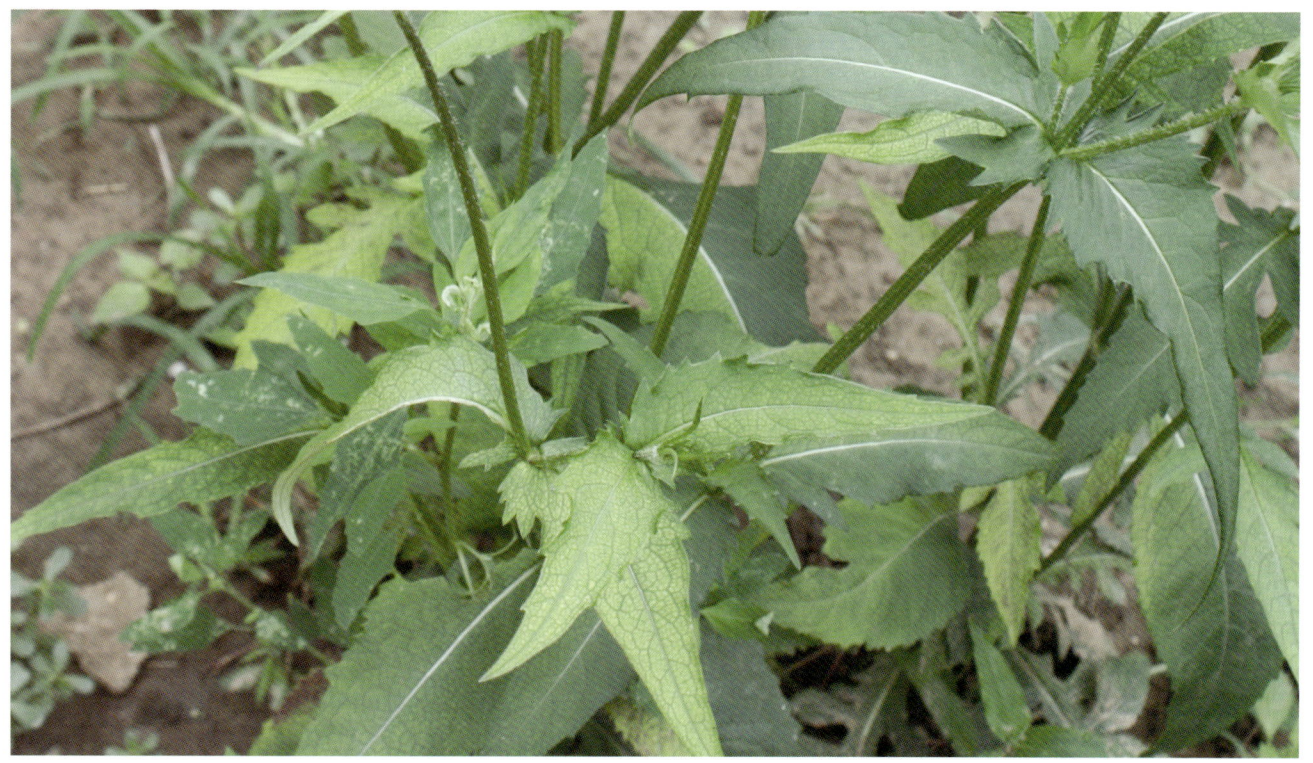

食疗药膳

●续骨糖蟹糕

原料：续断、骨碎补各6克，白砂糖30克，鲜活河蟹250～300克。

制法：将续断、骨碎补混合粉碎，过100目筛备用，鲜活河蟹250～300克，去泥污，连壳捣碎，以细纱布过滤取汁，装入碗中，加入续断、骨碎补及白砂糖，锅中加少许水，把碗放入锅中蒸30分钟成糕状即成。

用法：温服，每日1次，晚间服用。7日为1个疗程。

功效：接骨续筋。

适用：各种骨折。

●续断炖猪腰子

原料：续断60克，猪腰子4枚。

制法：续断与猪腰子加水炖，以猪腰子煮熟为度。

用法：适量食用。

功效：补肝肾，续筋骨，调血脉。

适用：水肿。

使用注意

恶雷丸，初痢勿用，怒气郁者禁用。

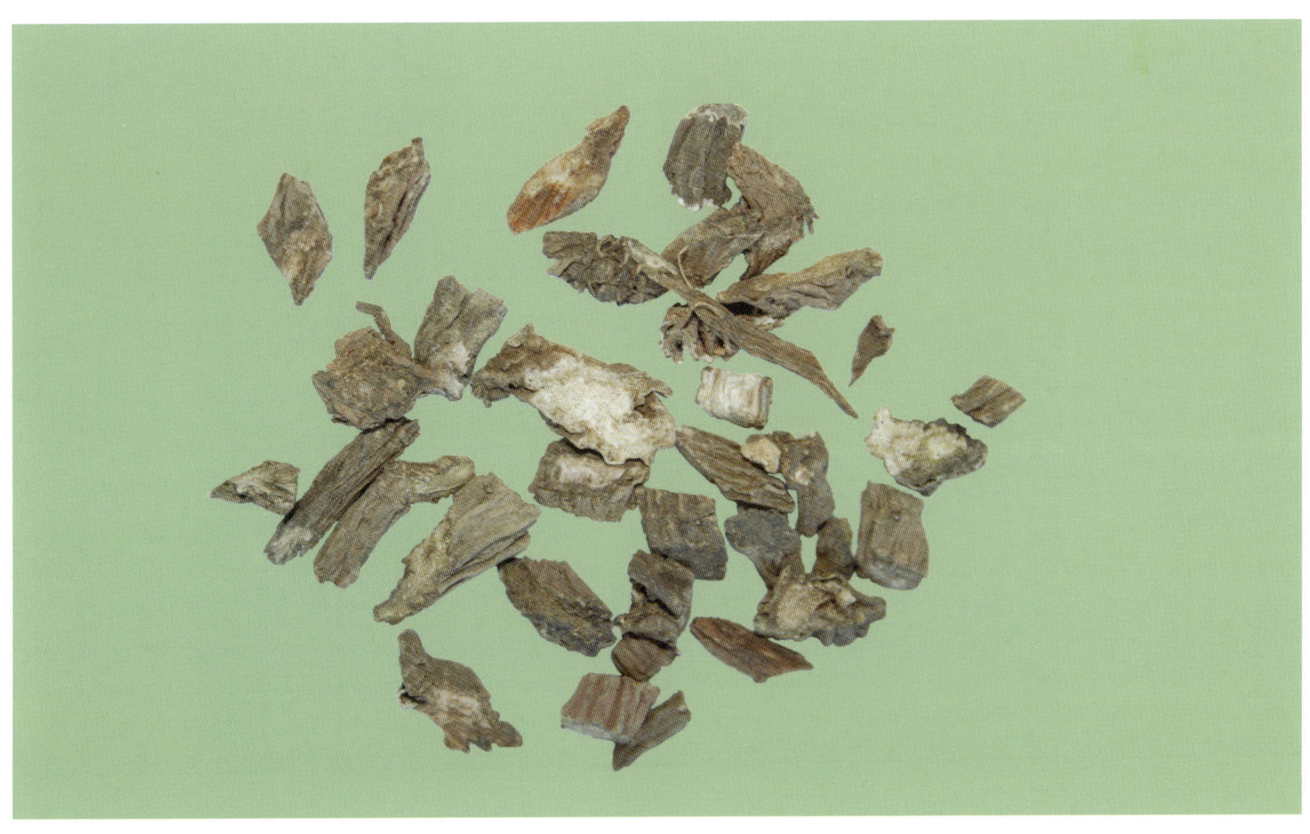

斑蝥

- **别名** 斑猫、龙尾、斑蚝、龙蚝、斑菌、斑毛、斑蝥。
- **来源** 本品为芫菁科昆虫南方大斑蝥 *Mylabris phalerata* Pallas 或黄黑小斑蝥 *Mylabris.cichorii* Linnaeus 的干燥体。

【形态特征】 南方大斑蝥体长15～30毫米，底色黑色，被黑绒毛。头部圆三角形，具粗密刻点，额中央有一条光滑纵纹。复眼大，略呈肾脏形。触角1对，线状，11节，末端数节膨大呈棒状，末节基部狭于前节。前胸长稍大于阔，前端狭于后端；前胸背板密被刻点，中央具一条光滑纵纹，后缘前面中央有一凹陷，后缘稍向上翻，波曲形。小楯片长形，末端圆钝。鞘翅端部阔于基部，底色黑色，每翅基部各有2个大黄斑，个别个体中斑点缩小；翅中央前后各有一黄色波纹状横带；翅面黑色部分刻点密集，密生绒毛，黄色部分刻点及绒毛较疏。鞘翅下为1对透明的膜质翅，带褐色。足3对，有黑色长绒毛，前足和中足跗节均为5节；后足的跗节则为4节，跗节先端有2爪；足关节处能分泌黄色毒液，接触皮肤，能起水泡。腹面也具黑色长绒毛。具复变态，幼虫共6龄，以假蛹越冬。成虫4～5月开始为害，7～9月为害最烈，多群集取食大豆之花、叶，花生、茄子叶片及棉花的芽、叶、花等。

黄黑小斑蝥，又名：黄斑芫青。外形与上种极相近，体小型，长10～15毫米。触角末节基部与前节等阔。

【生境分布】 主要产于河南、广西、安徽、四川、江苏、湖南等地。

【采收加工】 夏、秋二季捕捉，闷死或烫死，晒干。

【性味归经】 辛，热；有大毒。归肝、胃、肾经。

【功能主治】 破血逐瘀，散结消癥，攻毒蚀疮。用于癥瘕，经闭，顽癣，瘰疬，赘疣，痈疽不溃，恶疮死肌。

【用量用法】 内服：0.03～0.06克，多入丸、散。外用：适量，研末敷贴，或酒、醋浸泡，或泡用。

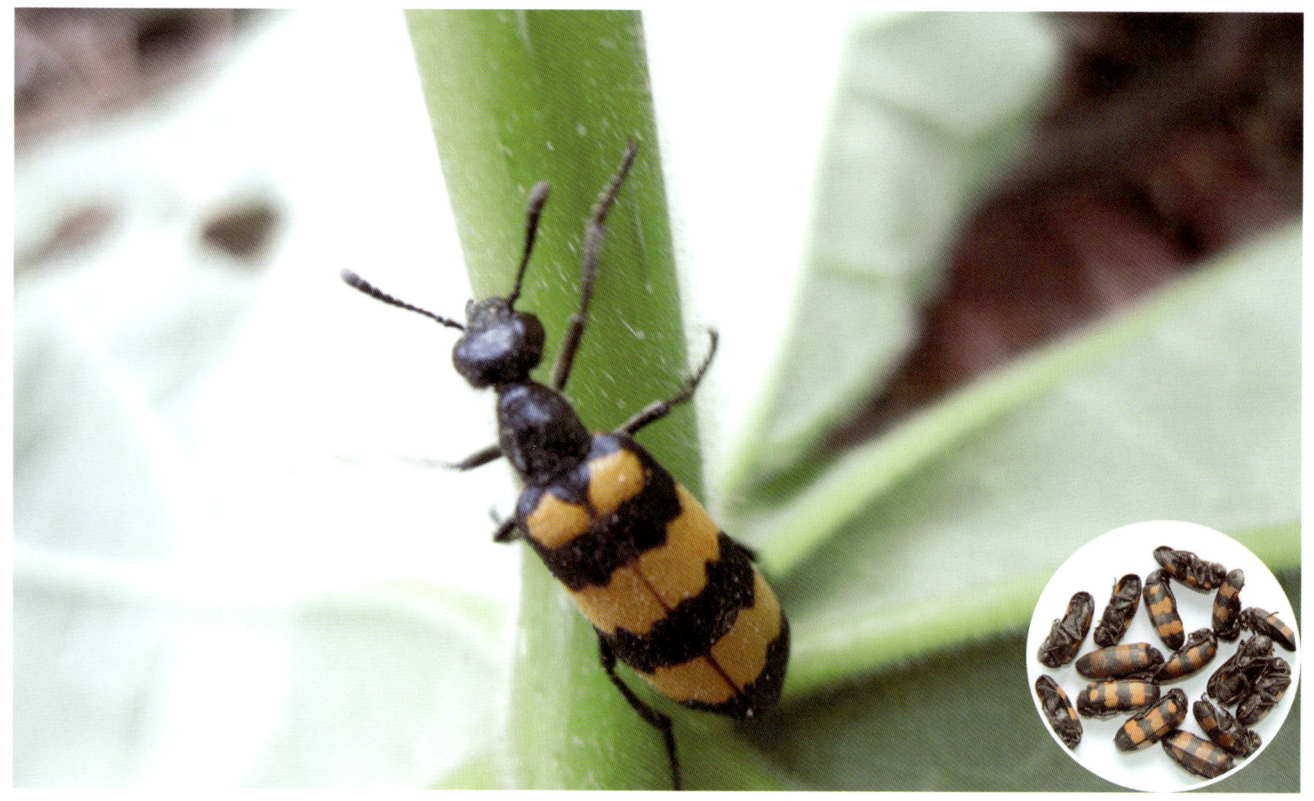

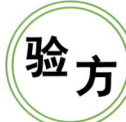

验方

①疥癣： 斑蝥1个，甘遂5克，共研成细面，用醋调搽患处。**②传染性疣：** 斑蝥12.5克，雄黄2克，共研细粉，加蜂蜜适量，制成膏。用时，先将疣的角化层削去，以碘酒消毒，然后取相当疣大小之斑蝥膏，做成扁圆状置于疣面，以胶布固定，经10～15小时，患部即起水泡，疣便游离皮肤。**③斑秃：** 斑蝥40只，闹洋花40朵，骨碎补40片，浸于500毫升95%的酒精内，5日后取澄清液搽擦患处，每日1次。擦药前，先用土大黄、一枝黄花煎液洗患处。**④神经性皮炎：** 斑蝥15克，置于100毫升170%的酒精中，1周后取浸液搽患处。患处出现水泡后用针刺破，敷料包扎。**⑤甲沟炎：** 生斑蝥研细末（不必去尖、足），取10～12毫克（如米粒大一小撮）均匀地撒于患处一薄层，然后用黑膏药小火烘软贴上，8～20小时后患处渗出微黄色液体，即可揭去黑膏药，清除药泥，外搽2%甲紫溶液。**⑥牛皮癣：** 斑蝥（烘干）15克，皂角刺250克，砒霜9克，将皂角刺捣碎，加适量醋，煎浓后去渣，再加入后两味药，稍煎一下，外搽患处，每日3～4次，此药有毒，忌内服。**⑦白癜风：** 斑蝥50克，用95%酒1000毫升浸泡2周，将药液搽于白斑处，每日2～3次，白斑起泡后即停止，1日后，放出液体，有溃破者外搽烧伤类软膏，愈合后视色素沉着情况，行第2、第3个疗程。

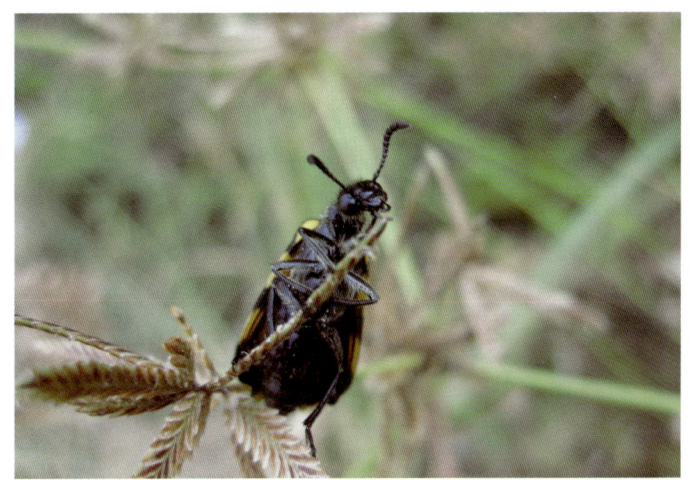

食疗药膳

●斑蝥煨大枣

原料：斑蝥1个，大枣1枚。
制法：将斑蝥去头足并翅，入枣中，线系，湿纸包，置慢火中煨，令香熟，去斑蝥。
用法：空腹食枣，以桂心荜澄茄煎汤送下。
功效：散结，止痛。
适用：小肠气痛不可忍。

使用注意

本品有大毒，内服宜慎，严格掌握剂量，体弱及孕妇忌服；外敷刺激皮肤发红、起泡，甚至腐烂，不可敷之过久或大面积使用。内服过量，会引起恶心、呕吐、腹泻、尿血及肾功能损害。

款冬花

- **别名** 冬花、款花、艾冬花、看灯花、九九花。
- **来源** 本品为菊科多年生草本植物款冬 *Tussilago farfara* L. 的干燥花蕾。

【形态特征】本品为多年生草木，高10～25厘米。叶基生，具长柄，叶片圆心形，先端近圆或钝尖，基部心形，边缘有波状疏齿，下面密生白色茸毛。花冬季先叶开放，花茎数个，被白茸毛；鳞状苞叶椭圆形，淡紫褐色；头状花序单一顶生，黄色，外具多数被茸毛的总苞片，边缘具多层舌状花，雌性，中央管状花两性。

【生境分布】栽培或野生长于河边、沙地。栽培与野生均有。分布于河南、甘肃、山西、陕西等地。甘肃灵台产者称"灵台冬花"，品质最优。

【采收加工】12月或地冻前当花尚未出土时采挖，除去花梗及泥沙，阴干。本品不宜日晒，不可见雾、露、雨和雪，否则不易保持色泽鲜艳。

【性味归经】辛、微苦，温。归肺经。

【功能主治】润肺下气，止咳化痰。用于新久咳嗽，喘咳痰多，劳嗽咯血。

【用量用法】内服：5～10克，煎服（也可烧烟吸之）。外感暴咳宜生用，内伤久咳宜炙用。

验方

①肺痈（肺脓肿）：款冬花、薏苡仁各10克，桔梗15克，炙甘草6克，水煎服。②久嗽不止：款冬花、紫菀各150克，粗捣罗为散，每次15克，以水一中盏，入生姜0.5克，煎至六分，去滓温服，每日3～4次。③肺结核久咳不已、咳唾痰血：款冬花12克，百合30克，水煎服。④阴虚肺燥、咳嗽喘急、痰中带血、津少音哑：款冬花、百合各等份，共研粉，炼蜜为丸，每次9克，食后细嚼，姜汤咽下。

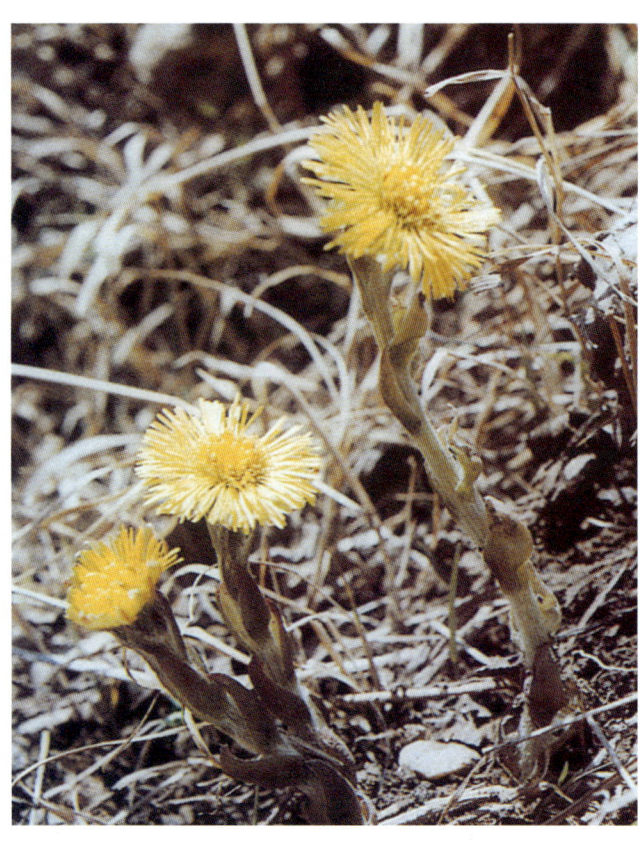
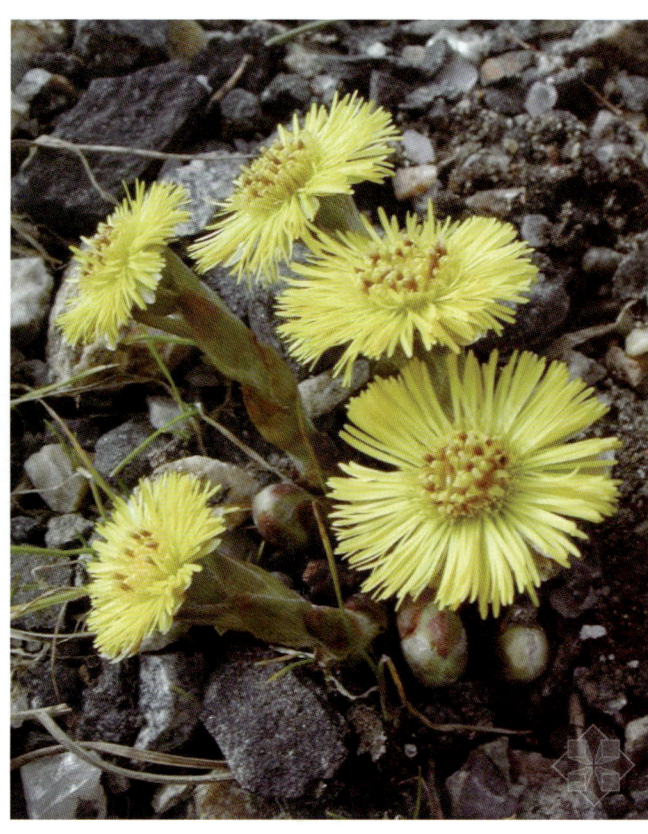

食疗药膳

● 款冬花粥

原料：款冬花50克，粳米100克，蜂蜜20克。

制法：粳米淘洗干净，用冷水浸泡半小时，捞出，沥干水分；将款冬花择洗干净；取锅加入冷水、粳米，先用旺火煮沸；加入款冬花，改用小火续煮至粥成；加入蜂蜜调味即可。

用法：早餐食用。

功效：祛咳化痰，提高免疫力。

适用：湿痰、水饮的咳嗽气喘，吐痰清稀量多等。

● 款冬花茶

原料：款冬花10克。

制法：款冬花放入茶杯中，加冰糖适量，沸水冲泡。

用法：代茶频饮。

功效：清热润肺，止咳化痰。

适用：感冒咳嗽。

使用注意

大便溏泄者不宜用。

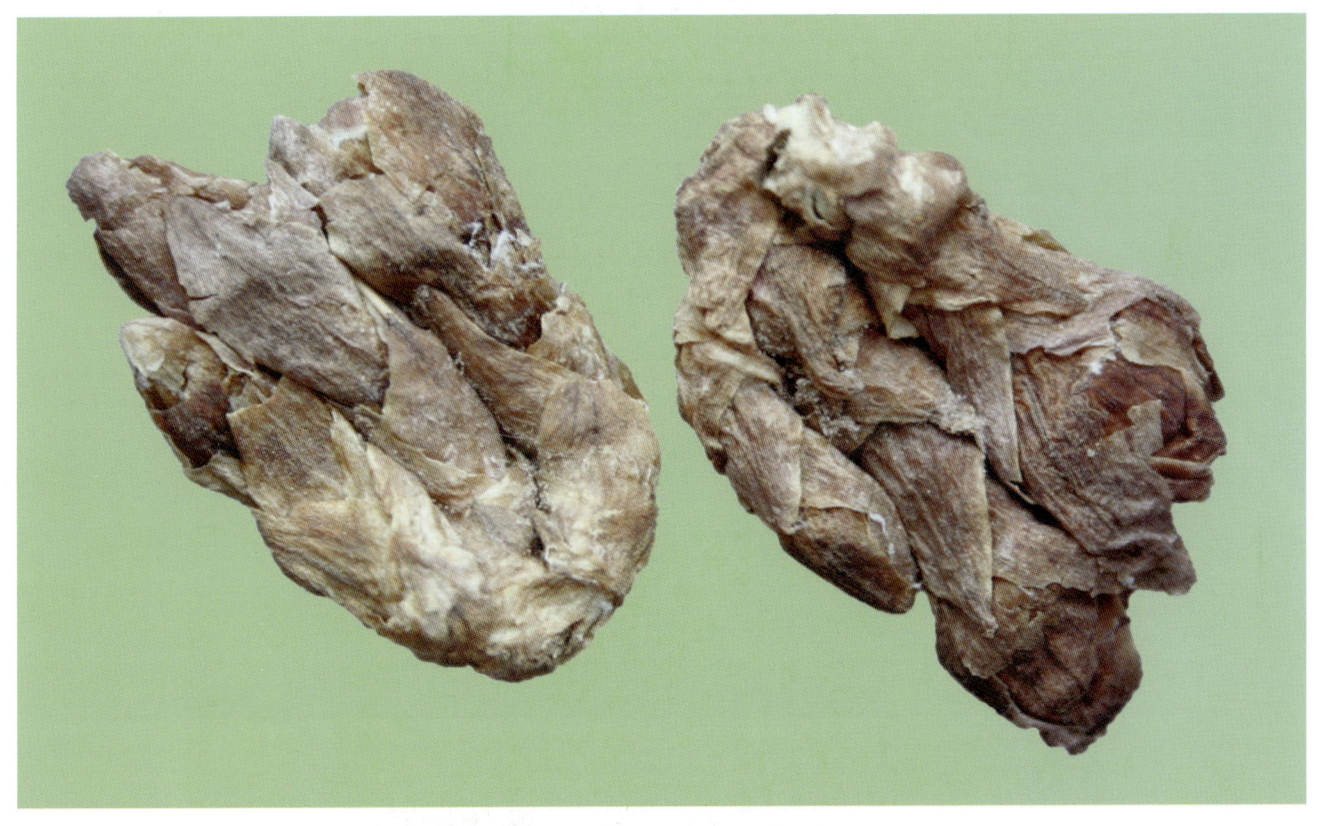

葛根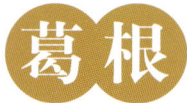

- **别名** 干葛、甘葛、粉葛、葛葛根、葛子根、葛麻茹、葛条根、鸡齐根。
- **来源** 本品为豆科植物野葛或甘葛藤（粉葛）*Pueraria lobata*（Willd.）Ohwi的干燥根。

【形态特征】藤本，全株被黄褐色长毛。块根肥大，富含淀粉。3出复叶，互生，中央小叶菱状卵形，长5~19厘米，宽4~18厘米，侧生小叶斜卵形，稍小，基部不对称，先渐尖，全缘或波状浅裂，下面有粉霜，两面被糙毛，托叶盾状，小托叶针状。总状花序腋生，花密集，蝶形花冠紫红色或蓝紫色，长约1.5厘米。荚果条状，扁平，被黄色长硬毛，完整的根呈类圆柱形。商品多为槽切或纵切的板片。表面黄色或浅棕色，有时可见残存的淡棕色外皮及横长的皮孔。

【生境分布】生长于山坡、平原。全国各地均产，而以河南、湖南、浙江、四川为主产区。

【采收加工】春、秋季采挖，除去外皮，趁鲜切成厚片或小块，晒干或烘干。广东、福建等地常将除去外皮或切片的粉葛用盐水、白矾水或淘米水浸泡，再用硫黄熏后，干燥。

【性味归经】甘、辛，凉。归脾、胃、肺经。

【功能主治】解肌退热，生津止渴，透疹，升阳止泻，通经活络，解酒毒。用于外感发热头痛，项背强痛，口渴，消渴，麻疹不透，热痢，泄泻，眩晕头痛，中风偏瘫，胸痹心痛，酒毒伤中。

【用量用法】内服：10~15克，煎服。退热透疹生津止渴宜用生品，升阳止泻宜用煨制品。

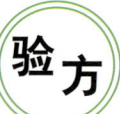

①**津伤口渴**：葛根粉或葛根适量，煮汤食用；或葛根煮猪排或鸭肉。②**酒醉不醒**：葛根汁适量，饮之，以酒醒为度。③**妊娠热病心闷**：葛根汁2升，分作3次服。④**热痢、泄泻**：葛根、马齿苋各15克，黄连6克，黄芩10克，水煎服。⑤**脑动脉硬化，缺血性中风，脑出血后遗症**：葛根20克，川芎、三七各6克，山楂10克，红花9克，水煎服。⑥**麻疹透发不畅**：葛根、升麻、芍药各6克，甘草3克，水煎服。

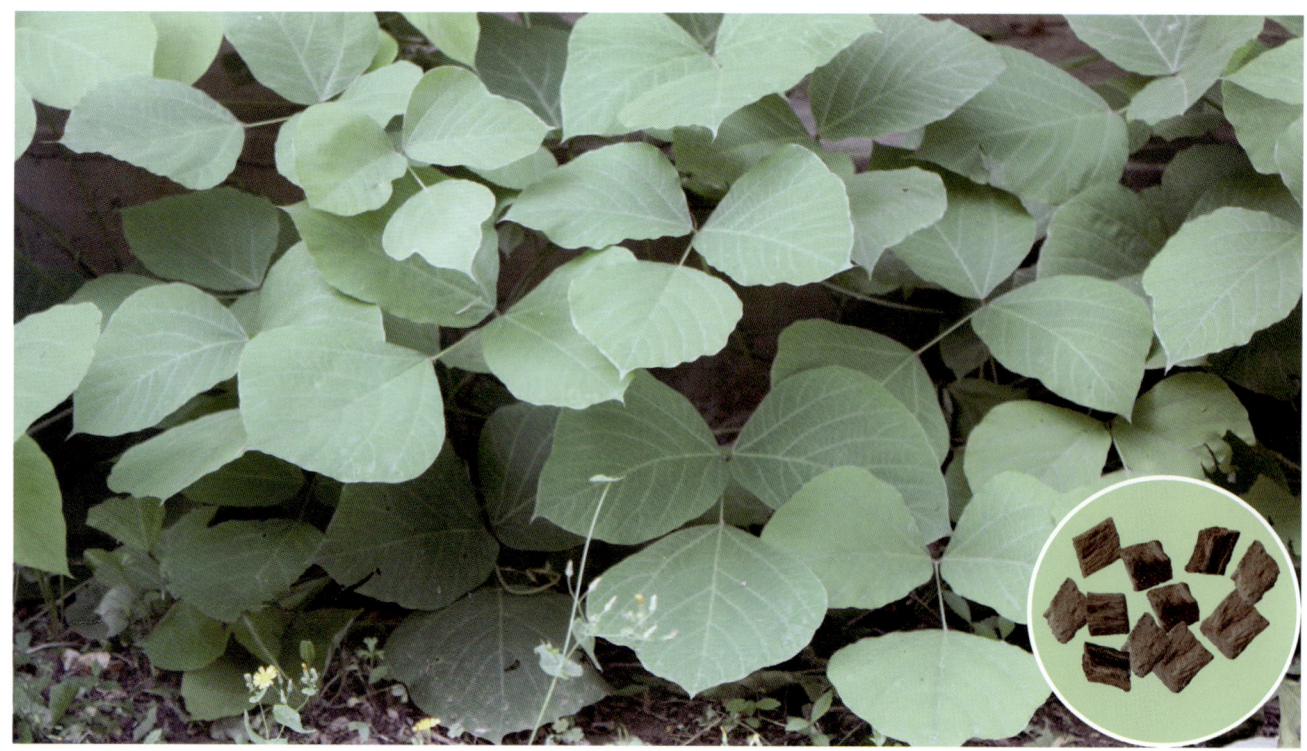

食疗药膳

●葛根生藕汁

原料：生葛根汁、生藕汁各500克。
制法：将上两汁和匀即可。
用法：每次30~60克，空腹频频饮用。
功效：清热凉血，止血。
适用：内热引起的衄血、便血等。

●葛根粉粥

原料：葛根粉30克，粳米100克。
制法：先将新葛根洗净切片，经水磨石澄取淀粉，晒干备用，用时将二者共煮粥。
用法：早餐食用。
功能：清热生津，止渴，降血压。
适用：高血压、冠心病、心绞痛、老年性糖尿病、慢性脾虚泻痢及发热期间口干烦渴等。

●葛粉羹

原料：葛根150克，荆芥穗30克，淡豆豉90克。
制法：先将葛根捣碎成细末，取粉120克制成面条，待用。将荆芥穗、豆豉一同放入砂锅内，加水，煮六七沸，去渣留汁，再将葛粉面条放入药汁中煮熟。
用法：1次空腹食用。每日2次。
功效：滋肝，祛风，开窍。
适用：中风、言语塞涩、神志昏聩、口眼㖞斜、手足不遂以及中老年人脑血管硬化等。

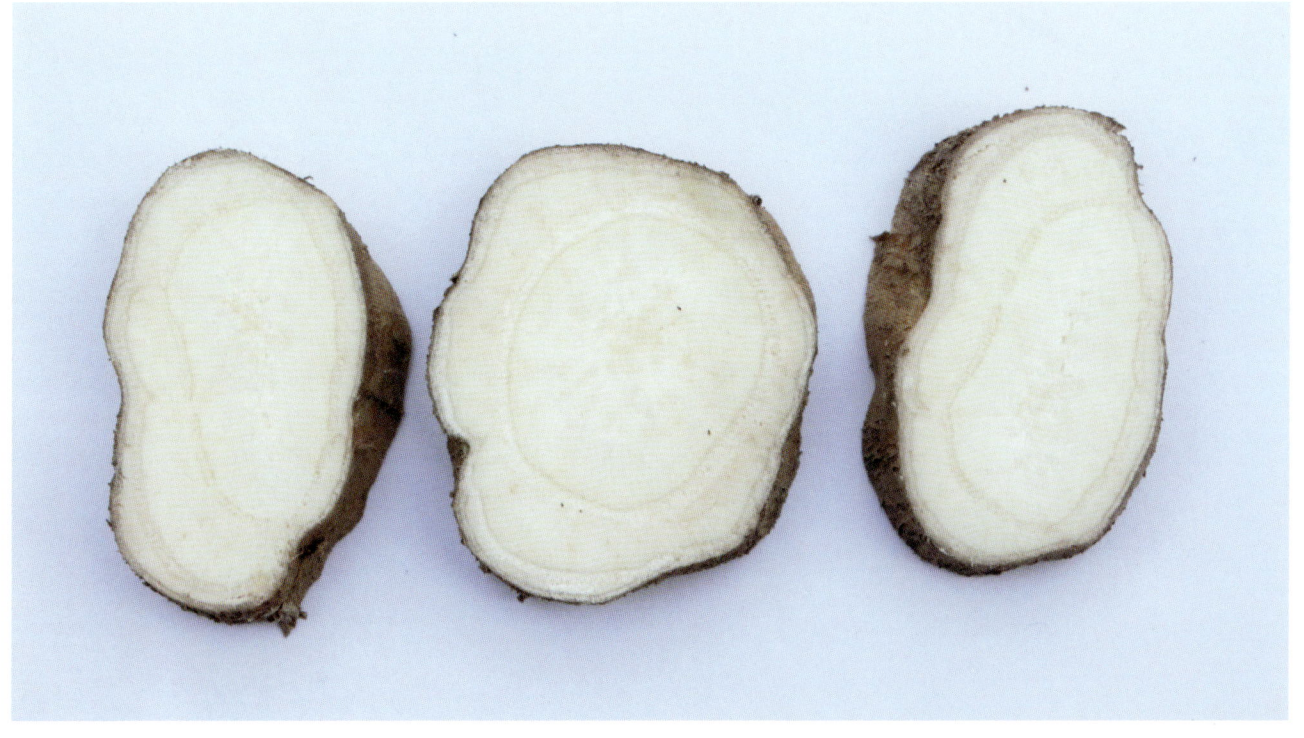

葶苈子

- **别名** 丁历、大适、大室、辣辣菜、北葶苈子、甜葶苈子。
- **来源** 本品为十字花科植物独行菜 *Lepidium apetalum* Willd. 或播娘蒿的干燥成熟种子。

【形态特征】独行菜：为一年生或两年生矮小草本，高5～30厘米。叶不分裂，基部有耳，边缘有稀疏齿状缺裂。总状花序长，花小。角果卵状椭圆形，扁平，成熟时自中央开裂，假隔膜薄膜质。播娘蒿：一年生或二年生草本，高30～70厘米，全体灰白色而被叉状或分歧柔毛。茎上部多分枝，较柔细。叶互生；2～3回羽状分裂，最终的裂片狭线形，先端渐尖；在茎下部的叶有柄，渐向上则渐短或近于无柄。总状花序顶生，果序时特别伸长；花小；萼4，十字形排列，线形，先端渐尖，易早脱；花瓣4，黄色，匙形，较花萼稍长，先端微凹，基部渐狭而呈线状；雄蕊6，4强，均伸出于花瓣外，花丝扁平；子房圆柱形，2室，柱头呈扁压头状。长角果，线形，长2～3厘米，宽约1毫米。种子小，卵状扁平，褐色。花期4～6月，果期5～7月。

【生境分布】生长于路旁、沟边或山坡、田野。前者习称"北葶苈子"，分布于河北、辽宁、内蒙古、吉林等地；后者习称"南葶苈子"，分布于江苏、山东、安徽、浙江等地。

【采收加工】夏季果实成熟时采割植株，晒干，搓出种子，除去杂质。

【性味归经】苦、辛，大寒。归肺、膀胱经。

【功能主治】泻肺平喘，利水消肿。用于痰涎壅肺，喘咳痰多，胸胁胀满，不得平卧，胸腹水肿，小便不利。

【用量用法】内服：5～10克，煎服；3～6克，研末服用。炒葶苈子，可缓其寒性，不易伤脾胃。

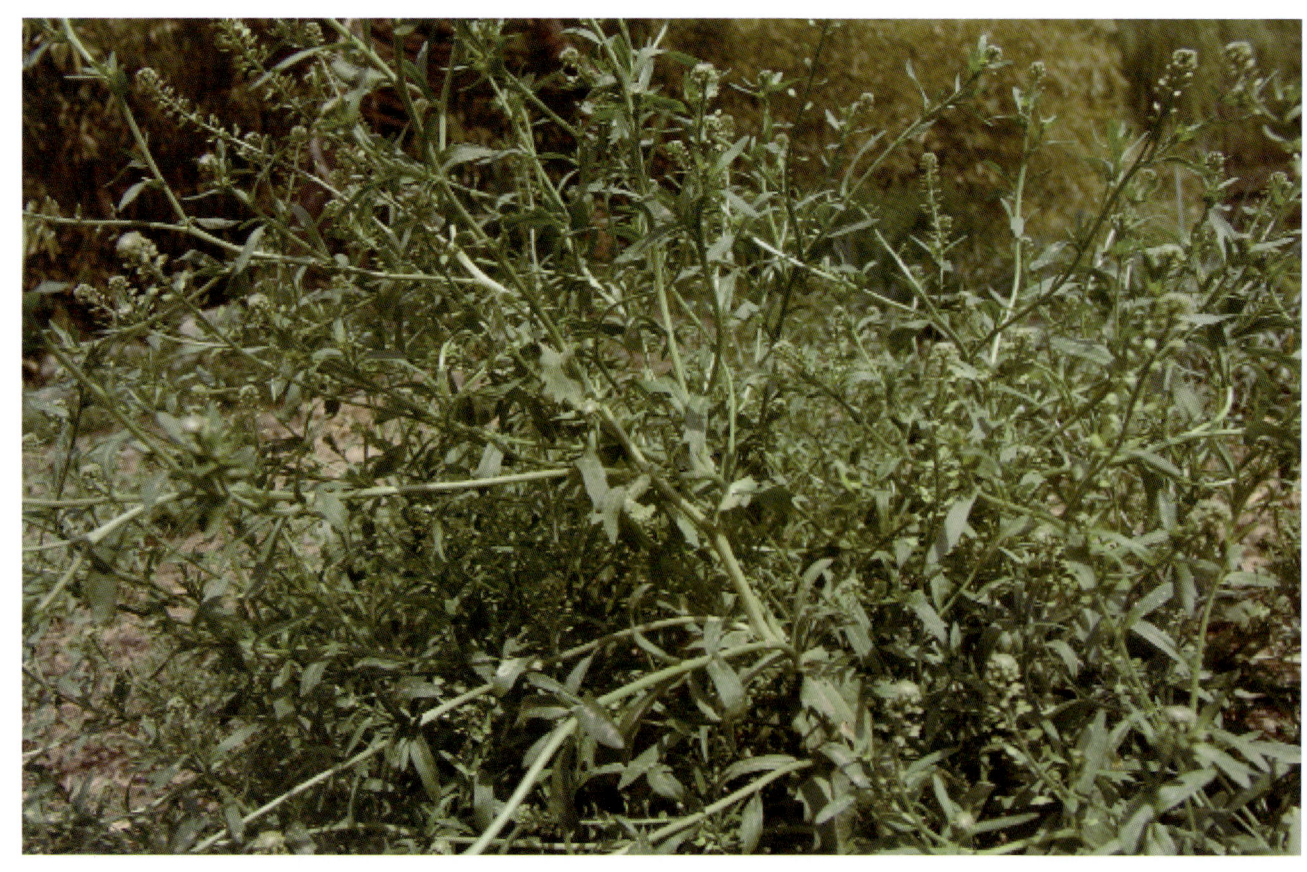

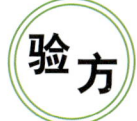

验方 ①**腹水**：葶苈子50克，苦杏仁20枚熬黄，捣细，分10次服。②**寒痰咳喘**：葶苈子、芥子、紫苏子各10克，川贝母15克，水煎服。③**支原体肺炎**：葶苈子、沙参各10克，百部、紫菀、麦门冬、桔梗、天门冬、百合、款冬花各20克，甘草5克，水煎服，每日1剂。④**小便不通**：葶苈子、马蔺花、小茴香各等份（俱炒），共研为细末，每次服6克，黄酒送服，每日3次。

食疗药膳

● **葶苈酒**

原料：甜葶苈300克，清酒2500毫升。
制法：上药捣令极细，用生绢袋盛，入清酒中浸泡，浸3～5日后可用。
用法：每服5毫升用粥饮调下，每日3次。
功效：泻肺利水消肿平喘。
适用：上气喘急、遍身浮肿等。

● **葶百糯米粥**

原料：薏苡仁、糯米各90克，百合、葶苈子、大枣、鱼腥草各30克。
制法：先将葶苈子、鱼腥草水煎，去渣取液，入薏苡仁、百合、大枣、糯米同煮成粥。
用法：分4次，每日内服完，连服1周。
功效：清肺解毒，疗痈补虚。
适用：肺痈咳吐大量黄脓痰。

使用注意

本品性泄利易伤正，故凡肺虚喘促、脾虚肿满、膀胱气虚、小便不利者均当忌用。或可配伍补脾益气药同用。

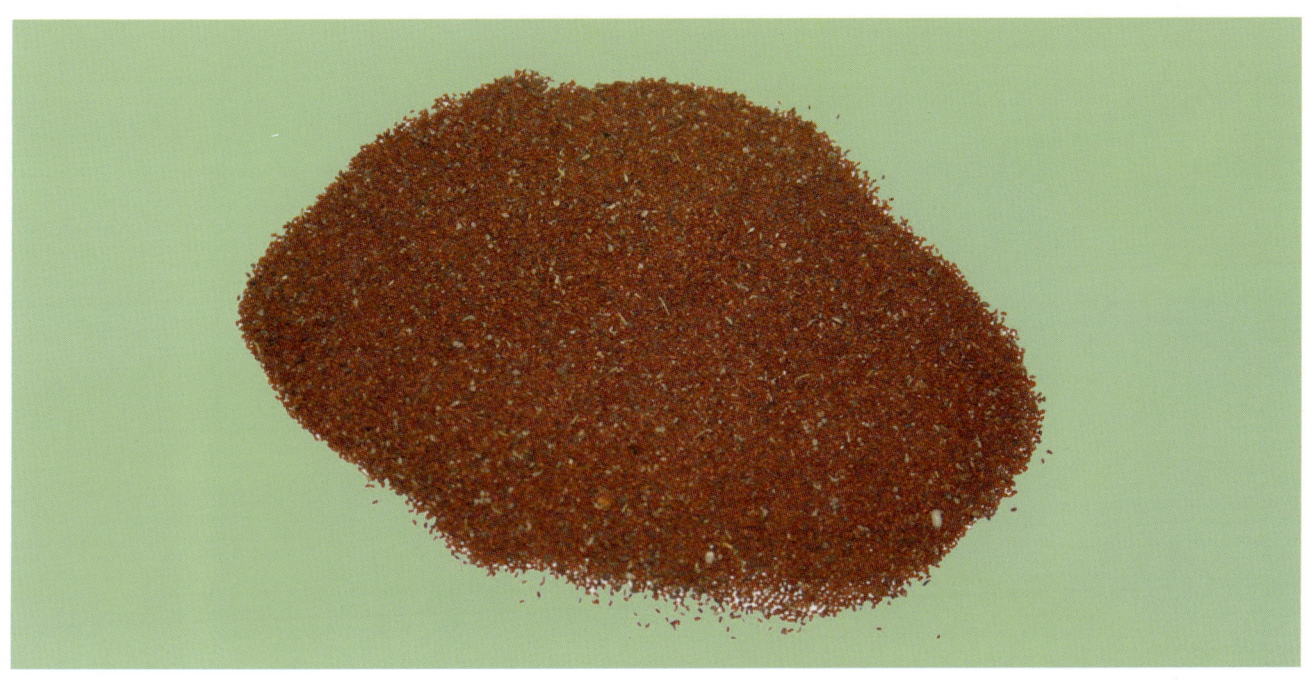

萹蓄

- **别名** 萹竹、竹节草、地萹蓄、萹蓄蓼、大蓄片。
- **来源** 本品为蓼科一年生草本植物萹蓄 *Polygonum aviculare* L. 的干燥地上部分。

【形态特征】 一年生草本，高达50厘米，茎平卧或上升，自基部分枝，有棱角。叶有极短柄或近无柄；叶片狭椭圆形或披针形，顶端钝或急尖，基部楔形，全缘；托叶鞘膜质，下部褐色，上部白色透明，有不明显脉纹。花腋生，1～5朵簇生叶腋，遍布于全植株；花梗细而短，顶部有关节。瘦果卵形，有3棱，黑色或褐色，生不明显小点。

【生境分布】 生长于路旁、田野，野生或栽培。全国大部分地区均产，主产于河南、四川、浙江、山东、吉林、河北等地。

【采收加工】 夏季叶茂盛时采收。割取地上部分，晒干。

【性味归经】 苦，微寒。归膀胱经。

【功能主治】 利尿通淋，杀虫，止痒。用于热淋涩痛，小便短赤，虫积腹痛，皮肤湿疹，阴痒带下。

【用量用法】 内服：9～15克，煎服，鲜品加倍。外用：适量。

验方 ①**牙痛**：萹蓄50～100克，水煎2次，混合后分2次服，每日1剂。②**热淋涩痛**：萹蓄煎汤频饮。③**尿热尿黄**：萹蓄适量，取汁顿服。④**肛门湿痒或痔疮初起**：萹蓄100～150克，煎汤，趁热先熏后洗。⑤**湿性脚癣**：萹蓄、大黄各10克，蛇床子15克，水煎汤泡脚，每日1次，另外加用癣药水外搽患部，早、晚各1次。⑥小便赤涩、血尿（热性病引起的）：萹蓄、瞿麦、车前子、山栀子仁、滑石、甘草（炙）、木通、大黄各500克，研为散，每次6克，用灯芯草煎水送服。

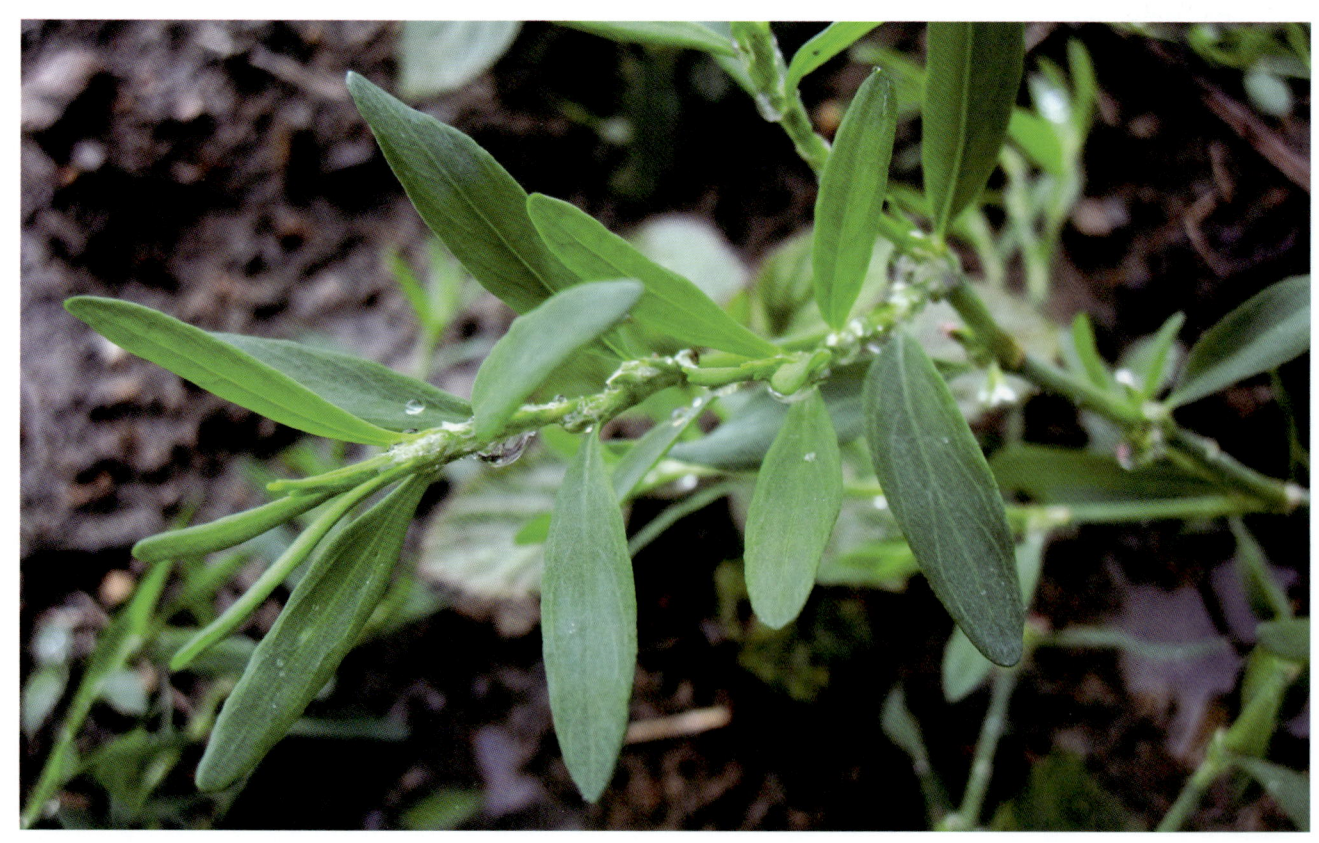

食疗药膳

●萹蓄车前子粥

原料：萹蓄、车前子各30克，粳米50克。

制法：将萹蓄、车前子（包）入砂锅内，加水500毫升，煎20分钟，去渣留汁。粳米煮粥，兑入药汁，煮1~2沸，待食。

用法：每日2次，温热食服。

功效：清热利湿，通利小便。

适用：前列腺肥大合并感染，症见小便淋漓不畅，甚则点滴不下，小腹胀急，或发热口疮等。

●萹蓄粥

原料：萹蓄嫩茎叶100克，粳米150克。

制法：萹蓄菜加水200毫升，煎至100毫升，去渣留汁，入粳米，再加水600毫升，煮成稠粥。

用法：每日早、晚温服。

功效：清热利湿。

适用：温热下注型外阴瘙痒。

使用注意

脾虚者慎用。

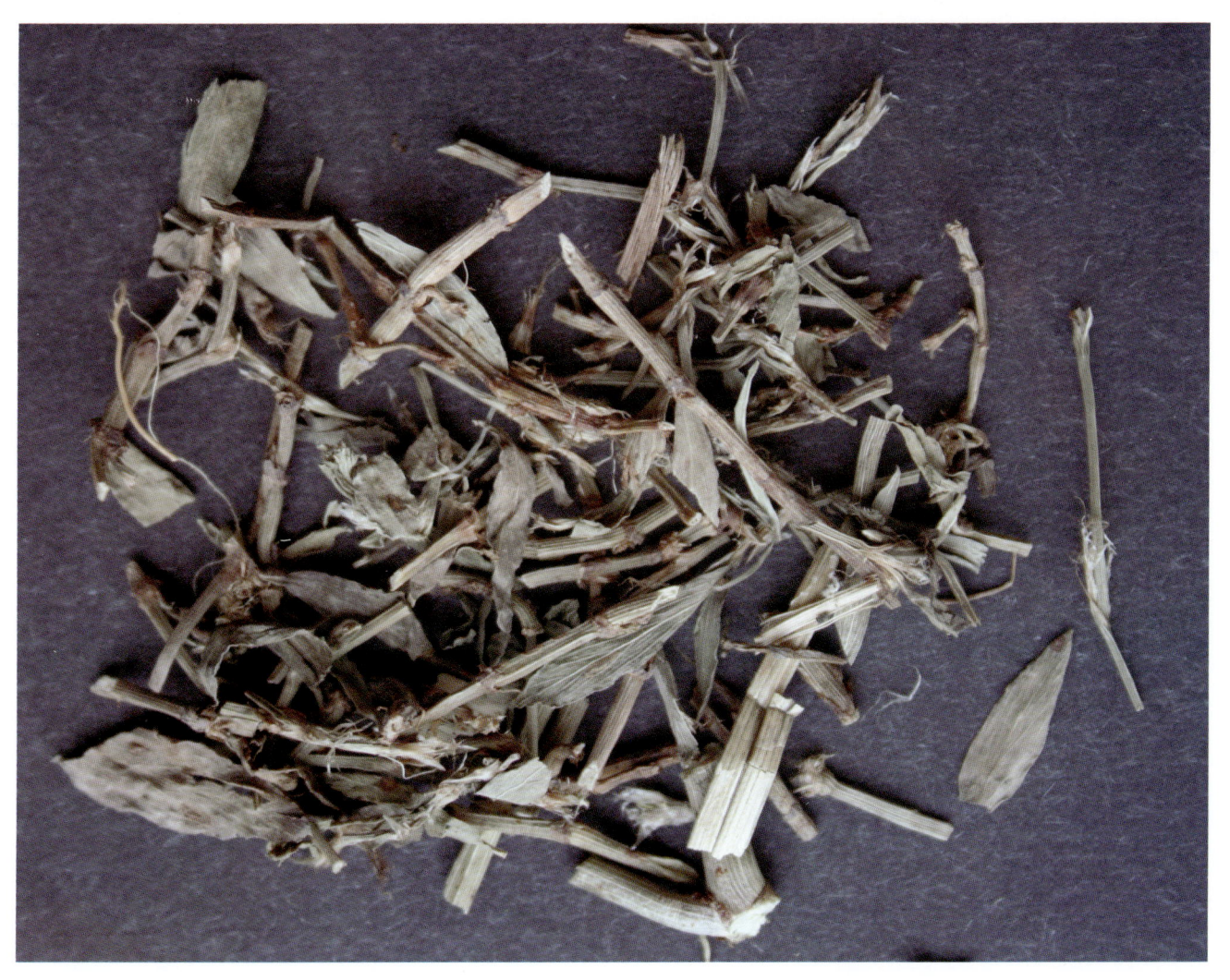

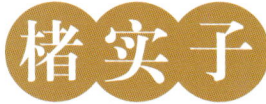

- **别名** 楮实、谷实、柘树子、楮实米、野杨梅、构树子。
- **来源** 本品为桑科植物构树 Broussonetia papyrifera (L.) Vent. 的干燥成熟果实。

【形态特征】落叶乔木，高达16米，有乳汁，树皮平滑，暗灰色，幼枝密生绒毛。叶互生，广卵形，边缘有细锯齿，上面粗糙，下面密被柔毛，三出脉，叶柄密生绒毛。花单性异株，聚花果球形，肉质，橙红色，熟时小瘦果借肉质子房柄向外挺出。果实呈扁圆形或扁卵圆形，表面红棕色或棕色，有网状皱纹或颗粒状突起，一侧有纵棱脊隆起，另侧略平或有凹槽，有的具果梗，偶有未除净的灰白膜质花被。

【生境分布】生长于山谷、山坡或平地村舍旁，有栽培。全国大部分地区均有分布，如江苏、河南、湖北、湖南、甘肃等地。

【采收加工】秋季果实成熟时采集，晒干，放在石臼内用木槌捣去外面浮皮，筛去外壳，收集细小的果实，拣净杂质即可。

【性味归经】甘，寒。归肝、肾经。

【功能主治】补肾清肝，明目，利尿。用于肝肾不足，腰膝酸软，虚劳骨蒸，头晕目昏，目生翳膜，水肿胀满。

【用量用法】内服：煎汤6～12克；或入丸、散。

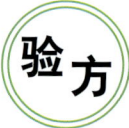

①**水肿胀满**：楮实子20克，茯苓皮25克，莱菔子15克，冬瓜皮50克，水煎服。②**腰膝酸软、头目眩晕**：楮实子、牛膝、杜仲各20克，枸杞子、菊花各15克，水煎服。③**目昏**：楮实子、地骨皮、荆芥穗各等份，研为细末，炼蜜为丸，每次10～15克，米汤下。

使用注意

脾胃虚寒者不宜。

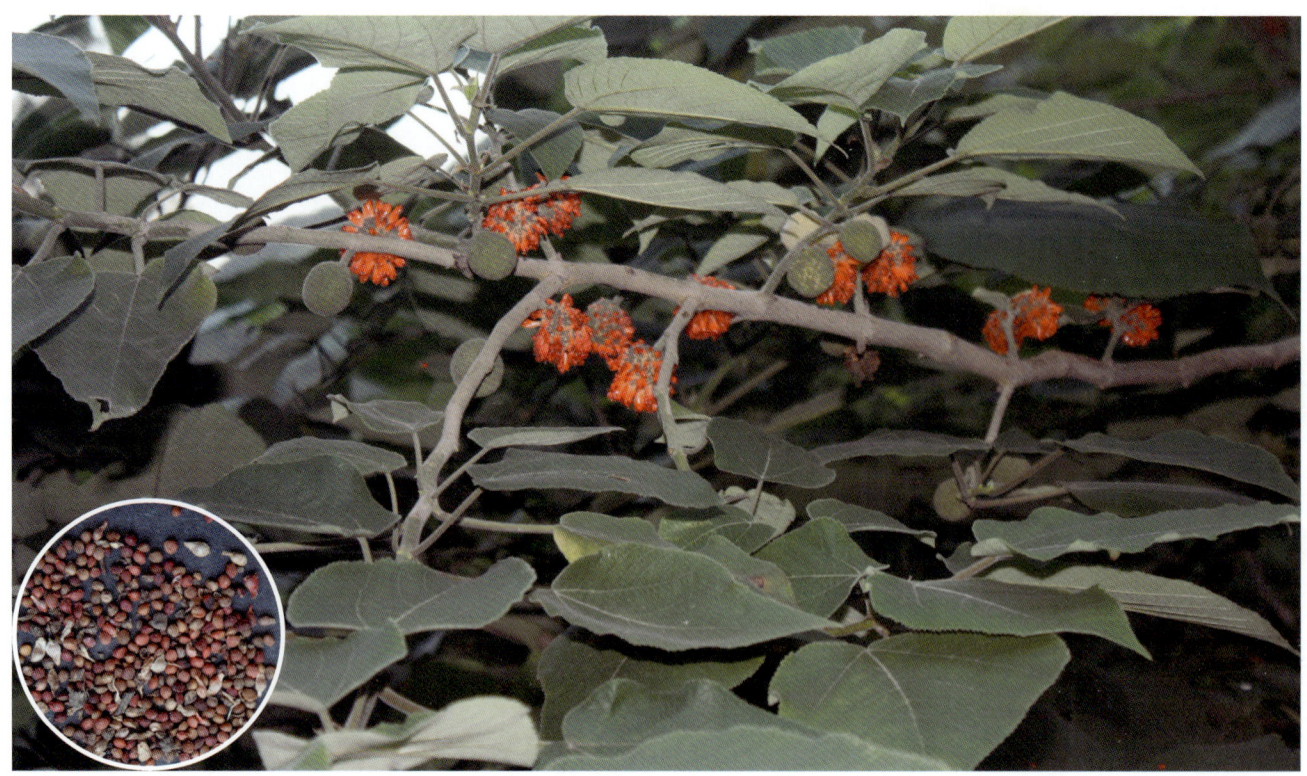

棕榈

- **别名** 棕树、棕板、陈棕、棕骨、棕皮、棕衣树。
- **来源** 本品为棕榈科植物棕榈 *Trachycarpus fortunei*（Hook.f.）H.Wendl.的干燥叶柄。

【形态特征】常绿乔木，高达10米。茎秆圆柱形，粗装挺立，不分枝，径约20厘米，残留的褐色纤维状老叶鞘层层包被于茎秆上，脱落后呈环状的节。叶簇生长于茎顶，向外展开；叶柄坚硬，长约1米，横切面近三角形，边缘有小齿，基部具褐煞费苦心纤维状叶鞘，新叶柄直立，老叶柄常下垂；叶片近圆扇状，直径60～100厘米，具多数皱褶，掌状分裂至中部，有裂片30～50，各裂片先端浅2裂，上面绿色，下面具蜡粉，革质。肉穗花序，自茎顶叶腋抽出，基部具多数大型鞘状苞片，淡黄色，具柔毛。雌雄异株；雄花小，多数，淡黄色，花被6，2轮，宽卵形，雄蕊6，花丝短，分离；雌花花被同雄花，子房上位，密被白柔毛，花柱3裂。核果球形或近肾形，直径约1厘米，熟时外果皮灰蓝色，被蜡粉。花期4～5月，果期10～12月。

【生境分布】栽培于村边、溪边、田边、丘陵地或山地。长江以南各地多有分布。

【采收加工】采棕时割取旧叶柄下延部分和鞘片，除去纤维状的棕毛，晒干。

【性味归经】苦、涩，平。归肺、肝、大肠经。

【功能主治】收敛止血。用于吐血，衄血，尿血，便血，崩漏。

【用量用法】内服：3～9克，煎服，一般炮制后用。

验方

①小便不通：棕榈皮烧存性，水酒送服，每次6克。②呕血、咯血、吐血：棕榈皮、大蓟、小蓟、荷叶、侧柏叶、茅根、茜草根、大黄、山栀、丹皮各等份，烧灰存性，研极细末，白萝卜汁或白藕汁磨京墨半碗，食后调服15克。③血崩不止：棕榈皮烧存性，空腹服9克，淡酒送上。④赤白带下、崩漏、胎气久冷、脐腹疼痛：棕榈皮（烧存性）、蒲黄（炒）各等份，每服9克，空心酒调服。⑤便血：棕榈皮250克，栝楼1个，共烧成灰，每服6克，米汤调下。⑥鼻血不止：棕榈烧灰，吹入流血的鼻孔内。⑦泻痢：棕榈皮烧存性，研为末，水送服一匙。

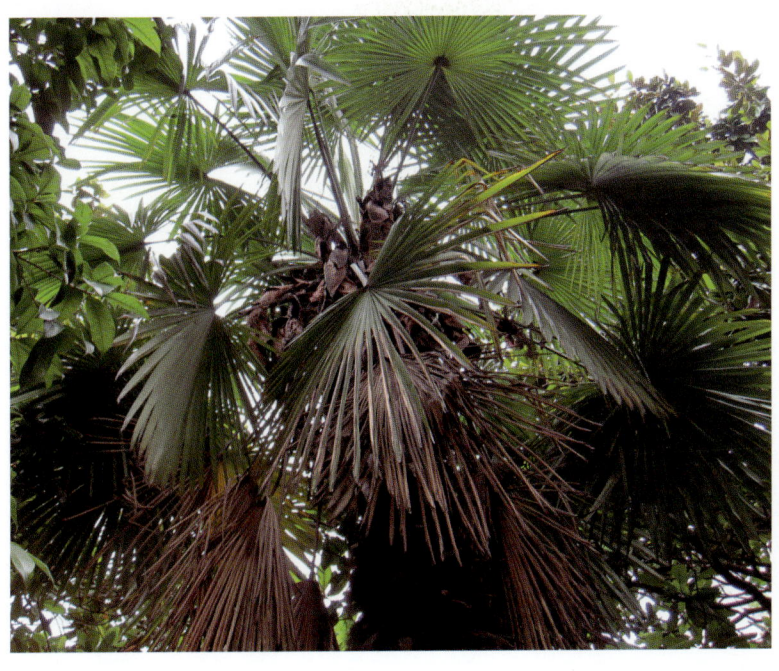
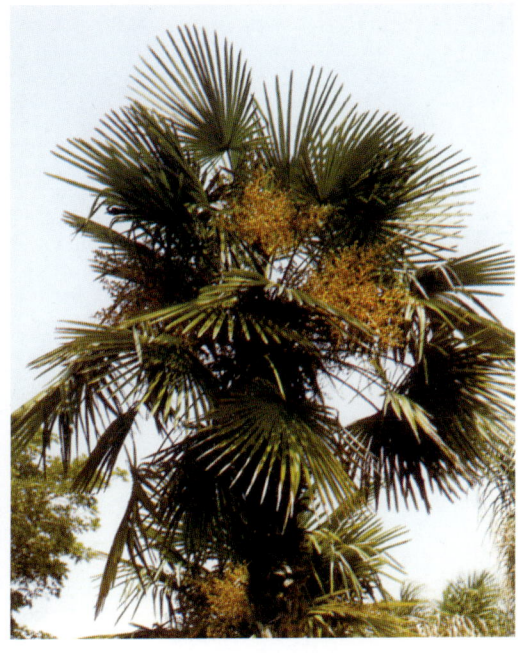

食疗药膳

● 棕榈茶

原料：鲜棕榈叶30克，槐花9克。

制法：将上两味清洗干净，开水冲泡。

用法：代茶频饮。

功效：凉血，泻热。

适用：高血压，预防中风。

● 棕榈花粥

原料：棕榈花30克，粳米60克，冰糖10克。

制法：先把粳米洗净，放入开水锅内煮粥，待粥熟，放入棕榈花与冰糖，再煮1～2沸即可。

用法：每日早晚温热食服，3～5日为1个疗程。

功效：止血，涩肠，止痢，降压。

适用：便血、泄泻、痢疾、高血压等。

● 棕榈根炖猪瘦肉

原料：棕榈根30克，猪瘦肉500克。

制法：将上2味同炖，至肉熟为度。

用法：适量食用。

功效：止血，祛湿，消肿解毒。

适用：血淋。

使用注意

出血诸证瘀滞未尽者不宜独用。

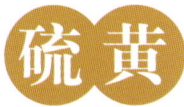

硫黄

- **别名** 硫、胶体硫、硫黄块。
- **来源** 本品为自然元素类矿物硫族自然硫，采挖后，加热熔化，除去杂质；或用含硫矿物经加工制得。

【形态特征】斜方晶系。晶体的锥面发达，偶尔呈厚板状。常见者为致密块状、钟乳状、被膜状、土状等。颜色有黄、浅黄、淡绿黄、灰黄、褐色和黑色等。条痕白色至浅黄色。晶面具金刚光泽，断口呈脂肪光泽。半透明。解理不完全，断口呈贝壳状或参差状。硬度1~2。比重2.05~2.08。性脆，易碎。用手握紧置于耳旁，可闻轻微的爆裂声。体轻，有特异的臭气，味淡。

【生境分布】常见于温泉、喷泉、火山口区域；沉积岩中也常有之。分布于山西、陕西、河南、山东、湖北、湖南、江苏、四川、广东、台湾等地。

【采收加工】将泥块状的硫黄及矿石，在坑内用素烧罐加热熔化，取其上层之硫黄溶液，倒入模型内，冷却后，取出。

【性味归经】酸，温；有毒。归肾、大肠经。

【功能主治】外用解毒杀虫疗疮；内服补火助阳通便。外治用于疥癣，秃疮，阴疽恶疮；内服用于阳痿足冷，虚喘冷哮，虚寒便秘。

【用量用法】内服：1~3克，或入丸、散。外用：适量，研末撒，或油调搽，或烧烟熏。

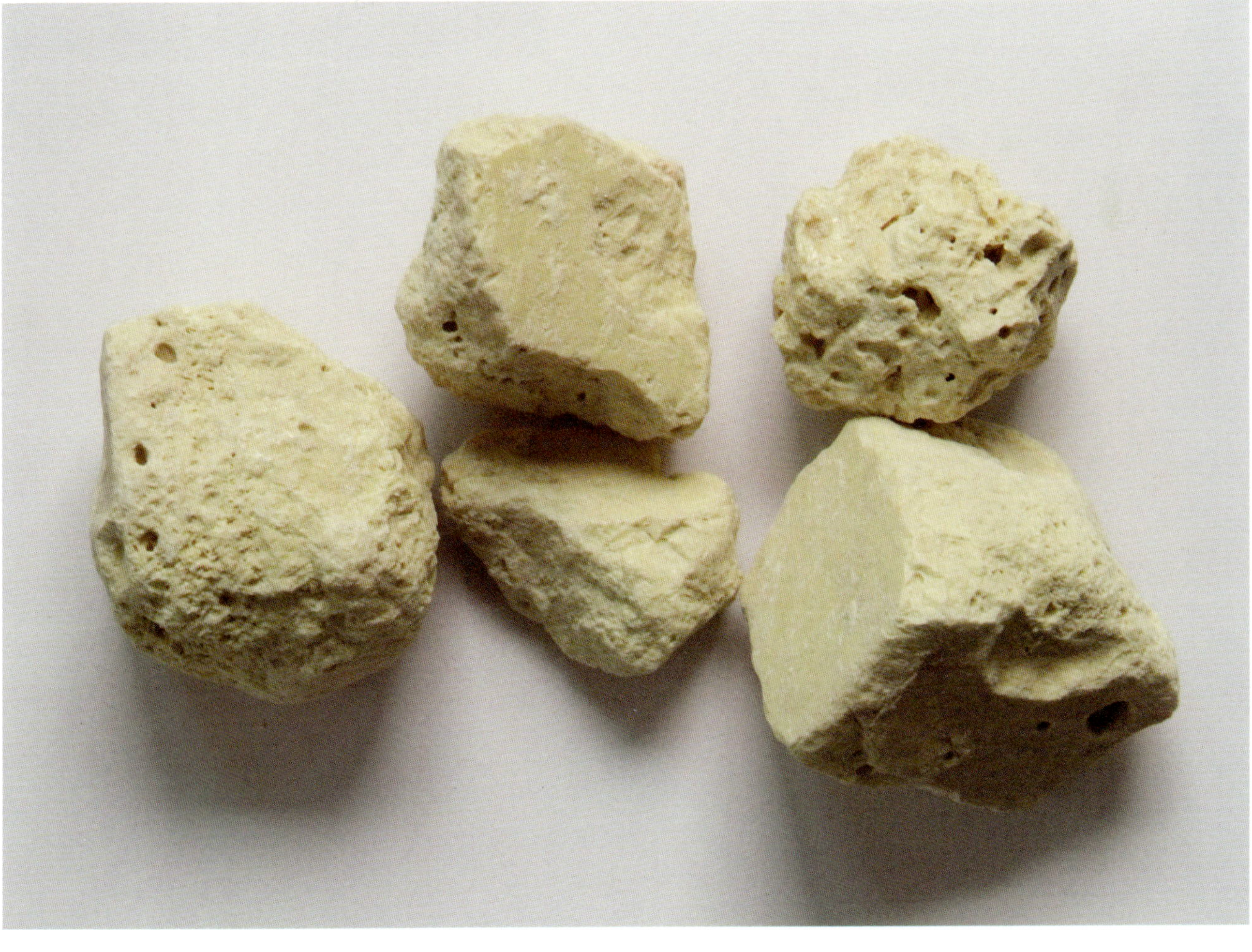

验方

①**疥疮**：硫黄粉10克，樟脑、冰片各25克，均先用少量酒精溶解，调入凡士林500克，外搽。②**癣病**：硫黄30克，雄黄、轻粉、花椒、红粉各20克，信石10克，共研细末过筛，加入水银20克擂散，调和凡士林备用，外搽。③**湿疹**：硫黄粉60克，枯矾150克，煅石膏500克，青黛30克，冰片1.5克，研末，香油调搽或干撒。④**阴囊、阴唇湿疹瘙痒**：硫黄10克，丑方草、地肤子、生大黄各30克，明矾5克，白鲜皮15克，煎汤熏洗。⑤**白癜风**：硫黄30克，密陀僧60克，枯矾10克，轻粉5克，共研细末，调入地塞米松，每日搽患处3～5次。⑥**蛲虫**：硫黄细末香油调搽肛门，每晚1次，连用7～10日。⑦**酒糟鼻**：硫黄、大黄各等份，研细拌匀，取5克加水调糊，睡前搽鼻部。⑧慢性泄泻（虚证之久泻）：硫黄1克，合四神丸，分2次冲服。

食疗药膳

● 硫黄茶

原料：硫黄、诃子皮、茶叶各9克。
制法：硫黄研极细，与其他两味和匀，加水摇匀即可。
用法：当茶频饮。
功效：温肾。
适用：久泻、五更泻。

● 硫黄粥

原料：硫黄0.5克，白粮米60克。
制法：上水煮白粮米做粥，待熟后加入硫黄末及酒10毫升，搅匀，煮沸3分钟即可。
用法：空腹服用。
功效：温中散寒，养胃。
适用：脾胃气弱久冷、不思饮食者。

● 硫黄丁香鸡蛋

原料：丁香、硫黄各1克，鸡蛋1枚。
制法：将丁香、硫黄研成极细末，再将鸡蛋穿一小洞，放入丁香、硫黄，用湿草纸封口，蒸熟备用。
用法：空腹时用米酒10毫升送服。
功效：壮肾阳，通经脉，补气血，理冲任。
适用：肾阳不足所引起的闭经。

使用注意

阴虚火旺及孕妇忌服。不宜过量或久服。

雄黄

- **别名** 黄石、熏黄、石黄、黄金石、黄食石、天阳石、鸡冠石。
- **来源** 本品为硫化物类矿物雄黄的矿石。

【形态特征】单斜晶系雄黄矿石,雄黄为主与雌黄、方解石、石英、辰砂等共生。本品呈柱状、粒柱状,单晶呈放射状粒状集合体,成为不规则块状或粉末,大小不一。橙红色或深红色。块状的表面覆有橙黄色粉末,手摸染指。具金刚光泽,断面呈树脂光泽或脂肪光泽,半透明至微透明。质松脆,易碎,硬度1.5~2.0,比重3.4~3.6,条痕橙黄色。断面色更鲜艳,具细砂孔。其中颜色鲜艳、半透明、有光泽、质松脆的习称"明雄""雄黄精"或"腰黄"。微有特异蒜臭气,味淡。

【生境分布】分布于湖南、贵州、云南、四川等地。

【采收加工】随时可采,除去杂质,研成细粉或水飞用。切忌火煅。

【性味归经】辛,温;有毒。归肝、大肠经。

【功能主治】解毒杀虫,燥湿祛痰,截疟。用于痈肿疔疮,蛇虫咬伤,虫积腹痛,惊痫,疟疾。

【用量用法】内服:0.05~0.1克,或入丸、散。外用:适量,研末敷,调搽或烧烟熏。

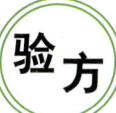

验方 ①疥癣、湿疹、脓疱疮、带状疱疹、神经性皮炎:以本品配白矾外用,如《医宗金鉴》二味拔毒散。②毒蛇咬伤:本品配五灵脂为末,酒调服,并以末外掺伤处。③肠道寄生虫病(用于蛔虫症等):常与槟榔、牵牛子、大黄配伍,如《沈氏尊生书》牵牛丸。④蛲虫病:雄黄15克,与凡士林油60克调匀,每晚睡前搽肛门内及周围,次日晨擦去,连用3~7日。⑤白血病:雄黄、青黛按1:9的重量比研细混匀,装胶囊或压成片剂,每日10克,分3次口服,配合辨证施治汤药。⑥癫痫:雄黄、双钩藤、制乳香各25克,琥珀、天麻、竺黄、全蝎、胆南星、郁金、黄连、木香各19克,明矾、芥穗、甘草各13克,朱砂5克,珍珠、冰片各2克,绿豆200粒。上药除雄黄、朱砂外,余药共研细末,制成水丸如绿豆大,雄黄、朱砂研细末为衣,每日2次,分早晚温开水冲服,成人每次4~6克。1周岁儿童每次1~1.5克。儿童1个月,成人3个月为1个疗程。⑦疟疾:雄黄粉0.3克,六一散2克,二药混匀,分成2包,于疟疾发作前2小时调服1包,4~6小时后再服1包。⑧血吸虫:雄黄6克,枯矾10克,雷丸11克,阿魏25克,先化阿魏,再将前3味共研细末,放阿魏汁内为丸,每服4.8克。⑨流行性腮腺炎:雄黄45克,明矾50克,冰片3~5克,共研细末,每次2~3克,75%酒精调成糊状,搽于局部。

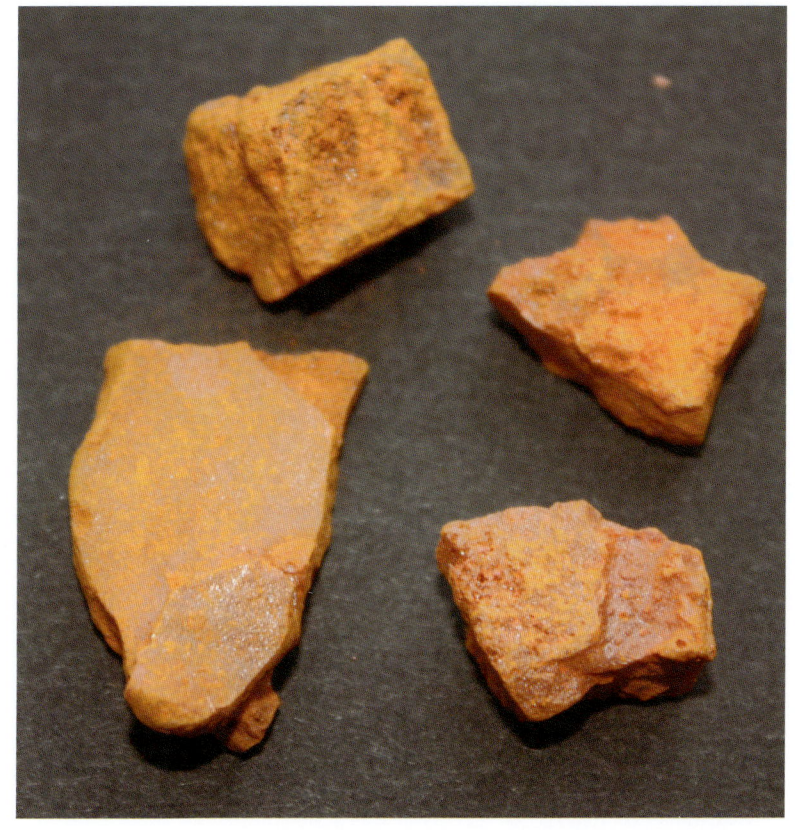

食疗药膳

●万灵至宝仙酒

原料：雄黄、黄柏、知母各30克，淫羊藿150克，当归120克，列当（也可以肉苁蓉代替）、仙茅各60克，白酒3500毫升。

制法：将上药切碎，与白酒共置入瓶内封固，以桑柴小火悬瓶煮6小时，再埋地内3昼夜（去火毒）取出。待7日后将药挖出，晒干为末，稻米面打为糊丸（桐子大），待用。

用法：酒药同服，每日早晚各服药丸30粒，饮服药酒。

功效：生精血，益肾水，进饮食，助阳补阴，强身健体。

适用：阳痿、遗精、滑精、白浊、小便淋漓不尽、诸虚百损、五劳七伤、诸风杂证等。

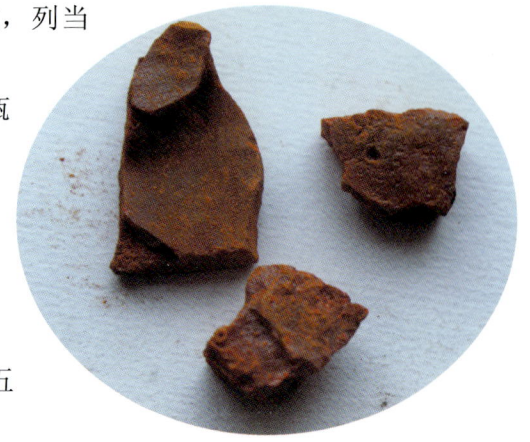

●雄黄胡荽酒

原料：雄黄（如杏仁大）1块，石胡荽1撮，红糖（核桃大）1块，人乳、白酒各10毫升。

制法：将前三味药共捣烂如泥，入人乳和白酒拌匀即可。

用法：每日2次，敷患处。

功效：止血排毒。

适用：毒蛇咬伤应急治疗。

使用注意

孕妇忌服。切忌火煅，煅烧后即分解氧化为三氧化二砷（As_2O_3），有剧毒。雄黄能从皮肤吸收，故局部外用也不能大面积搽擦及长期持续使用。

紫石英

- **别名** 萤石、氟石。
- **来源** 本品为氟化物类矿物萤石族萤石 Fluorite，主含氟化钙。

【形态特征】等轴晶系。晶体呈立方体、八面体、十二面体；集合体常呈致密粒状块体出现。颜色很少是无色透明的，大部分被染成各种颜色，如黄、浅绿、浅蓝、紫色及紫黑色等，以浅绿、紫色和紫黑色者为最常见，其色可因加热、压力、X射线、紫外线等而改变，加热时能失去色彩，而受X射线照射后，又恢复原色。条痕白色。玻璃光泽。透明至微透明。解理依八面体，断口呈贝壳状。硬度4，比重3.18。加热后显荧光。

【生境分布】形成于热液矿床中，或伟晶气液作用形成的矿脉中。有时也大量出现于铅锌硫化物矿床中。分布于浙江武义、义乌、金华一带，甘肃、河南、湖南也是主要分布区。此外，黑龙江、辽宁、山西、山东、江苏、安徽、江西、福建、湖北、广东、四川、贵州、云南等地亦有分布。

【采收加工】采挖后，除去杂石。

【性味归经】甘，温。归肾、心、肺经。

【功能主治】温肾暖宫，镇心安神，温肺平喘。用于肾阳亏虚，宫冷不孕，惊悸不安，失眠多梦，虚寒咳喘。

【用量用法】内服：9~15克，先煎。

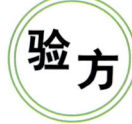

验方

①**癫痫**：紫石英配伍赤石脂、龙骨、牡蛎、钩藤、大黄等同用。 ②**痈肿毒**：紫石英醋淬，捣为末，生姜、米醋煎敷之。 ③**不孕证或受孕多小产者**：紫石英（煅研）200克，香附、川芎、当归、白术各300克，枸杞子、熟地黄各200克，为末，蜜丸梧子大，早晚各服3~9克。

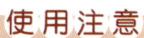

食疗药膳

● **紫石英粥**

原料：紫石英12克，糯米60克，红糖适量。

制法：先将紫石英打碎淘净，加水煎成浓汁，去渣留汁。然后把洗净的糯米和红糖煮粥，待粥快好时加入药汁稍煮便可食用。

用法：早餐食用。

功效：镇心神，降逆气，暖子宫。

适用：虚劳惊悸、咳逆上气、妇女宫寒不孕者。

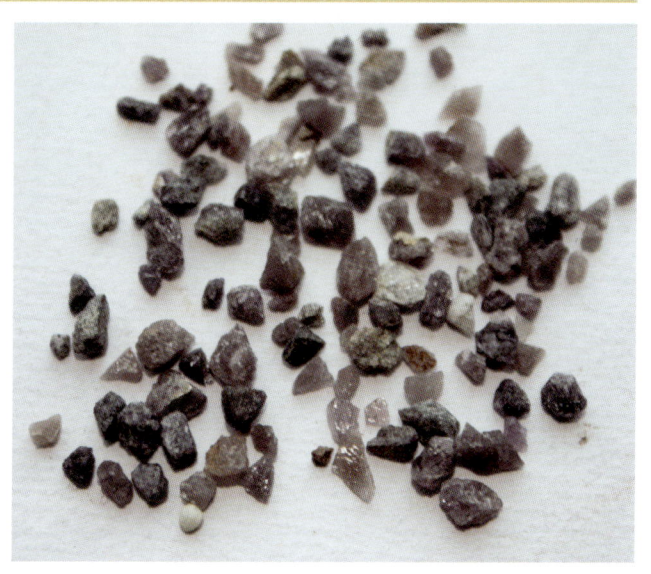

使用注意

阴虚火旺者忌服。

紫花地丁

- **别名** 地丁、紫地丁、地丁草、堇堇草。
- **来源** 本品为堇菜科多年生草本植物紫花地丁 Viola yedoensis Makino 的干燥全草。

【形态特征】多年生草本，全株具短白毛、主根较粗。叶基生，狭叶披针形或卵状披针形，顶端圆或钝，稍下延于叶柄成翅状，边缘具浅圆齿，托叶膜质。花两侧对称、具长梗，卵状披针形，基部附器矩形或半圆形、顶端截形、圆形或有小齿。蒴果椭圆形，熟时3裂。

【生境分布】生长于路旁、田埂和圃地中。分布于江苏、浙江、安徽及东北地区。

【采收加工】夏秋果实成熟时采收，洗净鲜用或晒干，切段生用。

【性味归经】苦、辛，寒。归心、肝经。

【功能主治】清热解毒，消痈散结。用于疔疮肿毒，痈疽发背，丹毒，毒蛇咬伤。

【用量用法】内服：15～30克，煎服。外用：适量。

验方 ①中耳炎：紫花地丁12克，蒲公英10克（鲜者加倍），将上药捣料，置热水瓶中，以沸水冲泡大半瓶，盖闷10多分钟后，1日内数次饮完。②前列腺炎：紫花地丁16克，车前草12克，海金沙10克，水煎服，每日1剂，分早、晚2次服用，6日为1个疗程。③疔肿疮毒：鲜紫花地丁100克，捣碎成泥，调米泔水过滤，将滤液分早、中、晚3次内服，药渣外敷患处，每日1剂，连服3～6日。

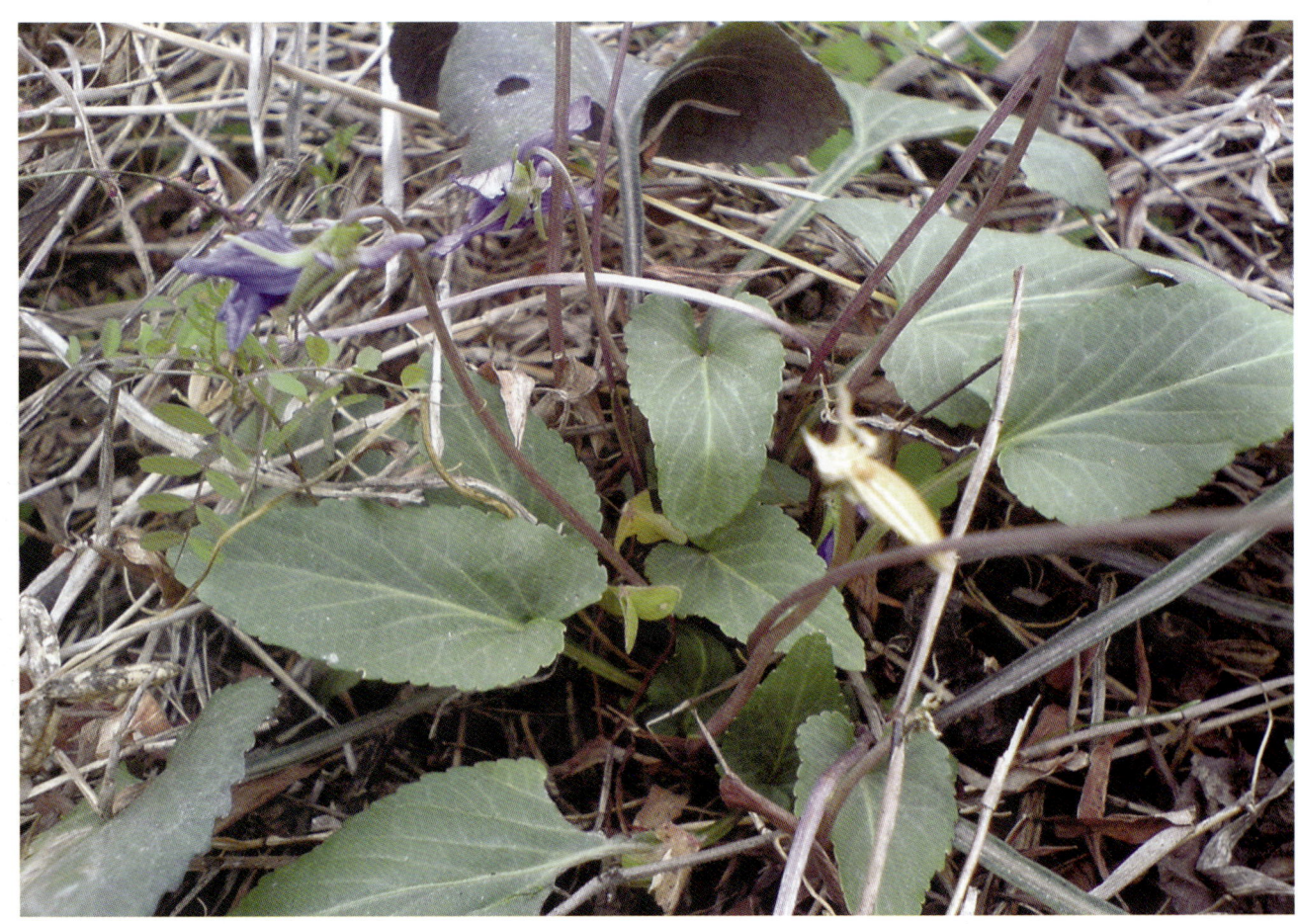

食疗药膳

●地丁败酱糖汁

原料：紫花地丁、败酱草、蒲公英各30克，红糖适量。
制法：取前3味加水500毫升，煎取400毫升，加红糖适量。
用法：代茶频饮，每次200毫升，每日2次。
功效：清热解毒。
适用：产后感染发热。

●疗黄肉膳

原料：紫花地丁、冬葵全草各60克，猪瘦肉、天胡荽各90克，车前草30克。
制法：将上几味置砂锅内，加清水小火共炖，待肉熟烂为度，去药渣。
用法：食肉、喝汤，每日服尽，连服1周。
功效：清热，解毒，利水，退黄，补虚。
适用：黄疸。

使用注意

体质虚寒者忌服。

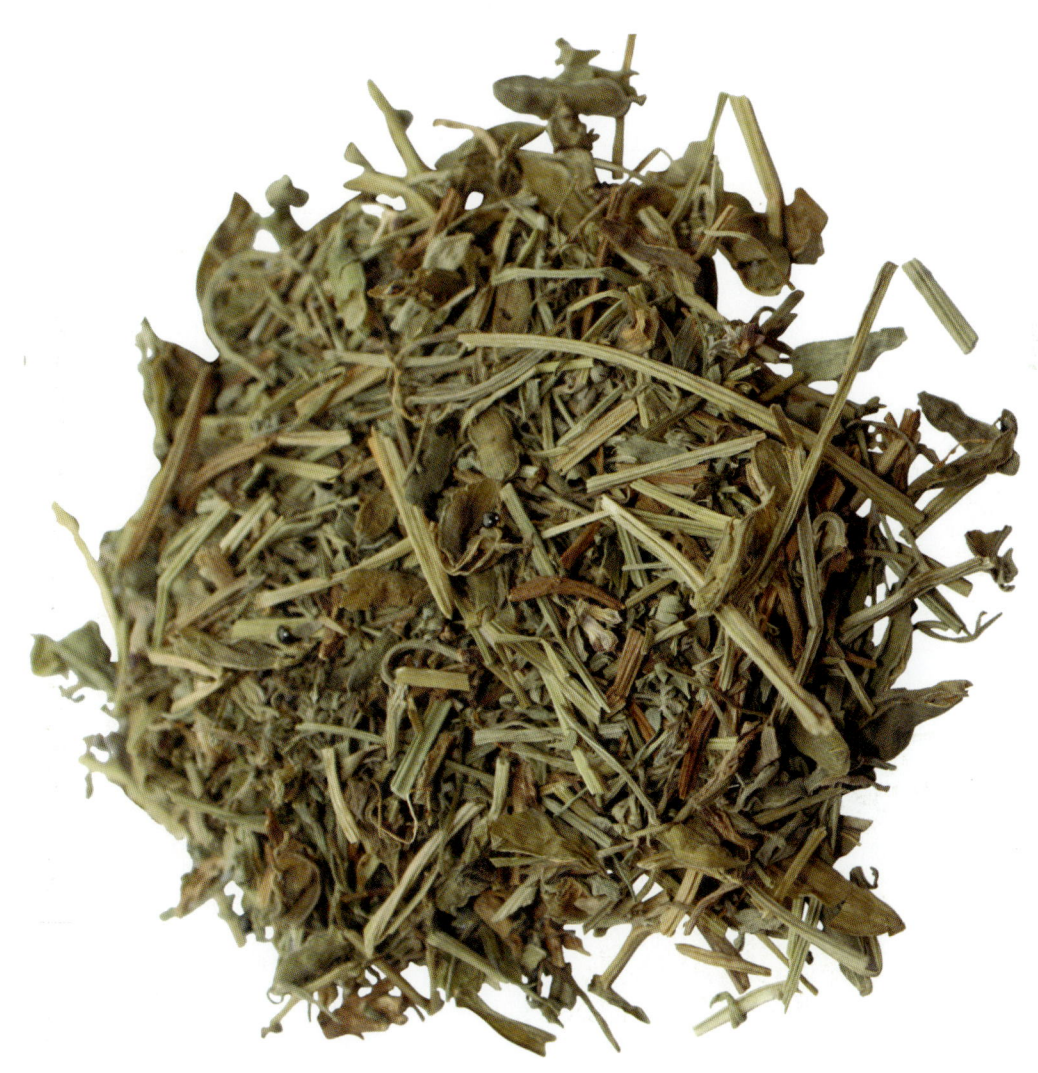

紫花前胡

- **别名** 土当归、鸭脚七、野辣菜、山芫荽、鸭脚板、桑根子苗、鸭脚前胡。
- **来源** 本品为伞形科植物紫花前胡 Peucedanum decursivum (Miq.) Maxim 的干燥根。

【形态特征】多年生草本，高1～2米。叶1回至近2回羽状分裂，小叶柄的边缘翅状延长，最终裂片椭圆形，长圆状披针形至倒卵状椭圆形，长5～13厘米，宽2.5～5.5厘米，边缘有细而规则的锯齿；茎上部叶片成膨大的紫色叶鞘。复伞形花序，顶生或腋生；小总苞数个，披针形；花深紫色，成近球形的小伞形花序，花梗丝线状。果实卵圆形至卵状长椭圆形。花期8～9月，果期10月。

【生境分布】生长于草甸、沟边草丛、灌丛草甸、灌丛中、林缘湿草甸、山坡林缘、山坡林中、山坡林中溪边、山坡疏林中、湿地、溪边、阳坡。分布于黑龙江、吉林、辽宁、陕西、甘肃、江苏、安徽、浙江、江西、福建、河南、湖北、湖南、广东、广西、重庆市、四川、云南。

【采收加工】秋、冬二季地上部分枯萎时采挖，除去须根，晒干。

【性味归经】苦、辛，微寒。归肺经。

【功能主治】降气化痰，散风清热。用于痰热喘满，咯痰黄稠，风热咳嗽痰多。

【用量用法】内服：3～9克，煎服；或入丸、散。

验方

①**慢性呼吸衰竭**：前胡、冬花、射干、紫菀、半夏、杏仁、陈皮各10克，桂枝、麻黄、五味子各6克，细辛3克，水煎分3次口服，每日1剂，半月为1个疗程。②**急性支气管炎**：前胡、杏仁、桑皮、荆芥、矮地茶、桔梗各10克，法半夏、陈皮、甘草各6克，每日1剂，水煎3次分服。加减：久咳外感者加黄精20克，白及10克；痰中带血者加茅根、侧柏叶各10克，形寒肢冷者加麻绒、桂枝各6克，连服3～6剂。③**小儿间质性肺炎**：前胡、白薇、地骨皮、玉竹、桑皮各8克，鼠曲草、白前各10克，甘草6克。加减：久病阴虚盗汗者加白参9克磨调；痰中带血者加生地、茜草各6克；咳逆呕吐者加法半夏4克，芦根8克；并患外感者加荆芥6克，青蒿8克，每日1剂，连服10剂。④**慢性支气管炎**：前胡、桔梗、炙麻黄、炙甘草、葶苈子各6克，苦杏仁、炙紫菀、浙贝母各9克，水煎服，每日1剂，13日为1个疗程。⑤**白内障术后虹膜睫状体炎**：前胡、藁本、当归、防风各10克，白芍、熟地、车前子、茺蔚子各15克，川芎、红花各6克，夏枯草12克，生甘草3克，水煎服。

使用注意

不可施诸气虚血少之病。

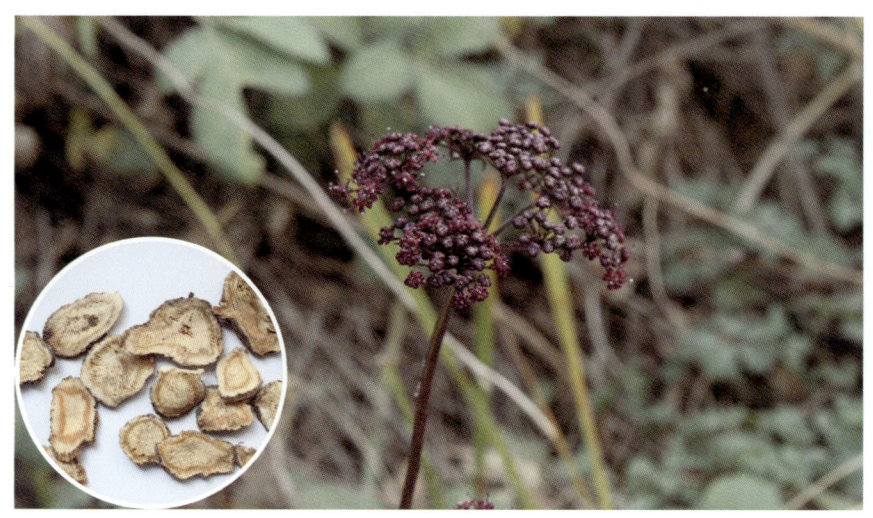
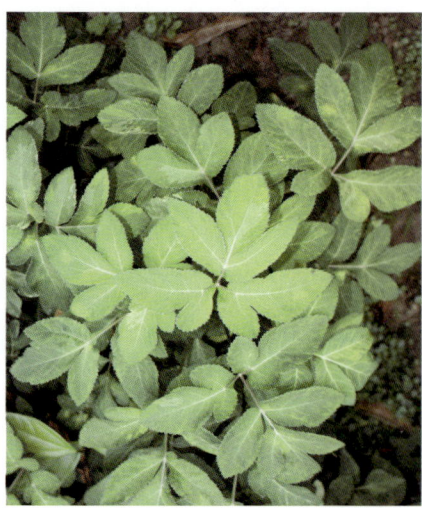

紫苏子

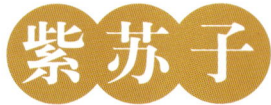

- **别名** 苏子、任子、黑苏子、铁苏子。
- **来源** 本品为唇形科植物紫苏Perilla frutescens (L.) Britt.的干燥成熟果实。

【形态特征】一年生草本，高30~200厘米。具有特殊芳香。茎直立，多分枝，紫色、绿紫色或绿色，钝四棱形，密被长柔毛。叶对生；叶柄长3~5厘米，紫红色或绿色，被长节毛；叶片阔卵形、卵状圆形或卵状三角形，长4~13厘米，宽2.5~10厘米，先端渐尖或突尖，有时呈短尾状，基部圆形或阔楔形，边缘具粗锯齿，有时锯齿较深或浅裂，两面紫色或仅下面紫色，上下两面均疏生柔毛，沿叶脉处较密，叶下面有细油腺点；侧脉7~8对，位于下部者稍靠近，斜上升。轮伞花序，由2花组成偏向一侧成假总状花序，顶生和腋生，花序密被长柔毛；苞片卵形、卵状三角形或披针形，全缘，具缘毛，外面有腺点，边缘膜质；花梗长1~1.5毫米，密被柔毛；花萼钟状，长约3毫米，10脉，外面部密被长柔毛和有黄色腺点，顶端5齿，2唇，上唇宽大，有3齿，下唇有2齿，结果时增大，基部呈囊状；花冠唇形，长3~4毫米，白色或紫红色，花冠筒内有毛环，外面被柔毛，上唇微凹，下唇3裂，裂片近圆形，中裂片较大；雄蕊4，二强，着生长于花冠筒内中部，几不伸出花冠外，花药2室；花盘在前边膨大；雌蕊1，子房4裂，花柱基底着生，柱头2室；花盘在前边膨大；雌蕊1，子房4裂，花柱基底着生，柱头2裂。小坚果近球形，灰棕色或褐色，直径1~1.3毫米，有网纹，果萼长约10毫米。花期6~8月，果期7~9月。

【生境分布】多为栽培。分布于湖北、江苏、河南、山东、江西、浙江、四川等地。

【采收加工】秋季果实成熟时采收，除去杂质，晒干。

【性味归经】辛，温。归肺经。

【功能主治】降气化痰，止咳平喘，润肠通便。用于痰壅气逆，咳嗽气喘，肠燥便秘。

【用量用法】内服：3~10克，煎服。

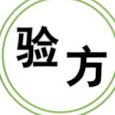

①**慢性支气管炎，支气管哮喘（对于咳嗽气喘、胸满胁痛者）**：紫苏子、菜籽各9克，白芥子6克，如三子养心汤。对于咳嗽气喘、呼吸困难，属于痰涎壅盛、肾气不足者，可用本品配伍前胡、半夏、厚朴、当归、陈皮、肉桂、甘草、生姜，如《和剂局方》苏子降气汤。
②**肺气肿、肺源性心脏病（对于痰涎壅盛，咳嗽气喘、呼吸困难者）**：也可用紫苏子降气汤。③**便秘**：紫苏子与火麻仁、瓜蒌仁、杏仁同用。④**蛔虫病**：紫苏子生品捣烂或嚼吃，成人每次50~70克，4~10岁每次20~50克，每日2~3次，空腹服，连服3日。因蛔虫引起胃痛、胆绞痛及呕吐者，用花椒3克，米醋250毫升，熬水1次顿服，痛止后再服紫苏子。⑤**百日咳**：紫苏子、杏仁、川贝、百部、米壳、陈皮、法半夏各等份，研为极细末。每周岁每次0.5克，每日3~4次，不足1周岁每次服0.25克，每日3次。

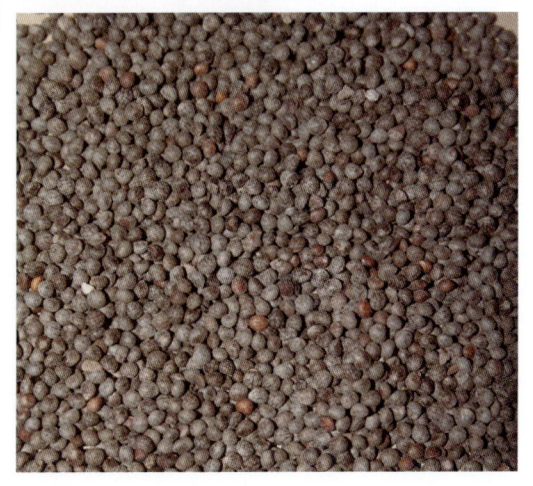

使用注意

气虚久嗽、阴虚喘逆、脾虚便滑者皆不可用。

紫苏叶

- **别名** 苏叶。
- **来源** 本品为唇形科植物紫苏 *Perilla frutescens* (L.) Britt. 的干燥叶（或带嫩枝）。

【形态特征】同紫苏子。

【生境分布】同紫苏子。

【采收加工】夏季枝叶茂盛时采收，除去杂质，晒干。

【性味归经】辛，温。归肺、脾经。

【功能主治】解表散寒，行气和胃。用于风寒感冒，咳嗽呕恶，妊娠呕吐，鱼蟹中毒。

【用量用法】内服：5～10克，煎服。

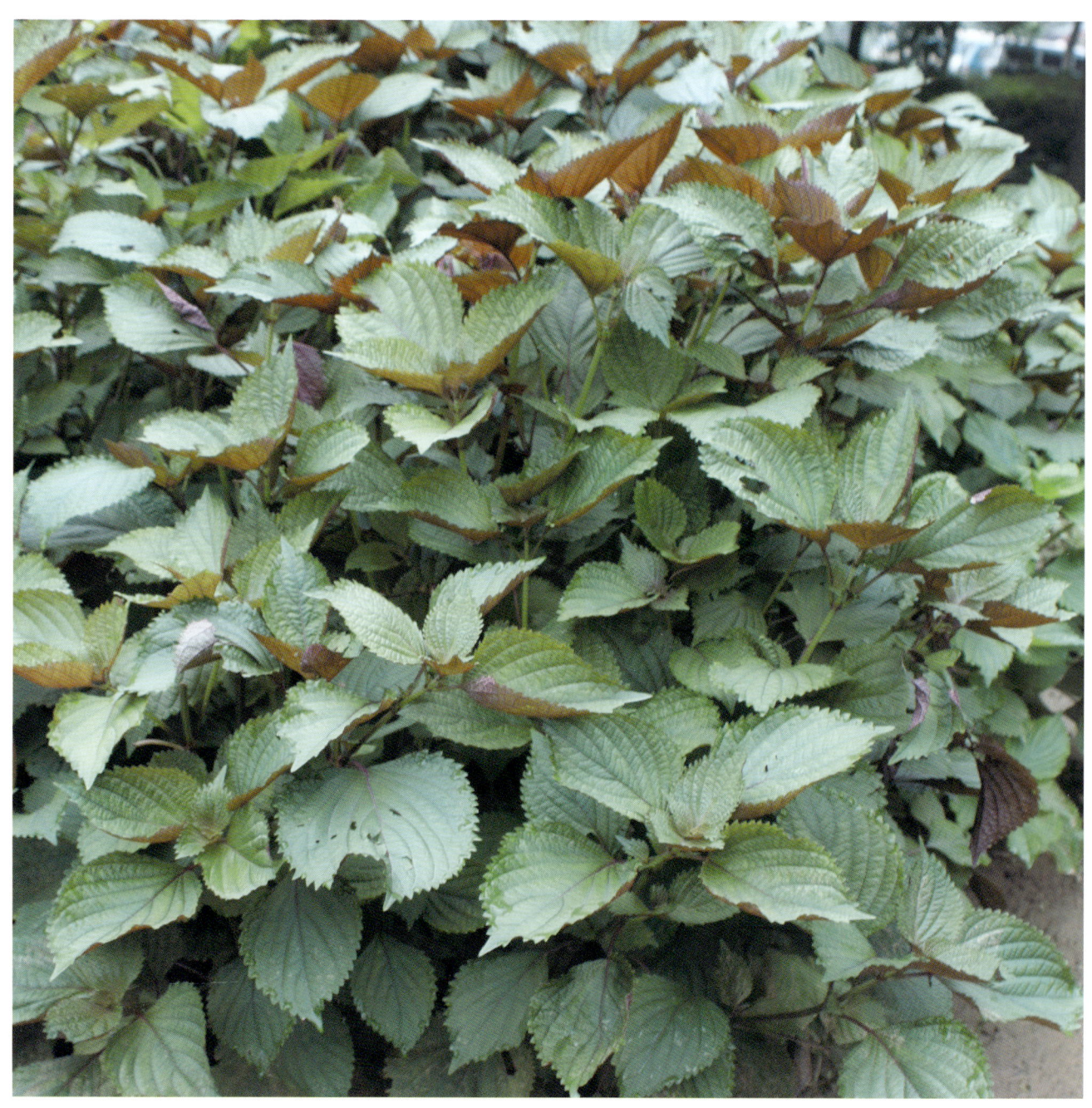

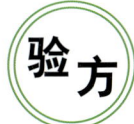

①**寒泻**：紫苏叶15克，水煎加红糖6克冲服。②**解食鱼、鳖中毒**：紫苏叶60克，煎浓汁当茶饮，或加姜汁10滴调服。③**子宫下垂**：紫苏叶60克，煎汤熏洗。④**慢性气管炎**：取干苏叶与少量干姜（1:1），制成25%苏叶药液，每日早晚各服1次，每次100毫升，10日为1个疗程，两疗程间隔3日。⑤**寻常疣**：鲜紫苏叶外擦患处，每日1次，每次10~15分钟，一般连用3~5次。⑥**感冒**：紫苏叶10克，葱白5根，生姜3片，水煎温服。⑦**外感风寒头痛**：紫苏叶10克，桂皮6克，葱白5根，水煎服。⑧**阴囊湿疹**：紫苏茎叶适量，水煎泡洗患处。

食疗药膳

●紫苏红枣茶

原料：紫苏叶15克，红枣10克，姜3块。

制法：将紫苏叶洗净，红枣去核，姜切片。将原料一起放入砂锅中，开锅后用小火煮30分钟，之后将所有原料捞出，再将红枣挑出，再放入砂锅中用小火煮15分钟，代茶饮。

用法：不拘时饮用。

功效：暖胃顺气。

适用：胃寒者饮用。

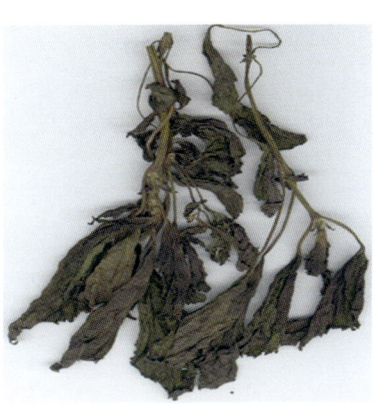

●紫苏叶木瓜茶

原料：鲜紫苏叶、木瓜各500克，白砂糖100克。

制法：将紫苏叶洗净，木瓜切条，2味同白砂糖一起入锅内，加适量水煮沸15分钟，过滤去药渣即成。

用法：每次50克，每日2~3次。

功效：去湿解暑。

适用：夏季感冒、中暑等。

●姜糖苏叶茶

原料：紫苏叶3~6克，生姜3克，红砂糖15克。

制法：将生姜洗净切丝，苏叶洗去尘垢，同装入茶杯内，以沸水200~300毫升，加盖浸泡5~10分钟，再加入红糖搅匀代茶饮。

用法：趁热饮用。

功效：发汗解表，温中和胃。

适用：风寒感冒、恶寒发热、头痛、咳嗽、无汗，或恶心呕吐、腹胀、胃痛等。

紫河车

- **别名** 胞衣、胎衣、人胞、混沌衣、混沌皮、混元丹、仙人衣、佛袈裟。
- **来源** 本品为健康产妇的干燥胎盘。

【采收加工】将健康产妇娩出的新鲜胎盘剪去脐带、羊膜，洗净附着的血液，反复浸漂；置砂锅内煮至漂浮水面为度；撑开烘干，或研制为粉。

【性味归经】甘、咸，温。归肺、肝、肾经。

【功能主治】补精，益气，养血。用于虚劳羸瘦，阳痿遗精，不孕少乳，久咳虚喘，骨蒸劳嗽，面色萎黄，食少气短。

【用量用法】2~3克，多入丸、散、片，或装胶囊服。

验方

①**支气管哮喘**：取健康产妇之胎盘，洗净后低温干燥，研成细末或制成丸剂备用，每次6~12克，分3次饭后服。②**慢性气管炎**：新鲜胎盘制成20%蒸馏液，每日肌注1次，每次2毫升，10日为1个疗程。③**母乳缺乏症**：内服紫河车粉，每次0.5~1.0克，每日3次，一般从产后第3日开始。④**偏头痛**：紫河车、炙全蝎、钩藤各18克，共研细末，装胶囊（每粒含生药0.3克），每次0.9克，每日3次口服。痛定后改为每日或间日服0.9克。⑤**胃溃疡**：胎盘粉30克，白及20克，元胡10克，共研细末，装入零号胶囊。每日饭前服4粒，每日3次，21日为1个疗程。⑥**顽固性失眠**：紫河车30克，大枣5枚去核，水煎服，2日1次，连用1月。⑦**不射精**：鲜胎盘半只，生姜5片，盐适量，煎服，每周2次。

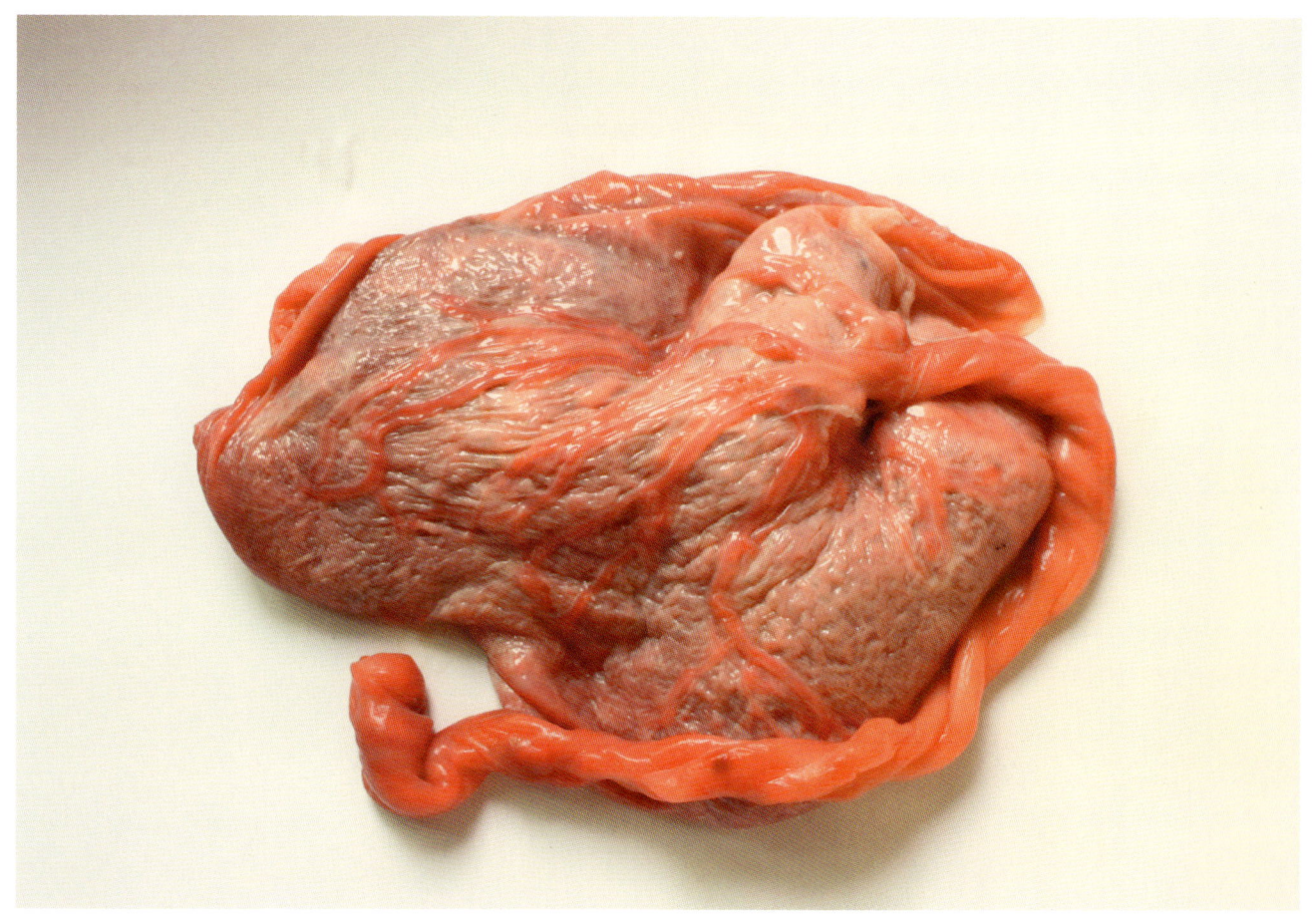

食疗药膳

● 紫河车煨猪爪

原料：猪爪1副，紫河车1具，盐、料酒、姜、葱各适量。

制法：将猪爪去毛，烙皮治净，清洗干净待用；新鲜胎盘去掉外膜，清洗干净后切成块。砂锅加入适量清水，将猪爪和切成块的新鲜胎盘放入砂锅内，小火煨炖至烂熟，再加入适量料酒、姜、葱，用盐调味即可。

用法：每日1次，任意食用。

功效：补益元气，滋阴补肾，能增强机体抵抗力。

适用：哮喘病。

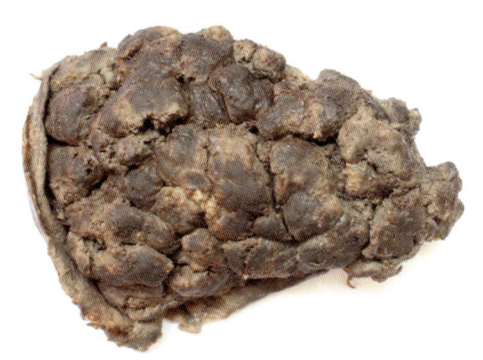

● 冬虫夏草蒸胎盘

原料：新鲜胎盘1个，冬虫夏草10～20克，油、盐各适量。

制法：胎盘洗净血水并切块，加入冬虫夏草、油、盐、清水适量，蒸熟食用。

用法：趁热食用，每日1次。

功效：补元气，益肺肾，滋阴止咳。

适用：肺结核盗汗、阳痿遗精、支气管哮喘、老年人或病后体虚、气血不足喘咳等。

● 参芪炖鲜胎盘

原料：鲜胎盘1个，黄芪、潞党参各60克，当归身20克，生姜15克。

制法：将鲜胎盘割开血管，用清水漂洗干净，置沸水中煮2～3分钟，及时捞出，放入锅内；再将洗净的党参、黄芪、当归身一并加入，加水适量，置大火上烧至欲沸时，打去浮沫；然后加入洗净拍破的生姜，改用小火，炖至胎盘粑熟。

用法：趁热食用胎盘及汤，可分次服完，每日2～3次。

功效：补益气血。

适用：气血不足、虚羸消瘦、劳热骨蒸、不育、不孕及授乳妇女乳汁不足等。

● 紫河车蒸鸽蛋

原料：紫河车、党参各10克，红枣7枚，鸽蛋10个，盐、姜、葱、绍酒、鸡汤各适量。

制法：紫河车烘干，打成细粉，红枣去核，党参切片，鸽蛋煮熟去壳，葱切花，姜切丝。把去壳鸽蛋、紫河车粉、红枣、党参、姜、盐、葱、绍酒放入蒸杯内，加入鸡汤200毫升。把蒸杯置大火、大汽蒸笼内，蒸30分钟即成。

用法：每日1次，每次吃鸽蛋4个，喝汤、吃红枣、党参。

功效：大补气血。

适用：气血不足型的心脏疾病患者。

使用注意

阴虚火旺者，不宜单独使用。外感表邪及实热者忌用。

紫草

- **别名** 紫丹、紫根、紫草茸、山紫草、紫草根、硬紫草。
- **来源** 本品为紫草科多年生草本植物紫草和新疆紫草及内蒙古紫草 Arnebia guttata Bunge的干燥根。

【形态特征】紫草为多年生草本，高50～90厘米，全株被糙毛，根长条状，略弯曲，肥厚，紫红色。茎直立，上部分枝。叶互生，具短柄或无柄，叶片粗糙，卵状披针形，全缘或稍呈不规则波状。总状聚伞花序；苞片叶状，披针形或窄卵形，两面具粗毛；萼片5极针形，基部微合生；花冠白色，筒状，先端5裂，喉部有5个小鳞片，基部被毛；雄蕊5；子房4深裂，花柱单一，线形，柱头2裂，小坚果卵圆形，灰白色或淡褐色，平滑有光泽。花期5～6月，果期7～8月。

【生境分布】生长于路边、荒山、田野及干燥多石山坡的灌木丛中。分布于辽宁、湖南、湖北、新疆等地。

【采收加工】春秋两季采挖，除去茎叶，晒干，润透切片用。

【性味归经】甘、咸，寒。归心、肝经。

【功能主治】凉血活血，解毒透疹。用于血热毒盛，斑疹紫黑，麻疹不透，疮疡，湿疹，水火烫伤。

【用量用法】内服：5～10克，煎服。外用：适量，熬膏或用油浸液搽擦。

验方

①**麻疹**：紫草10克，甘草3克，水煎服，隔日1次，共服3次。也可用紫草、丹皮、赤芍各9克，生地15克，水煎服。对于血热毒盛，斑疹紫黑，隐隐不出者，常与赤芍、蝉蜕、木通、甘草配伍，如紫草祛斑汤。对兼有咽喉肿痛者，可与牛蒡子、连翘、山豆根、荆芥、甘草配用，如紫草消毒饮。②**玫瑰糠疹**：紫草15～30克，甘草15克，每日1剂，水煎分2次服；小儿剂量为6～15克，一般10日为1个疗程。③**湿疹、婴儿皮炎糜烂和溃疡**：紫草10克，研为细末，加植物油200克浸泡数日，滤取油汁，紫草油浓度越大，效果越好。另用紫草煎汁或熬膏搽敷也可。④**肌注后硬结**：紫草10克，浸泡在10克麻油（或豆油或其他食用植物油）内，放置6小时后备用；或将紫草浸泡在热沸的麻油内，待冷却后即可使用。用时将紫草油搽敷在硬结皮肤上，面积超1过硬结外围1～2厘米，塑料薄膜覆盖，无菌纱布包扎，胶布固定。或搽敷后不加保护措施，每日搽敷1～6次，一般经24小时即可使硬结消散。⑤**烧烫伤**：用紫草油或用紫草煎汁或熬膏局部搽敷。也可用紫草9克，乳香、血竭、没药、儿茶、白芷各6克，血余炭3克，冰片1.5克，轻粉1.2克，蜂蜡75克，花生油500克，制成红色烧伤膏搽搽。⑥**化脓性中耳炎**：将紫草、苦参各50克，放入香油500毫升中浸泡20小时，然后加热炸至药枯呈黑黄色，过滤后再将冰片6克，枯矾3克研成细末，搅匀备用。先用消毒棉签蘸3%双氧水洗净耳内脓液，滴入本品1～2滴，再用消毒棉签蘸本品适量塞入耳中，最后堵塞外耳道，每日1次。

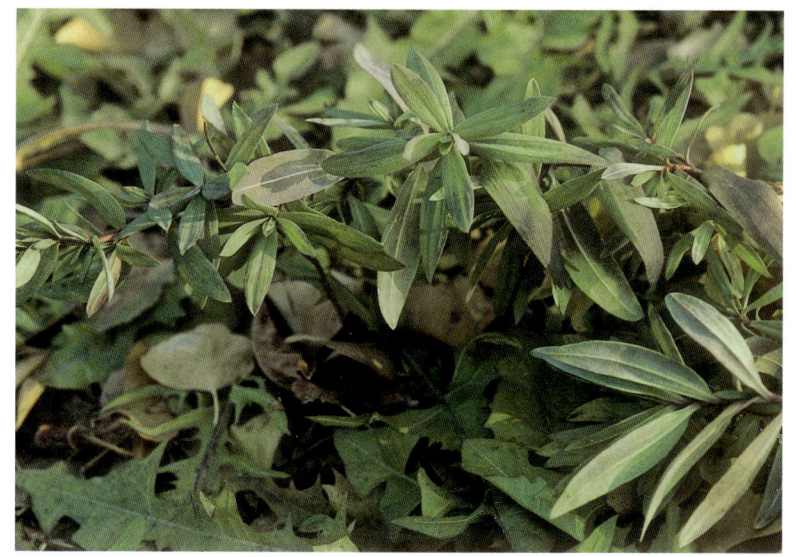

食疗药膳

● 紫草薏苡仁汁

原料：紫草、薏苡仁、白糖各15克。
制法：将前二味同放锅中，加水1000毫升，煮取汁750毫升，趁热放入白糖，搅至溶化，晾凉服用。
用法：每日1剂，代茶饮用，14日为1个疗程。
功效：清热凉血，解毒除湿。
适用：湿郁化毒所致的扁平疣。

● 紫草大枣汤

原料：紫草50克，大枣30克。
制法：将紫草、大枣同放入砂锅内，加水适量，置火上煎20分钟。
用法：吃枣喝汤，每日1次，连用7日。
功效：清热凉血化斑。
适用：血热妄行引起的紫癜。

● 紫草粥

原料：紫草15克，大米100克，白糖适量。
制法：将紫草洗净，放入锅中，加清水适量，水煎取汁，再加大米煮粥，待熟时调入白糖，再煮一、二沸即成。
用法：每日1剂。
功效：凉血退疹，清热解毒。
适用：斑疹紫黑、麻疹疹色紫暗及疮疡、阴痒等。

使用注意

本品性寒滑有通便作用，脾虚便溏者忌服。

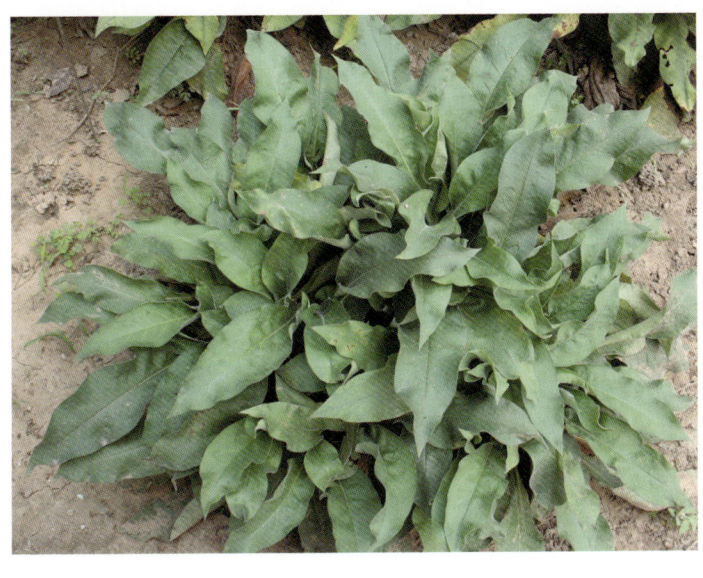
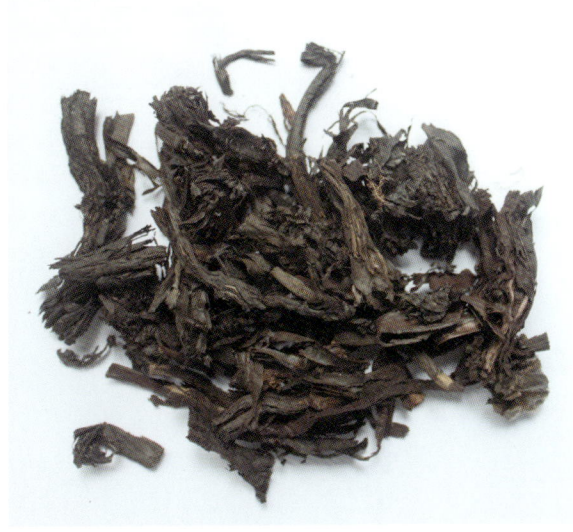

紫珠叶

- **别名** 大风叶、白狗肠、大叶紫珠。
- **来源** 本品为马鞭草科植物杜虹花 Callicarpa formosana Rolfe 的干燥叶。

【形态特征】灌木或小乔木，幼枝被灰白色长茸毛。叶对生，长椭圆形至椭圆状披针形，上面有短柔毛，老时稍粗糙，下面密被灰白色茸毛，两面有不明显的金黄色腺点，聚伞花序5～7次分歧，总花梗长2～4厘米；花萼4齿裂，被星状柔毛；花冠紫色，管状，先端4裂，略被细毛；雄蕊4；子房上位，4室。浆果状核果，小球形，有腺点，熟时紫红色。花期夏季。

【生境分布】生长于山坡、路旁、疏林中。分布于广东、广西、云南、贵州。

【采收加工】夏、秋二季枝叶茂盛时采摘，干燥。

【性味归经】苦、涩，凉。归肝、肺、胃经。

【功能主治】凉血收敛止血，散瘀解毒消肿。用于衄血，咯血，吐血，便血，崩漏，外伤出血，热毒疮疡，水火烫伤。

【用量用法】内服：3～15克，煎服；或研末吞服，一次1.5～3克。外用：适量，敷于患处。

验方 ①咯血：干紫珠叶末1.5～2.1克，调鸡蛋清，每4小时服1次；继用干紫珠叶末6克，水煎，代茶常饮。②肺结核咯血，胃十二指肠溃疡出血：紫珠叶、白及各等量，共研细粉，每服6克，每日3次。③胃溃疡出血：紫珠叶120克，水煎服。④拔牙后出血不止：用消毒棉花蘸紫珠叶末塞之。⑤子宫功能性出血：紫珠叶、地榆、梵天花根各30克，水煎，加红糖30克，在出血的第1日服下，连服数日。⑥血小板减少性紫癜：紫珠叶、猪殃殃、细毛鹿茸草各15克，地榆、栀子根各30克，水煎服。⑦跌打内伤出血：鲜紫珠叶和实60克，冰糖30克，开水炖，分2次服。⑧扭伤肿痛：紫珠草叶、鹅不食草各30克，威灵仙15克，水煎服。或加松节油共捣烂外敷患处。⑨上呼吸道感染，扁桃体炎，肺炎，支气管炎：紫珠叶、紫金牛各15克，秦皮9克，水煎服，每日1剂。⑩阴道炎，宫颈炎：150%紫珠叶溶液，每次10毫升，搽抹阴道。或用阴道栓，每日1次，1星期为1个疗程。

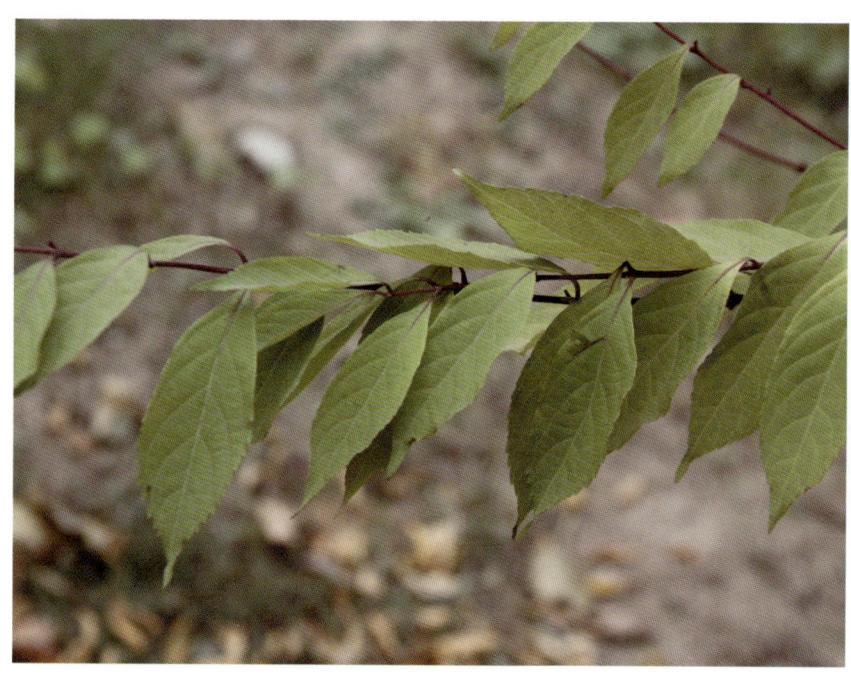
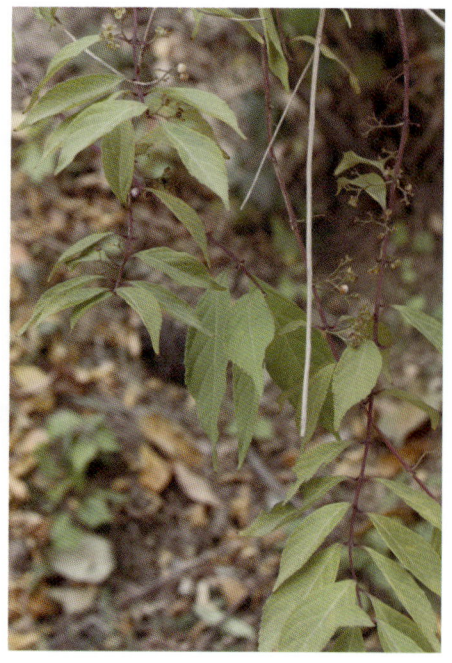

紫萁贯众

- **别名** 蕨、月尔、紫蕨、蕨萁、紫蕨、迷蕨、蕨基、大贯众。
- **来源** 本品为紫萁科植物紫萁 *Osmunda japonica* Thunb. 的干燥根茎和叶柄残基。

【形态特征】多年生草本，高30～100厘米。根茎粗壮，横卧或斜升，无鳞片。叶二型，幼时密被绒毛；营养叶有长柄，叶片三角状阔卵形，长30～50厘米，宽25～40厘米，顶部以下二回羽状，小羽片长圆形或长圆状披针形，先端钝或尖，基部圆形或宽楔形，边缘有匀密的细钝锯齿。孢子叶强度收缩，小羽片条形，长1.5～2厘米，沿主脉两侧密生孢子囊，形成长大深棕色的孢子囊穗，成熟后枯萎。

【生境分布】生长于林下、山脚或溪边的酸性土上。分布于甘肃、山东、江苏、安徽、浙江、江西、福建、河南、湖北、湖南、广东、广西、四川、贵州、云南等地。

【采收加工】春、秋二季采挖，洗净，除去须根，晒干。

【性味归经】苦、微寒；有小毒。归肺、胃、肝经。

【功能主治】清热解毒，止血，杀虫。用于疫毒感冒，热毒泻痢，痈疮肿毒，吐血，衄血，便血，崩漏，虫积腹痛。

【用量用法】内服：5～9克，煎服。

使用注意

脾胃虚寒者慎服。

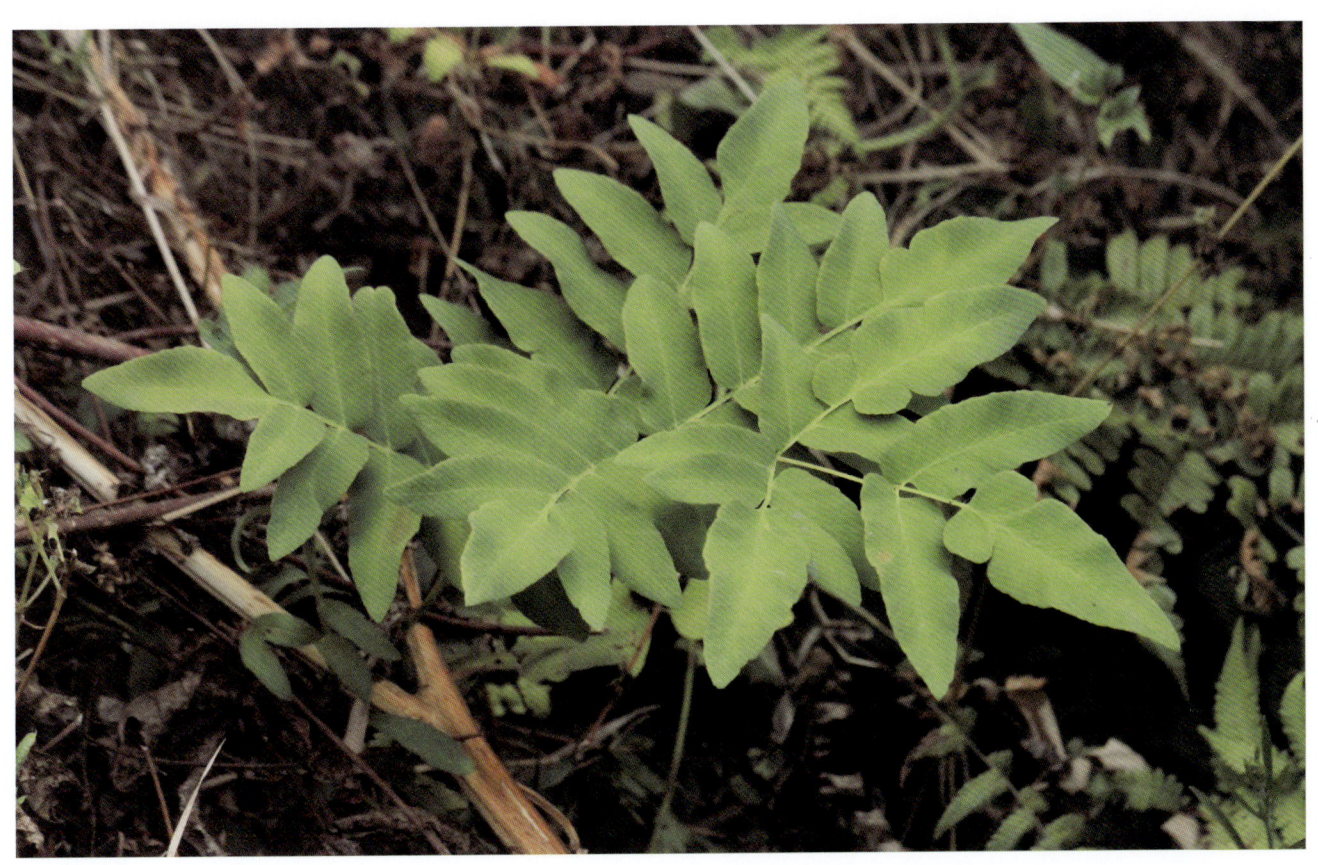

紫菀

- **别名** 青菀、紫茜、紫菀茸、夜牵牛、小辫儿、返魂草根。
- **来源** 本品为菊科植物紫菀 *Aster tataricus* L.f. 的干燥根及根茎。

【形态特征】 多年生草本,高1~1.5米。根茎短,簇生多数细根,外皮灰褐色。茎直立,上部分枝,表面有沟槽。根生叶丛生,开花时脱落;叶片箆状长椭圆形至椭圆状披针形,长20~40厘米,宽6~12厘米,先端钝,基部渐狭,延成长翼状的叶柄,边缘具锐齿,两面疏生小刚毛;茎生叶互生,几无柄,叶片狭长椭圆形或披针形,长18~35厘米,宽5~10厘米,先端锐尖,常带小尖头,中部以下渐狭缩成一狭长基部。头状花序多数,伞房状排列,直径2.5~3.5厘米,有长梗,梗上密被刚毛;总苞半球形,苞片3列,长圆状披针形,绿色微带紫;舌状花带蓝紫色,单性,花冠长15~18毫米,先端3浅裂,基部呈管状,花柱1枚,柱头2叉;管状花黄色,长约6毫米,先端5齿裂,雄蕊5,花药细长,聚合,包围花柱;子房下位,柱头2叉,瘦果扁平,一侧弯曲,长3毫米,被短毛;冠毛白色或淡褐色,较瘦果长3~4倍。花期8月,果期9~10月。

【生境分布】 生长于山地或河边草地。分布于河北、安徽及东北、华北、西北等地区,以河北、安徽产品质优。

【采收加工】 春、秋二季采挖,除去有节的根茎(习称"母根")和泥沙,编成瓣状晒干,或直接晒干。

【性味归经】 辛、甘、苦,温。归肺经。

【功能主治】 润肺,化痰,止咳。用于痰多喘咳,新久咳嗽,劳嗽咯血。

【用量用法】 内服:5~10克,煎服。外感暴咳多生用,肺虚久咳蜜炙用。

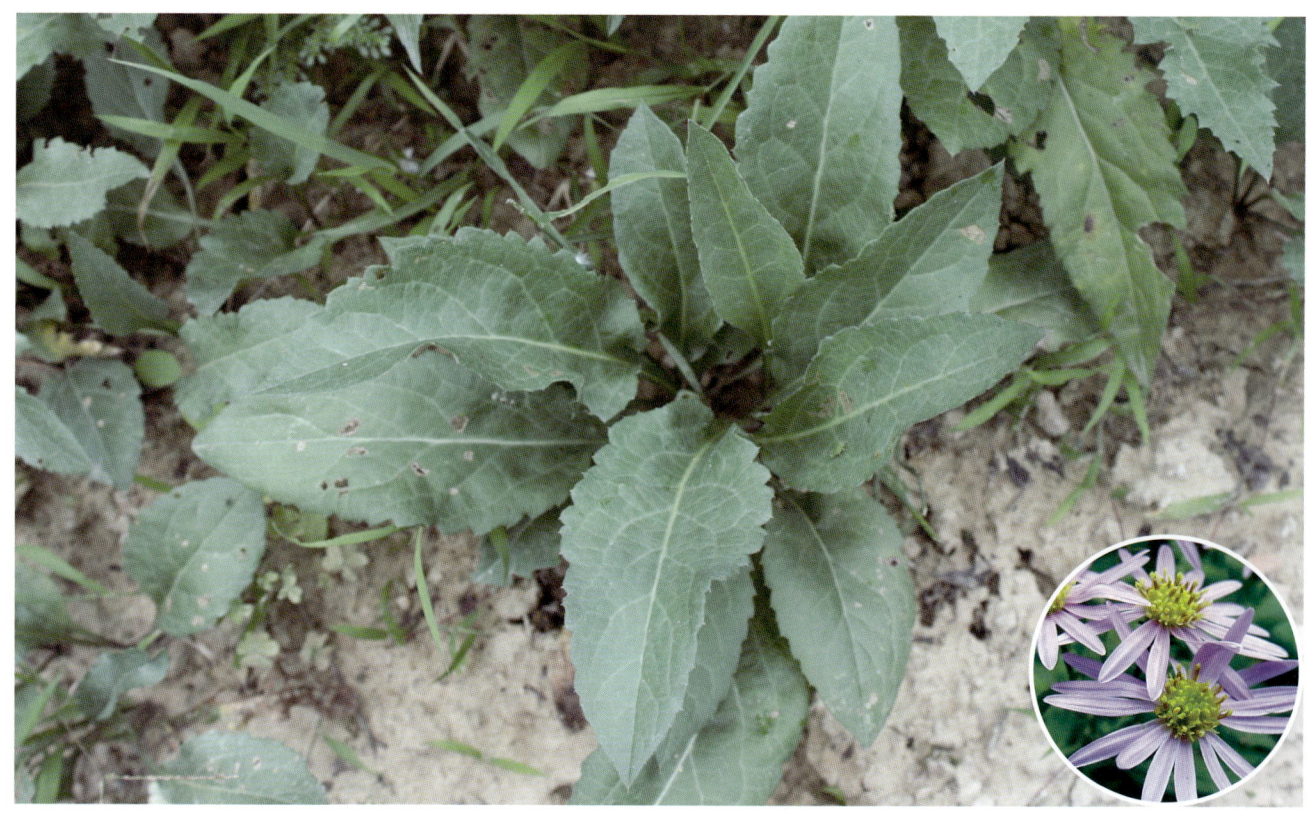

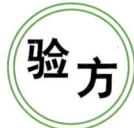

验方 ①**慢性气管炎、肺结核咳嗽：** 紫菀9克，前胡、荆芥、百部、白前各6克，桔梗、甘草各3克，水煎服。②**百日咳、肺炎、气管炎：** 紫菀9克，水煎服。③**咳嗽劳热：** 炙紫菀、天冬、桑白皮各9克，黄芩4.5克，桔梗、知母、党参各6克，甘草1.5克，水煎服。

食疗药膳

●天冬紫菀酒

原料：紫菀、饴糖各10克，天门冬200克，白酒1000毫升。

制法：将药洗净捣碎，装入纱布袋内，与饴糖一起放入净器中，倒入白酒浸泡，密封7～10日后开启，去掉药袋，过滤装瓶备用。

用法：每次10～30毫升，每日2次。

功效：润肺止咳。

适用：慢性支气管炎。

使用注意

有实热者忌服。

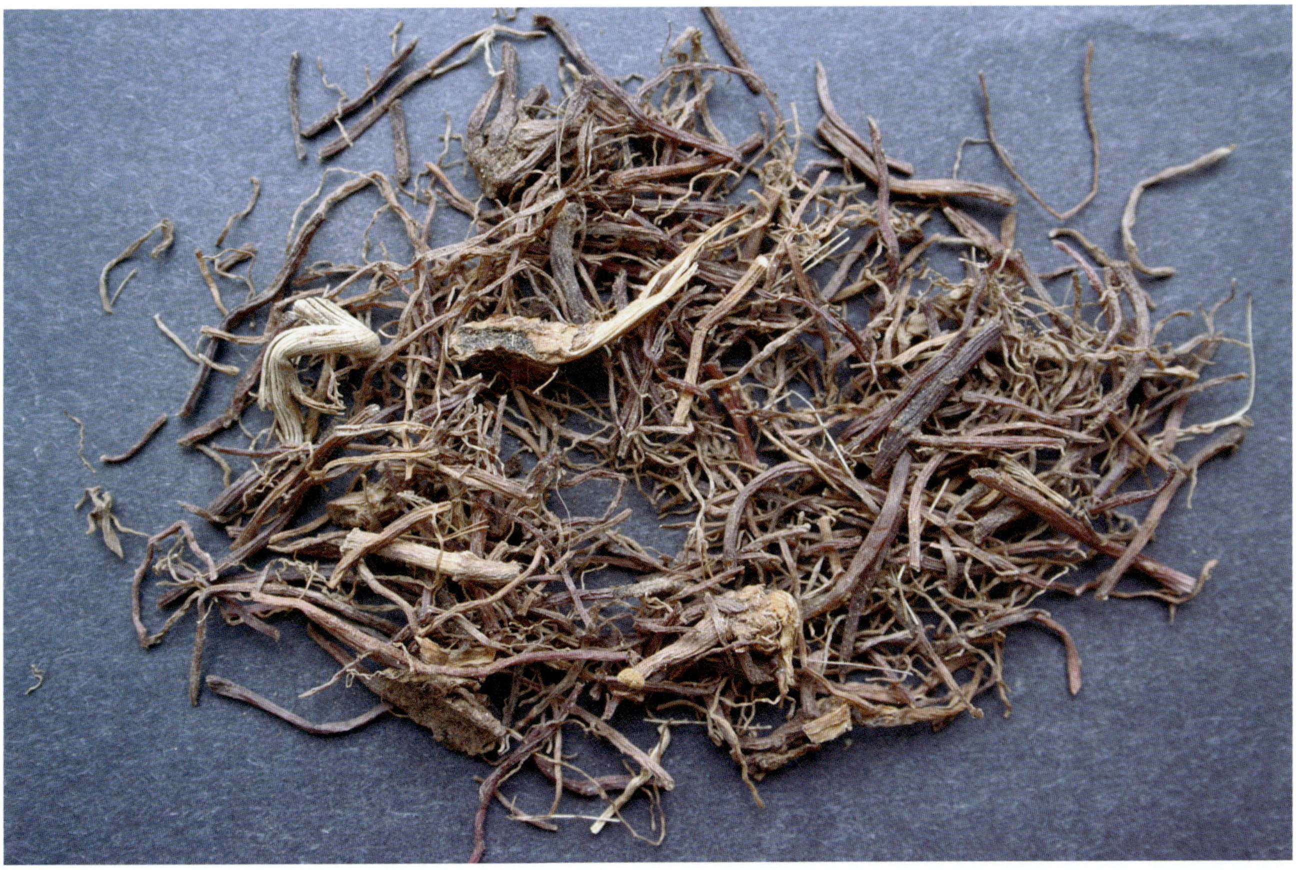

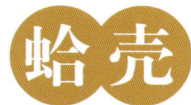

蛤壳

- **别名** 文蛤、海蛤壳、蛤蜊皮。
- **来源** 本品为帘蛤科动物文蛤 *Meretrix meretrix* Linnaeus 或青蛤的贝壳。

【形态特征】贝壳呈三角卵圆形,质坚硬,壳长60~122毫米,高约为长的4/5,宽约为长的1/2。两壳顶紧靠,壳顶突出,位于背面稍靠前方,略呈三角形。小月面矛头状,狭长,　面卵圆形,宽大。韧带黑褐色,粗短突出表面,壳表膨胀,光滑,壳皮黄褐色或红褐色,光亮如漆。自壳顶始,常有许多环形,的褐色带及呈放射状W或V字样的齿状花纹。生长线明显,细致无放射肋,腹缘圆。壳皮有时磨损脱落,显出白色。壳内面白色,前后缘略带紫色,无珍珠光泽。铰合部宽,左壳主齿3枚,前2枚短;后1枚长而宽,齿面具纵沟;前侧齿1枚,短突。右壳主齿3枚前2枚短,呈人字排列;后1枚斜长而大;前侧齿2枚,1枚稍向腹面弯曲。外套痕明显,外套窦短而宽,顶央圆形。前闭壳肌痕小,略呈半圆形;后闭壳肌痕大,呈卵圆形。足扁平,舌状。

【生境分布】生活于浅海泥沙中,我国沿海均有分布。

【采收加工】夏、秋二季捕捞,去肉,洗净,晒干。

【性味归经】苦、咸,寒。归肺、肾、胃经。

【功能主治】清热化痰,软坚散结,制酸止痛;外用收湿敛疮。用于痰火咳嗽,胸胁疼痛,痰中带血,瘰疬瘿瘤,胃痛吞酸;外治湿疹,烫伤。

【用量用法】内服:6~15克,先煎,蛤粉包煎。外用:适量,研极细粉撒布或油调后敷患处。

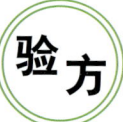

①**咳喘痰多**:海蛤壳、桑皮、半夏、苏子、贝母各9克,栝蒌15克,水煎服。②**痰饮心痛**:海蛤(烧为灰,研极细,过数日,火毒散,用之)、瓜蒌仁(蒂穰同研),上以海蛤入瓜蒌内,干湿得所为丸,每服50丸。

使用注意
脾胃虚寒者慎服。

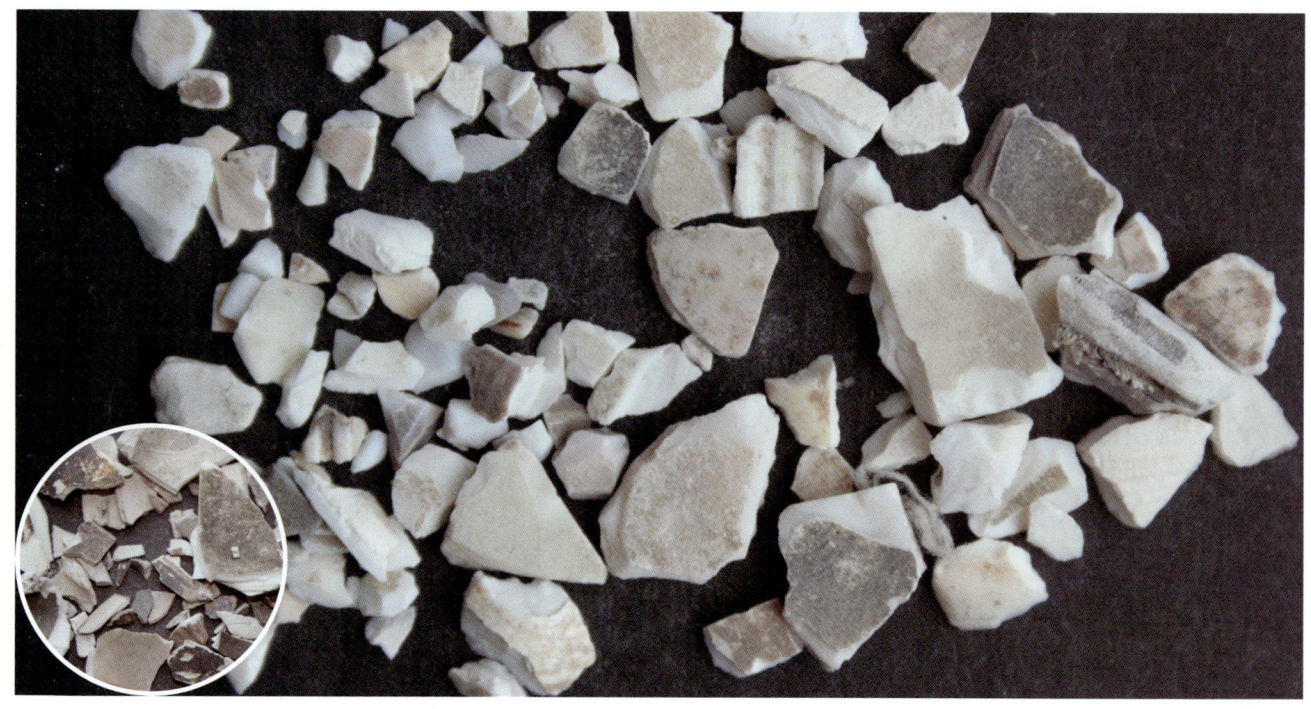

蛤蚧

- **别名** 蛤解、蛤蟹、仙蟾、蚧蛇、大壁虎。
- **来源** 本品为壁虎科动物蛤蚧 *Gekko gecko* Linnaens 的干燥尸体。

【形态特征】陆栖爬行动物。形如大壁虎，全长34厘米。体尾等长。头呈三角形，长大于宽，吻端凸圆。鼻孔近吻端，耳孔椭圆形，其直径为眼径之半。头及背面鳞细小，成多角形，尾鳞不甚规则，近于长方形，排成环状；胸腹部鳞较大，均匀排列成复瓦状。指、趾间具蹼；指趾膨大，底部具有单行劈褶皮瓣，第一指趾不特别短小但无爪，余者末端均具小爪。体背为紫灰色，有砖红色及蓝灰色斑点。

【生境分布】多栖于山岩及树洞中，或居于墙壁上。分布于广西南宁、梧州、广东肇庆地区，我国贵州、云南，以及越南也产。

【采收加工】全年均可捕捉，除去内脏，拭净血液，切开眼睛，放出汁液。然后用竹片撑开，使全体扁平顺直，烘干（低温）。

【性味归经】咸，平。归肺、肾经。

【功能主治】补肺益肾，纳气定喘，助阳益精。用于肺肾不足，虚喘气促，劳嗽咯血，阳痿，遗精。

【用量用法】内服：3～6克，煎汤，研末服每次1～2克。也可用1～2对浸酒服。

验方

①**小儿慢性支气管炎**：蛤蚧4对，人参、三七粉各30克，紫河车2具，蜂蜜250克，将洗净的紫河车置在花椒汤中煮2～3分钟，捞出沥水，剪成碎块，瓦上焙干，研末；其他各药也烘干研末，炼蜜为丸，每丸约重3克。4～8岁每服1丸，9～12岁服2丸，13～16岁服3丸，每日2次，30日为1个疗程。②**夜尿频多**：蛤蚧、茯苓、巴戟、白术、狗脊、黄芪、杜仲、熟地、黄精、续断、当归、枸杞子、女贞子、淮山药、炙草等各适量，每服4粒，每日2次，40日为1个疗程。③**阳痿**：蛤蚧2对，鹿茸20克，将蛤蚧置清水中浸透，捞起后去头足黑皮（不要损坏尾部）隔纸微火烤干；鹿茸切片，微烤后共研粉，临睡前黄酒适量，送服2克，每晚1次，服完为止。④**男性不育症**：蛤蚧2对，枸杞子、龟板、菟丝子各200克，仙茅、淫羊藿各150克，柴胡120克，五味子、白芍、蛇床子各10克，黄精250克，小火烘干，研细末，每日2次，每次3克，30日为1个疗程。⑤**小儿哮喘**：蛤蚧1对（约80克），海螵蛸10克，焙干研细末，每次6克，每日服3次，连服4个月。⑥**老年慢性喘息性支气管炎**：蛤蚧2对（去头足），冬虫夏草、川贝母各60克，海螵蛸80克，冰糖80至120克，早晚各服1次，每次8克，在秋末、春初服用。

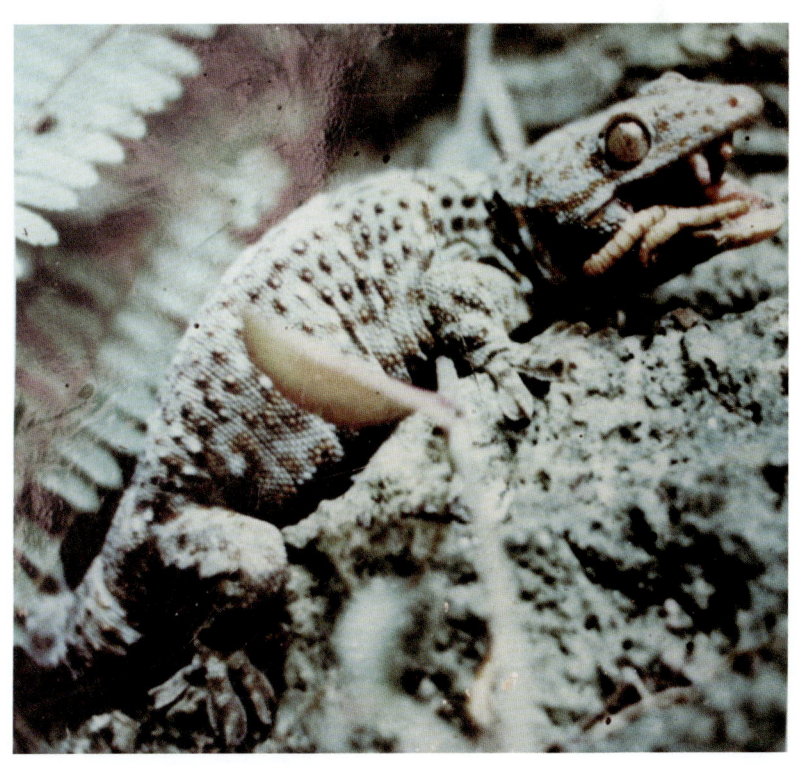

食疗药膳

●蛤蚧煨乌鸡

原料：蛤蚧2只，乌鸡1只，高汤1000克，姜、葱、盐、绍酒各适量。

制法：死蛤蚧，去皮、内脏、眼睛、脑浆，放入沸水中烫去血污；乌鸡宰杀治净，也入沸水中烫去血污；姜切块，葱切段。砂锅置火上，放入蛤蚧、乌鸡、高汤，加入姜块、葱段、绍酒、盐，用旺火烧沸，撇去浮沫，然后改用小火煨至乌鸡肉烂骨酥即可。

用法：佐餐食用，每日1次。

功效：补气益血，定喘止咳。

适用：虚喘。

●人参蛤蚧酒

原料：蛤蚧2只，放火上烤熟，人参（或红参）10～20克。

制法：将上两味同浸泡于2000毫升米酒中，7日后即可饮用。

用法：每日20～50毫升。

功效：补肾壮阳，益气安神。

适用：身体虚弱、食欲不振、失眠健忘、阳痿早泄、肺虚咳喘、夜多小便等。

●蛤蚧参芪酒

原料：蛤蚧数只，党参、北芪各30克，米酒1500毫升。

制法：将上几味同浸酒中，浸泡数日。

用法：每日饮用10～20毫升。

功效：止咳平喘。

适用：气虚咳嗽、气喘。

●人参蛤蚧淮山粥

原料：人参10克，蛤蚧1对，淮山药30克，粳米100克。

制法：同放锅内加适量水，小火煮熟服食。

用法：早餐温热食用。

功效：益气健脾，止咳平喘。

适用：咳嗽气短、食欲缺乏、汗多等。

●参蛤粥

原料：人参5克，蛤蚧1对，大枣5个，粳米100克。

制法：人参、蛤蚧共碾细末和匀，大枣去核，与粳米同煮为稀粥。或先将大枣、人参煎汁去渣，再与粳米煮粥，粥成后分次调入蛤蚧粉。

用法：空腹食用，每日1次。

功效：健脾益肾，纳止咳平喘。

适用：久咳出现的咳嗽气短、头晕乏力等。

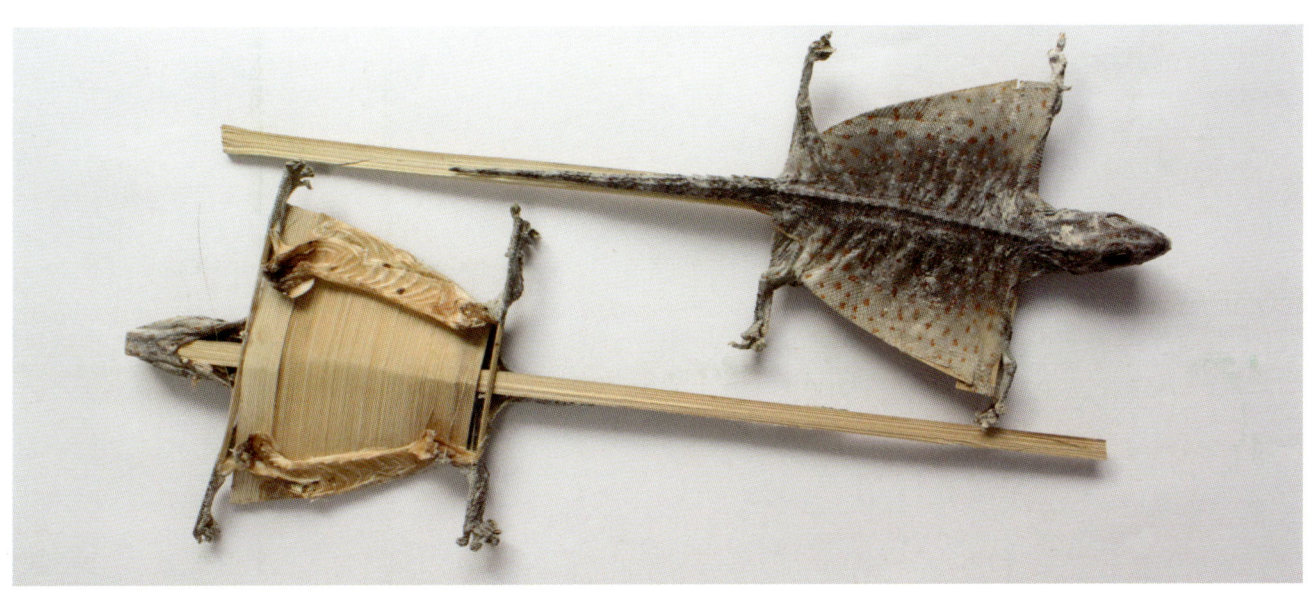

●蛤蚧参龙瘦肉汤

原料：活蛤蚧1条，猪瘦肉100克，党参、龙眼肉各15克，红枣5枚，调料适量。

制法：活蛤蚧刮鳞，剖腹，洗净切块；猪瘦肉切片，党参切段，龙眼肉洗净，红枣洗净去核。将以上诸料一同放入锅中，加适量水，烧开后加入黄酒、姜片、盐，小火炖至酥烂，调入味精，麻油即可。

用法：趁热食用。

功效：补肾壮阳。

适用：神经衰弱、肾虚阳痿、夜卧不宁等。

●蛤蚧炖羊肉

原料：蛤蚧1对，羊肉、白萝卜各500克，味精、胡椒粉各3克，盐、姜各5克，葱15克，料酒10克，香菜30克。

制法：蛤蚧用酒浸泡，除去头、鳞，切成3厘米见方的小块。羊肉洗净，用开水汆去血水，切成4厘米见方的块，姜拍松，葱切段，白萝卜去皮，切4厘米见方的块。羊肉、蛤蚧、白萝卜、姜、葱、料酒一同放入炖锅内，加水适量。锅置大火上烧沸，撇去浮沫，再用小火炖45分钟，加入盐、味精、胡椒粉、香菜搅匀即成。

用法：佐餐食用。

功效：益精助阳，补肺益肾。

适用：阳痿、体弱、肌肤不润、贫血等。

●蛤蚧菟丝酒

原料：蛤蚧1对，菟丝子、仙灵脾各30克，龙骨、金樱子各20克，沉香3克，白酒2000毫升。

制法：将蛤蚧去掉头、足，粗碎，其余5味药加工细碎，与蛤蚧一同装入布袋扎紧，置容器中，加入白酒密封。每日振摇数下。浸泡20日，过滤去渣即成。

用法：每日2次，每次10毫升。

功效：补肾壮阳，固精。

适用：阳痿、遗精、早泄、腰膝酸困、精神萎靡等。

> **使用注意**
> 风寒及实热咳喘均忌。

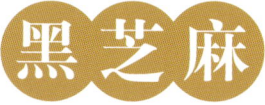

- **别名** 芝麻、脂麻、油麻、乌麻子、乌芝麻、胡麻子。
- **来源** 本品为胡麻科植物芝麻 Sesamum indicum L. 的干燥成熟种子。

【形态特征】一年生草本，高80~180厘米。茎直立，四棱形，棱角突出，基部稍木质化，不分枝，具短柔毛。叶对生，或上部者互生；叶柄长1~7厘米；叶片卵形、长圆形或披针形，长5~15厘米，宽1~8厘米，先端急尖或渐尖，基部楔形，全缘、有锯齿或下部叶3浅裂，表面绿色，背面淡绿色，两面无毛或稍被白以柔毛。花单生，或2~3朵生长于叶腋，直径1~1.5厘米；花萼稍合生，绿色，5裂，裂片披针形，长5~10厘米，具柔毛；花冠筒状，唇形，长1.5~2.5厘米，白色，有紫色或黄色采晕，裂片圆形，外侧被柔毛；雄蕊4，着生长于花冠筒基部，花药黄色，呈矢形；雌蕊1，心皮2，子房圆锥形，初期呈假4室，成熟后为2室，花柱线形，柱头2裂。蒴果椭圆形，长2~2.5厘米，多4棱或6、8棱，纵裂，初期绿色，成熟后黑褐色，具短柔毛。种子多数，卵形，两侧扁平，黑然、白色或淡黄色。花期5~9月，果期7~9月

【生境分布】常栽培于夏季气温较高，气候干燥，排水良好的沙壤土或壤土地区。我国各地均有栽培。

【采收加工】秋季果实成熟时采割全株，晒干，打下种子，除去杂质，再晒干。

【性味归经】甘，平。归肝、肾、大肠经。

【功能主治】补肝肾，益精血，润肠燥。用于精血亏虚，头晕眼花，耳鸣耳聋，须发早白，病后脱发，肠燥便秘。

【用量用法】内服：10~30克，煎汤，或入丸、散。内服宜炒熟用。外用：适量。

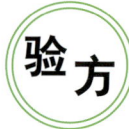

验方

①头发枯脱、早年白发：黑芝麻、何首乌各200克共研细末，每日早、晚各服15克。②干咳少痰：黑芝麻250克，冰糖100克，共捣烂，每次以开水冲服20克，早、晚各1次。③催乳：黑芝麻500克炒熟，研成细末，每次取20克，用猪蹄汤冲服，每日早、晚各1次。④风湿性关节炎：鲜芝麻叶60克，水煎服，每日2次。

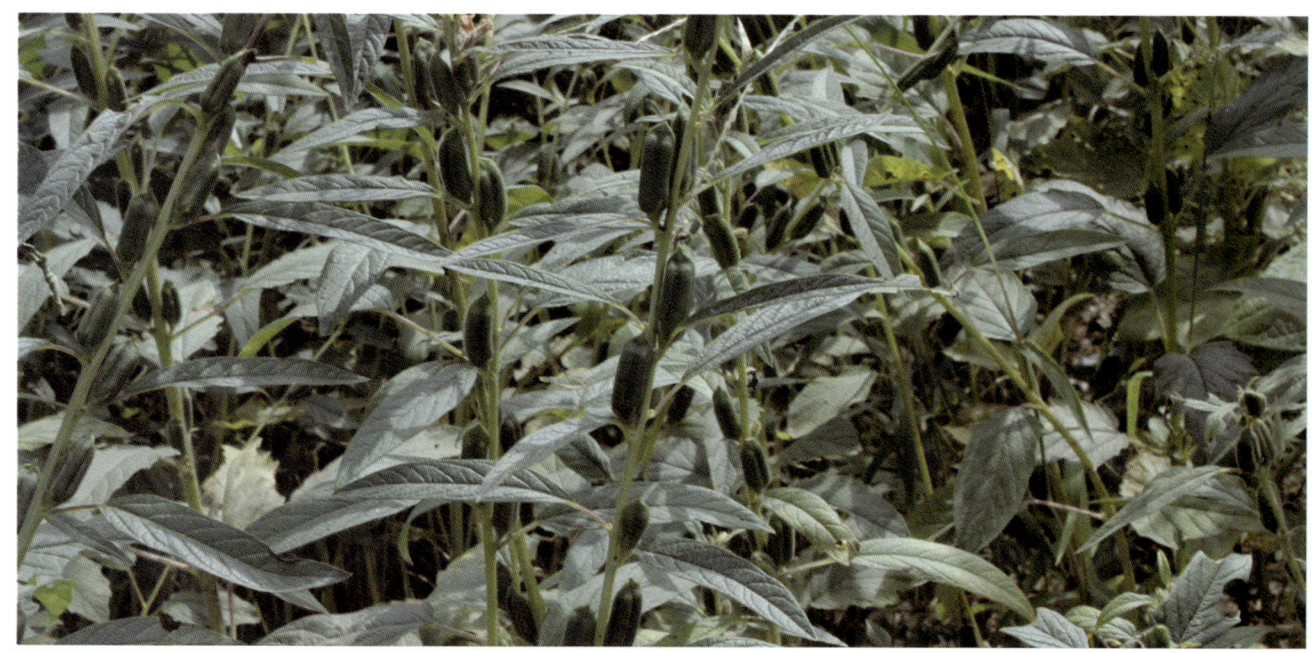

食疗药膳

● 黑芝麻茶

原料：黑芝麻15克，冰糖适量。
制法：黑芝麻炒研，与冰糖一起沸水冲泡。
用法：代茶频饮。
功效：补肝肾，润五脏。
适用：燥咳。

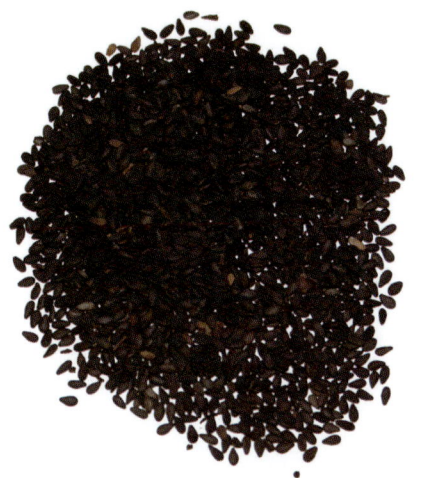

● 芝麻白糖糊

原料：芝麻500克，白糖适量。
制法：将芝麻拣净，放入铁锅用小火炒香后晾凉、捣碎后，装入瓦罐内备用。
用法：每次2汤匙，放入碗中，再加白糖适量，用开水冲服。
功效：补阴血，养肝肾，乌须发，长肌肉，填精髓。
适用：平时调补，以抗早衰；肺燥咳嗽，皮肤干燥、肝肾阴虚的头发早白及老人便秘等。

● 芝麻粳米粥

原料：芝麻、桑椹各25克，粳米100克。
制法：将芝麻、桑椹洗净、烘干，研为细末，备用。粳米入锅，加水适量，熬煮成粥，调入芝麻、桑椹粉，搅拌均匀即成。
用法：早餐食用。
功效：补益肝肾，滋阴养血。
适用：习惯性便秘、动脉硬化等。

● 黑芝麻粥

原料：黑芝麻30克，大米100克，海带50克，姜丝、蒜末、盐、味精、醋、麻油各适量。
制法：海带蒸熟，切丝，加入姜丝、蒜末、盐、味精、麻油、醋拌匀。黑芝麻、大米煮粥，熟后即成。
用法：食用时佐以凉拌海带。
功效：滋养肝肾，润肠通便。
适用：缺铁性贫血。

● 胡麻酒

原料：胡麻仁280克，黄酒2000毫升。
制法：将胡麻除去杂质，淘洗干净，微炒香，置瓷器内捣烂成泥，再将黄酒倒入坛内，同药泥搅匀，密封坛口，置阴凉处，每日摇晃2次，经10日后即成。
用法：每日2次，每次15～20毫升。
功效：补肝肾，润五脏。
适用：肝肾精血不足的眩晕、须发早白、腰膝酸软、步履艰难、肠燥便秘等。

使用注意

大便溏泻者慎服。

黑豆

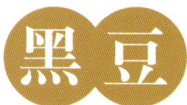

- **别名** 橹豆、乌豆、枝仔豆、黑大豆。
- **来源** 本品为豆科植物大豆 Glycine max (L.) Merr.的干燥成熟种子。

【形态特征】一年生草本，高50～80厘米。茎直立或上部蔓性，密生黄色长硬毛。3出复叶；叶柄长，密生黄色长硬毛；托叶小，披针形；小叶3片，卵形、广卵形或狭卵形，通常两侧的小叶为斜卵形，长6～13厘米，宽4～8.5厘米，先端钝或急尖，中脉常伸出成棘尖，基部圆形、阔楔形或近于截形，全缘，或呈微波状；两面均被黄色长硬毛。总状花序短阔，腋生，有2～10朵花；花白色或紫色；花萼绿色，钟状，先端5齿裂，被黄色长硬毛；花冠蝶形，旗瓣倒卵形，先端圆形，微凹，翼瓣箆形，有细爪，龙骨瓣略呈长方形，基部有爪；雄蕊10，2体；子房线状椭圆形，被黄色长硬毛，基部有不发达的腺体，花柱短，柱头头状。荚果长方披针形，长5～7厘米，宽约1厘米，先端有微凸尖，褐色，密被黄色长硬毛。种子卵圆形或近于球形，种皮黄色、绿色或黑色。花期8月，果期10月。

【生境分布】全国各地均有栽培。

【采收加工】秋季采收成熟果实，晒干，打下种子，除去杂质。

【性味归经】甘，平。归脾、肾经。

【功能主治】益精明目，养血祛风，利水，解毒。用于阴虚烦渴，头晕目昏，体虚多汗，肾虚腰痛，水肿尿少，痹痛拘挛，手足麻木，药食中毒。

【用量用法】内服：9～30克，煎服。外用：适量，煎汤洗患处。

验方

①**肾虚消渴**：炒黑豆、天花粉各等份，研末，面糊和丸如梧桐子大，每服70丸，煮黑豆汤送下，每日2次。②**阴虚盗汗**：黑豆衣、浮小麦各15克，水煎服。③**中老年白发**：黑豆适量，蒸熟晒干，反复几次，每日2次，每次6克，嚼后淡盐水送下。④**各种非遗传性白发**：黑豆120克，米醋500克，以醋煮黑豆如稀糊状，滤渣，以洁净牙刷蘸白醋，外刷毛发，每日1次（皮肤病者不宜）。⑤**脱发**：黑豆500克，水1000毫升，小火熬煮，以水尽为度，取出放器皿上，微干时撒些细盐，装于瓶中，每服6克，每日2次，温开水送下。⑥**妇女闭经**：黑豆30克，红花8克，水煎后冲红糖50克温服。⑦**高血压**：黑豆200克，陈醋500克，浸1周后，每次嚼服30粒，每日3次。

使用注意

小儿不宜多食。

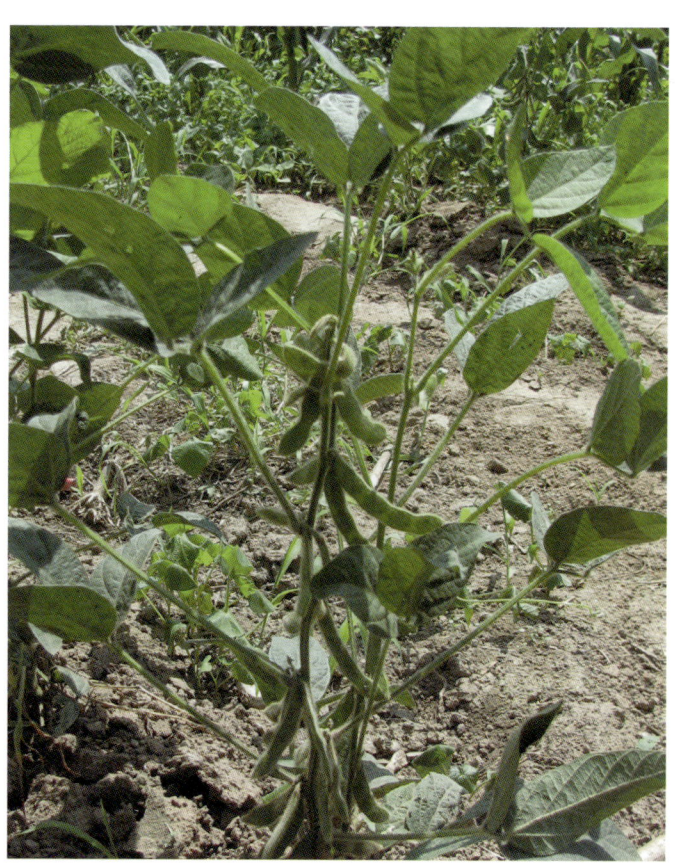

食疗药膳

●黑豆茶

原料：黑豆、红糖各60克，熟地黄15克，肉桂3克，当归、炮生姜、炙甘草、赤芍、蒲黄各12克。

制法：将蒲黄用白布袋装好扎紧，与余药同放入砂锅内，加水适量煎煮，取汁去渣。

用法：每日1剂，代茶饮。

功效：活血化瘀。

适用：淤阻气闭之产后血晕。

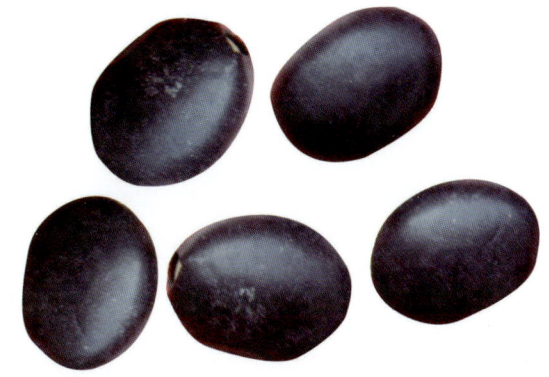

●黑豆臛

原料：黑大豆500克，椿白皮、桑白皮各100克，白术120克，清酒200克。

制法：将五味同入锅内加适量水，煮汤至300毫升，去渣取豆留汤为臛。

用法：每日2次，空腹食豆饮汤。

功效：活血利水。

适用：膀胱石水、四肢消瘦、小腹胀满等。

●黑豆煮小麦

原料：黑大豆、小麦、马兰菜各30克。

制法：将黑豆、小麦淘净，马兰菜洗净，同入锅内，加酿酒水适量，煮熟为臛。

用法：空腹1次食用。

功效：清热利水，健脾。

适用：湿热水肿、小便短赤等。

●黑豆小麦莲枣汤

原料：黑豆、浮小麦各30克，莲子、黑枣各7枚，冰糖少许。

制法：先把黑豆和浮小麦洗净，加水煮汁去渣；用其汁煮莲子和黑枣，至熟；加入冰糖，略煮待冰糖溶化即可。

用法：每日1剂，早晚饮服。

功效：滋肾补脾，养心安神。

适用：失眠。

锁阳

- **别名** 锁燕、地毛球、锈铁棒、锁严子、地毛球。
- **来源** 本品为锁阳科植物锁阳 Cynomorium songaricum Rupr. 的干燥肉质茎。

【形态特征】 多年生肉质寄生草本。地下茎粗短，具有多数瘤突吸收根。茎圆柱形，暗紫红色，高20～100厘米，径约3～6厘米，大部埋于沙中，基部粗壮，具鳞片状叶。鳞片状叶卵圆形、三角形或三角状卵形，长0.5～1厘米，宽不及1厘米，先端尖。穗状花序顶生，棒状矩圆形，长5～15厘米，直径2.5～6厘米；生密集的花和鳞状苞片，花杂性，暗紫色，有香气，雄花有2种：一种具肉质花被5枚，长卵状楔形，雄蕊1，花丝短，退化子房棒状；另一种雄花具数枚线形、肉质总苞片，无花被，雄蕊1，花丝较长，无退化子房；雌花具数枚线状、肉质总苞片；其中有1枚常较宽大，雌蕊1，子房近圆形，上部着生棒状退化雄蕊数枚，花柱棒状；两性花多先于雄花开放，具雄蕊雌蕊各1，雄蕊着生子房中部。小坚果，球形，有深色硬壳状果皮。花期6～7月。

【生境分布】 生长于干燥多沙地带，多寄生于白刺的根上。主产内蒙古、甘肃、青海等地。

【采收加工】 春、秋均可采收。以春采者为佳。除去花序，置沙土中半埋半露，连晒带烫，使之干燥。

【性味归经】 甘，温。归肝、肾、大肠经。

【功能主治】 补肾阳，益精血，润肠通便。用于肾阳不足，精血亏虚，腰膝痿软，阳痿滑精，肠燥便秘。

【用量用法】 内服：5～10克，煎服。

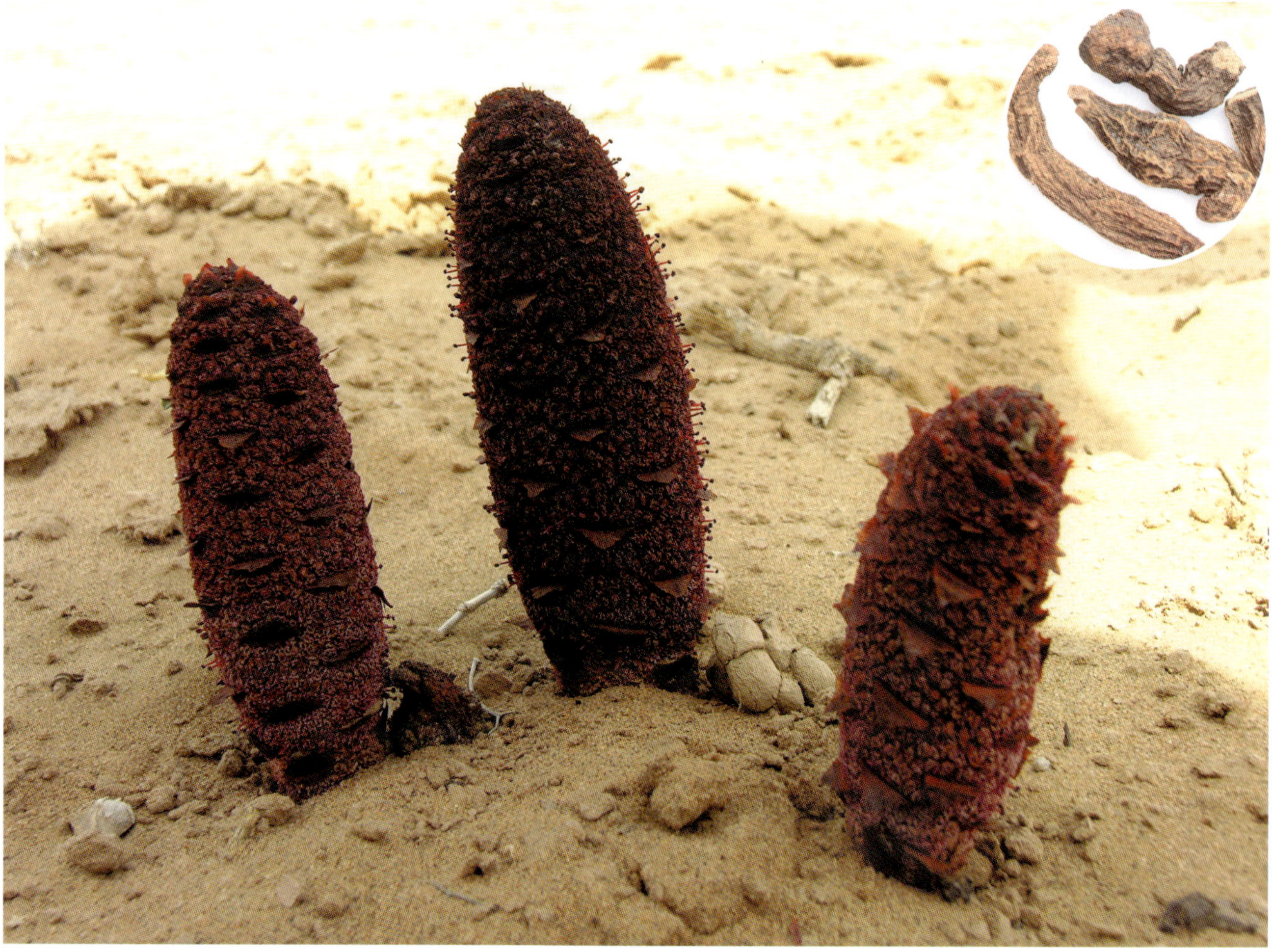

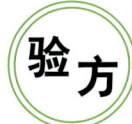

验方

①**周围神经炎**：锁阳、枸杞子、五味子、黄柏、知母、干姜、炙龟板各适量，研末，酒糊为丸，盐汤送下。②**阳痿不孕**：锁阳、肉苁蓉、枸杞各6克，菟丝子9克，淫羊藿15克，水煎服。③**肾虚滑精、腰膝酸弱、阳痿**：锁阳、肉苁蓉、桑螵蛸、茯苓各9克，龙骨3克，研末，炼蜜为丸服。④**阳痿、早泄**：锁阳、党参、山药、覆盆子各适量，水煎服。

食疗药膳

●锁阳粥

原料：锁阳15克，大米50克。

制法：将锁阳择净，放入锅中，加清水适量，浸泡5~10分钟，水煎取汁，加大米煮粥服食。

用法：每日1剂，连续3~5日。

功效：补肾壮阳，润肠通便。

适用：肾阳不足，精血亏虚所致的阳痿、遗精、不孕、腰膝酸软、筋骨无力等。

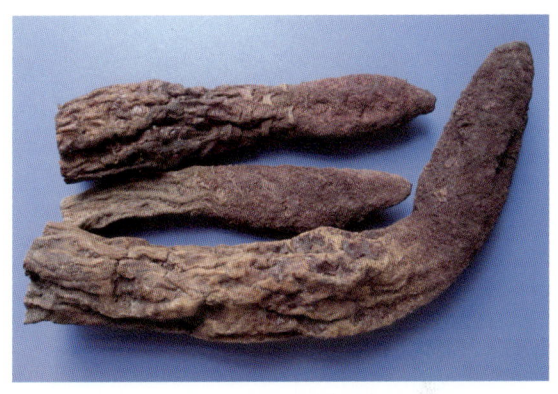

●锁阳酒

原料：锁阳30克，白酒500毫升。

做法：锁阳切成薄片，泡酒中7日。

用法：每次1小杯，每日2次。

功能：补肾壮阳。

适用：肾虚阳痿、性机能减退。

●锁阳油茶

原料：锁阳60克，猪油（或奶油）适量

制法：用猪油或奶油炸锁阳，为末。

用法：每取10克，沸水冲焗，代茶频饮。

功效：益精血，补气兴阳。

适用：心脏病、心闷痛。

使用注意

阴虚阳旺，脾虚泄泻，实热便秘者忌服。

筋骨草

- **别名** 苦草、散血草、苦地胆、金疮小草、青鱼胆草、白毛夏枯草。
- **来源** 唇形科筋骨草属植物筋骨草 Ajuga decumbens Thunb. 的干燥全草。

【形态特征】一年或二年生草本，高10～30厘米，全株被白色长柔毛。茎方形，基部匍匐。叶对生，匙形或倒卵状披针形，长3～11厘米，宽0.8～3厘米，边缘有不规则波状粗齿；叶柄具狭翅。轮伞花序有6～10朵花，排成间断的假穗状花序；苞片叶状，花萼钟形，5齿裂；花冠唇形，淡蓝色、淡紫红色或白色，基部膨大，内有毛环，上唇短，直立，顶端微凹，下唇3裂，中裂片倒心形，灰黄色，具网状皱纹。花期3～7月，果期5～11月。

【生境分布】生长于路旁、溪边、草坡和丘陵山地的阴湿处。主产江苏、安徽、浙江、上海、四川、福建、湖北、湖南、广东、广西、贵州、云南。

【采收加工】春、夏、秋均可采集，晒干或鲜用。

【性味归经】苦，寒。归肺经。

【功能主治】清热解毒，凉血消肿。用于咽喉肿痛，肺热咯血，跌打肿痛。

【用量用法】内服：15～30克，煎服。外用：适量，捣烂敷患处。

验方

①喉痛：筋骨草适量，开水泡服。②痢疾：鲜筋骨草90克，捣烂绞汁，调蜜炖温服。③小儿肺炎以及风热型咳嗽、吐痰黏稠、口渴咽痛：新鲜筋骨草、鲜青蒿各30克，共捣烂成糊状（如无鲜品，可用干品粉碎后加醋调和成糊状），敷于脐部。④咽喉急闭：筋骨草捣汁灌之。⑤肺结核：筋骨草全草6～9克，晒干研末服，每日3次。⑥齿痛：筋骨草捣汁，含痛处，再用酒和服少许。⑦痔疮：筋骨草煎汤洗之。

使用注意

孕妇忌服。

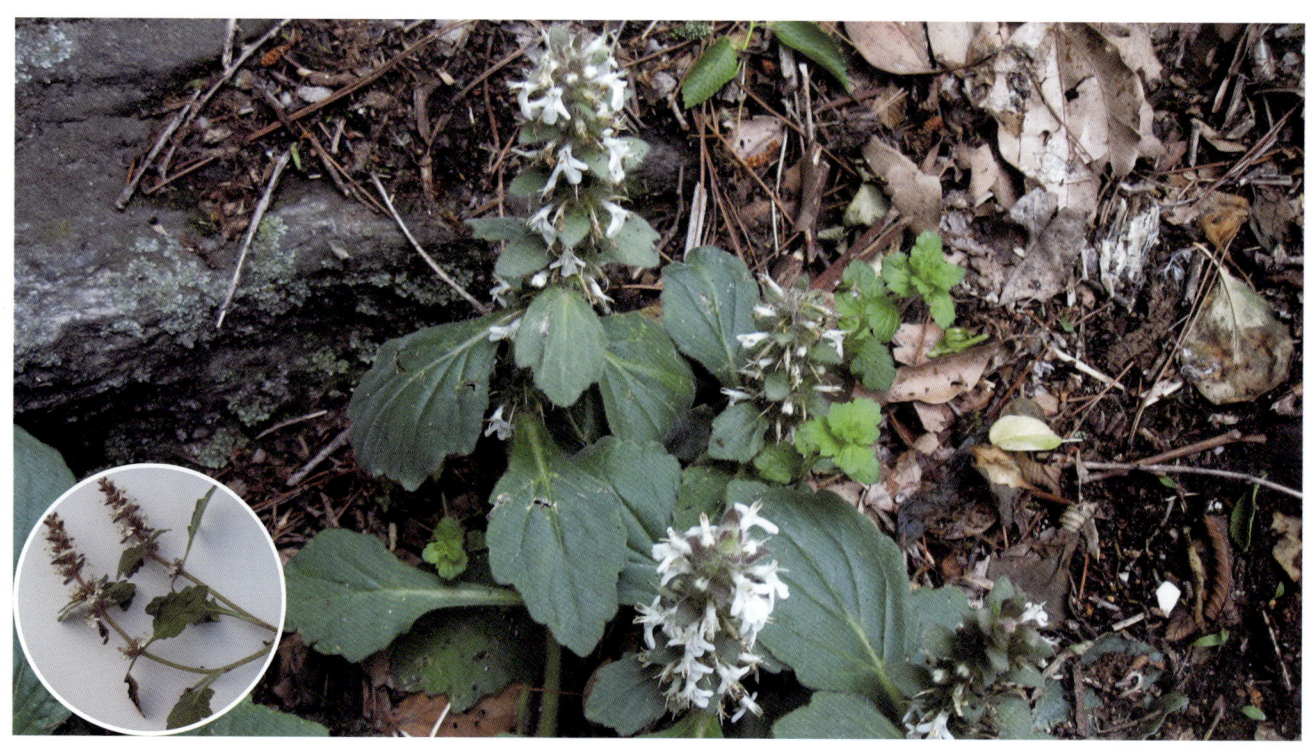

鹅不食草

- **别名** 石胡荽、鸡肠草、野园荽、食胡荽。
- **来源** 本品为菊科一年生植物石胡荽 Centipeda minima（L.）A.Br.et Aschers.的全草。

【形态特征】一年生匍匐状柔软草本，枝多广展，高8~20厘米，近秃净或稍被绵毛。叶互生；叶片小，匙形，长7~20毫米，宽3~5毫米，先端钝，基部楔形，边缘有疏齿。头状花序无柄，直径3~4毫米，腋生；花杂性，淡黄色或黄绿色，管状；花冠钟状，花柱裂片短，钝或截头形。瘦果四棱形，棱上有毛，无冠毛。

【生境分布】生长于稻田或阴湿处、路旁。分布于浙江、湖北、江苏、广东等地。

【采收加工】五六月花开放时采收，去净泥土，晒干。

【性味归经】辛，温。归肺经。

【功能主治】发散风寒，通鼻窍，止咳。用于风寒头痛，咳嗽痰多，鼻塞不通，鼻渊流涕。

【用量用法】内服：6~9克，水煎服。外用：适量。

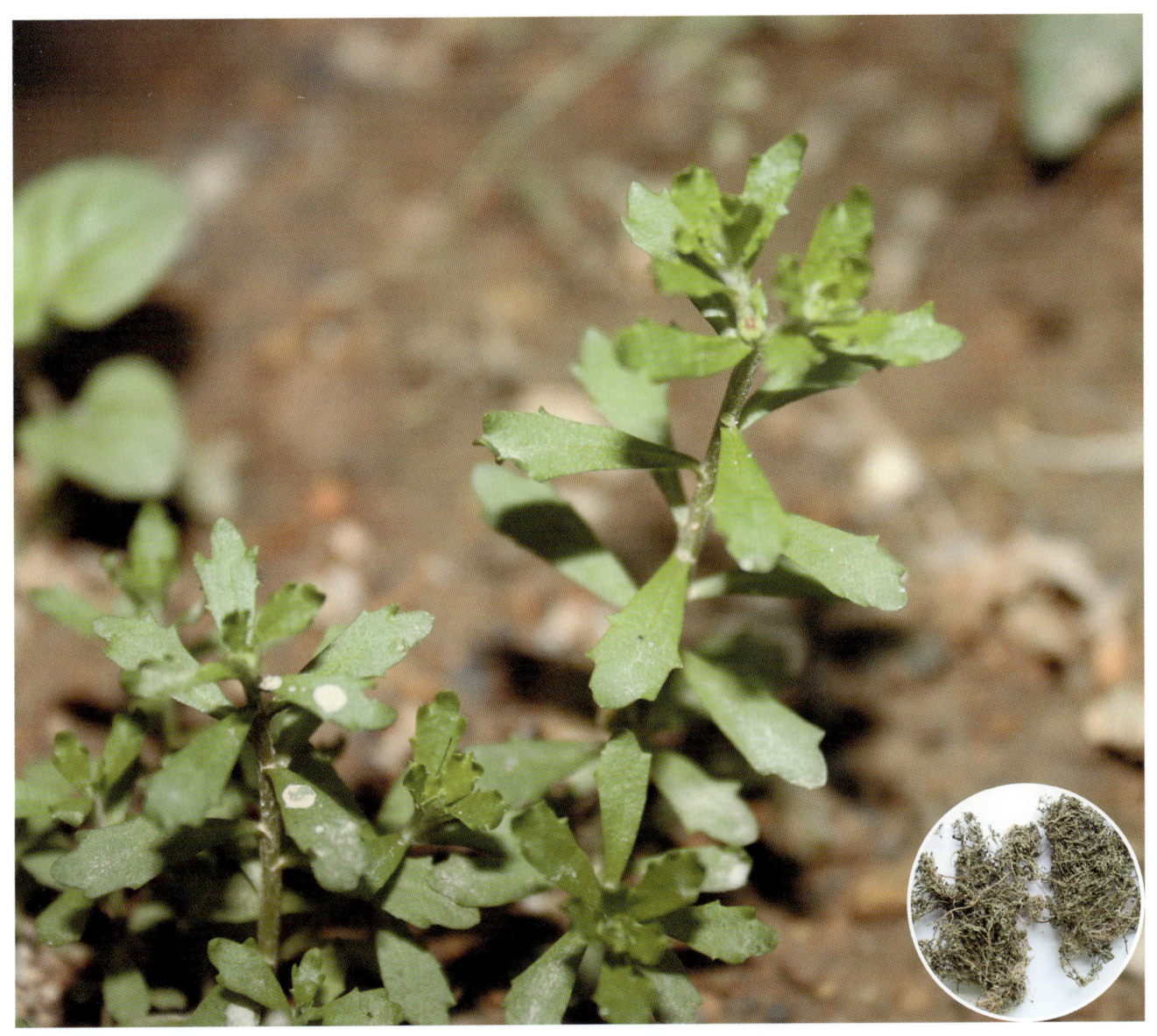

验方

①**急、慢性鼻炎、鼻窦炎、鼻息肉等**：鹅不食草适量，研末，制成10%软膏搽鼻腔；也可用鲜品捣烂取汁滴鼻；或以20%鹅不食草液和0.25%氯霉素液混合滴鼻。②**百日咳**：鲜鹅不食草制成煎液，加入糖浆，按小儿年龄服用适量。③**软组织损伤**：鲜鹅不食草去净砂杂，晒干后研极细粉，成人每日3~6克，分3次饭后以温酒冲服，或以鲜草30~60克捣烂取汁，用温水冲服也可。④**膀胱结石**：鲜鹅不食草200克，洗净捣烂取汁，加白糖、白酒少许，1次服完，每日1剂，连服5~10剂。⑤**面瘫**：鹅不食草10份，冰片1份，置干净容器内捣如稠膏状，用时取2层消毒纱布包裹上膏，塞入病侧鼻孔，24小时更换1次。⑥**钩虫尾蚴感染**：鹅不食草鲜草合唾液捣搽患处（加盐更好），每日2~5次，直至痊愈。如已起疙瘩肿，需挑破患处后再搽擦。对并发咳嗽者，可用鲜草捣汁含漱或水煎服。⑦**慢性气管炎**：鹅不食草6克，石韦12克，瓜蒌、桔梗、枇杷叶、远志各9克，水煎服。

食疗药膳

●鹅不食草猪瘦肉汤

原料：鹅不食草15克（纱布包好），鸡内金5克研碎，猪瘦肉50克。

制法：将上几味一同放碗中，加水适量，置锅中蒸至肉熟。去鹅不食草药包，加少许盐调味服食。

用法：每日1次。

功效：散疮肿。

适用：疳积。

使用注意

内服本品对胃有刺激性。

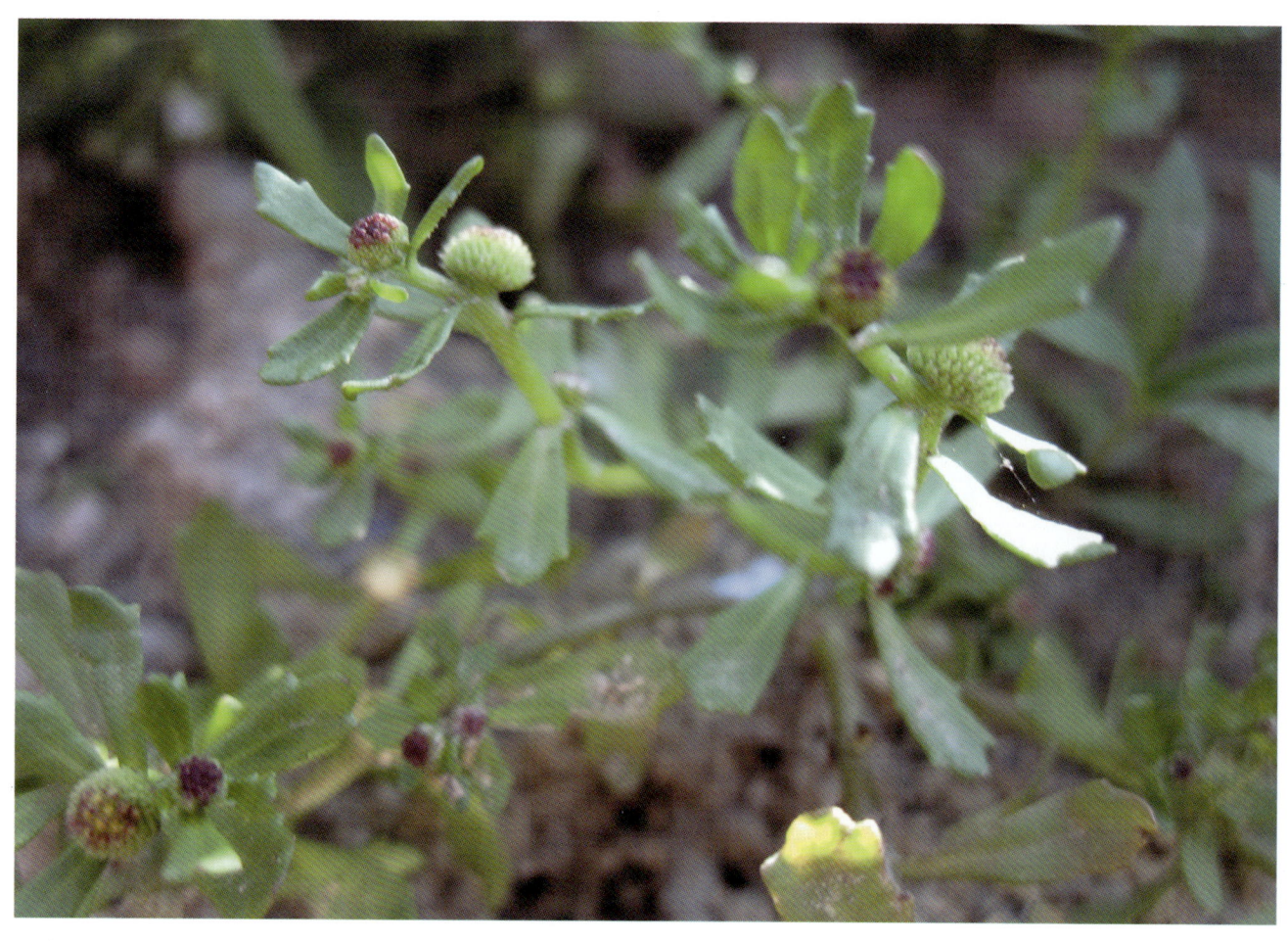

番泻叶

- **别名** 泻叶、旃那叶、泡竹叶。
- **来源** 本品为豆科草本状小灌木狭叶番泻或尖叶番泻 Cassia acutifolia Delile. 的小叶。

【形态特征】狭叶番泻：矮小灌木，高约1米。叶互生，偶数羽状复叶，小叶4～8对。总状花序，花黄色。荚果扁平长方形，长4～6厘米，宽1～1.7厘米，含种子6～7枚。尖叶番泻：与上不同点为小叶基部不对称。荚果宽2～2.5厘米，含种子8枚。

【生境分布】野生或栽培，原产于干热地带。适宜生长的平均气温有低于10℃的日数应有180～200日。土壤要求疏松、排水良好的沙质土或冲积土，土壤微酸性或中性为宜。前者主产于印度、埃及和苏丹，后者主产于埃及，我国广东、广西及云南也有栽培。

【采收加工】狭叶番泻在开花前摘取叶，阴干，按叶片大小和品质优劣分级。尖叶番泻在果实成熟时，剪下枝条，摘取叶片，晒干，按完整叶与破碎叶分别包装。

【性味归经】甘、苦，寒。归大肠经。

【功能主治】泻热行滞，通便，利水。用于热结积滞，便秘腹痛，水肿胀满。

【用量用法】内服：温开水泡服，1.5～3克；煎服，5～9克，宜后下。

验方

①**热结便秘，产褥期便秘，腹部胀满**：番泻叶2.5克，在150毫升开水中浸泡3～5分钟后饮用；如便秘时间过久，可隔10分钟后再将叶渣同样泡饮1次。②**胃弱消化不良、便秘腹膨胀，胸闷**：番泻叶、橘皮各3克，生大黄1克，黄连、丁香各2克，沸开水温浸2小时，去渣滤过，每日3次。③**习惯性便秘（老年性和各慢性疾患所致的便秘）**：番泻叶3～10克，放入杯中，用80℃左右时水200毫升，浸泡5～10分钟，一次温服，便通可停，妊娠者慎用。④**腹水**：番泻叶酌量，开水冲泡代茶饮。⑤**上消化道溃疡病出血**：番泻叶3克，白及、乌贼骨各9克，共研末混匀，分3次冷开水送服，每日1剂，3～10日为1个疗程。⑥**肛门术后防止排便出血**：番泻叶5克，用开水150毫升左右，浸泡3～5分钟后，去渣饮用。如便秘久，原药如法再浸泡1次，术后10日以上停用或减少用量。⑦**蛔虫性肠梗阻**：番泻叶3～6克（小儿1～3克），沸水250毫升，浸泡30分钟，分1～2次服下。⑧**目赤多泪**：番泻叶泡水代茶饮，一般用3克以下为宜。

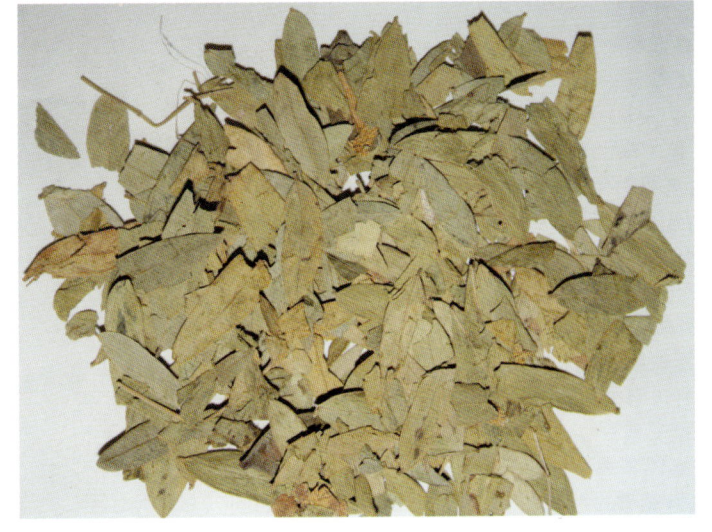

使用注意

妇女哺乳期、月经期及孕妇忌用。

滑石

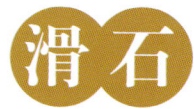

- **别名** 画石、番石、共石、夕冷。
- **来源** 本品为硅酸盐类矿物滑石族滑石，主含含水硅酸镁[$Mg_3(Si_4O_{10})(OH_2)$]。

【形态特征】为硅酸盐类矿物滑石族滑石的块状体。本品为不规则的扁平块状或不规则形，大小不一。全体白色、灰白色或淡黄色，层间或隙缝处常夹有灰褐色泥岩。每层由纤维状的结晶聚合体，纵向集合而成。单层的块有附有青灰色或黄色片状泥岩。有的半透明。质较松软，硬度1.5~2，比重2.3，条痕白色，易纵向断裂，手捻能碎，纵断面纤维状，显丝绢光泽。纤维细而纵直立者为湖北产。气味皆无。

【生境分布】分多产于变质岩、石灰岩、白云岩、菱镁矿及页岩中。布于山东、江西、山西、辽宁等地。

【采收加工】采得后，除去泥沙或杂石。

【性味归经】甘、淡，寒。归膀胱、肺、胃经。

【功能主治】利尿通淋，清热解暑；外用祛湿敛疮。用于热淋，石淋，尿热涩痛，暑湿烦渴，湿热水泻；外治湿疹，湿疮，痱子。

【用量用法】内服：10~20克，煎服；宜布包。外用：适量。

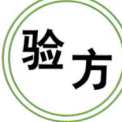

①**慢性肾盂肾炎**：滑石、车前子各15克，金银花、蒲公英各20克，水煎服。②**尿路感染**：滑石、车前子各15克，布包煎代茶饮。③**痱子**：滑石、薄荷、生甘草各适量，研细末，洗净皮肤，外撒患处。④**湿疹、湿疮**：滑石粉、煅石膏各适量，黄柏30克，研细末，撒布患处。⑤**前列腺炎**：滑石30克，葱白50克，先将滑石研末，葱白单独煎汤，将滑石末倒入汤内调匀服下。

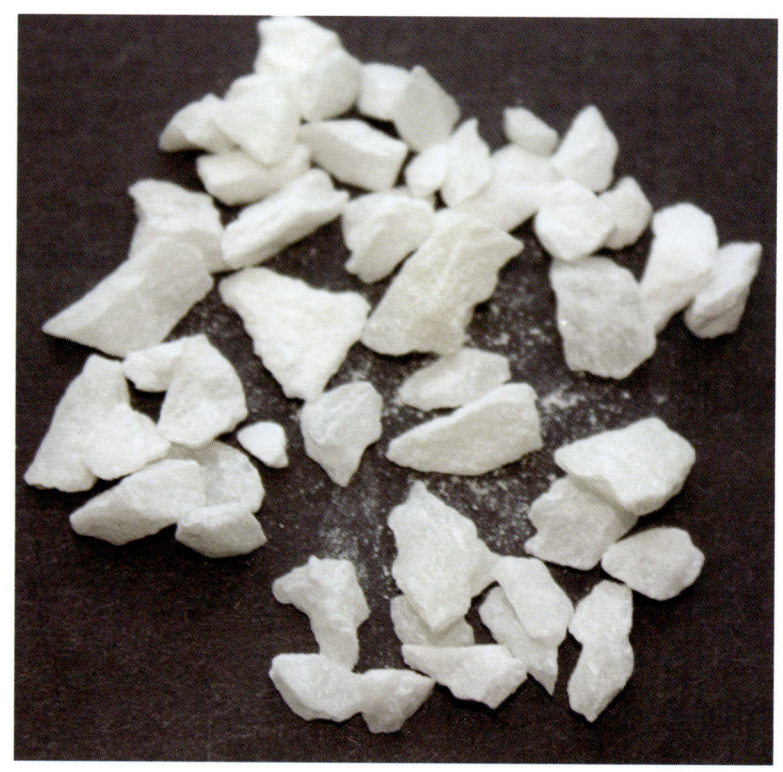

食疗药膳

● **滑石粥**

原料：滑石30克，粳米60克。

制法：上2味以水1500毫升，煎滑石至1000毫升，下米煮粥。

用法：早餐食用。

功效：清热除烦。

适用：隔上烦热多渴，导利九窍。

使用注意

脾虚，热病伤津及孕妇忌用。

蓍草

- **别名** 蓍、蜈蚣草、乱头发、羽衣草、一枝蒿、飞天蜈蚣。
- **来源** 本品为菊科植物蓍 Achillea alpina L. 的干燥地上部分。

【形态特征】多年生草本，高50~100厘米。具短根状茎。茎直立，有棱条，上部有分枝。叶互生，无柄，叶片长线状披针形，长6~10厘米，宽7~15毫米，栉齿状羽状深裂或浅裂，裂片线形，排列稀疏，半抱茎，两面生长柔毛，下面毛密生，有腺点或几无腺点，下部叶花期常枯萎，上部叶渐小。头状花序多数，花径5~6毫米，集生成伞房状；总苞钟状，总苞片卵形，3层，覆瓦状排列，绿色，草质，有中肋，边缘膜质，疏生长柔毛；边缘舌状花，雌性，5~11朵，白色，花冠长圆形，先端3浅裂；中心管状花，两性，白色，花药黄色，伸出花冠外面。瘦果扁平，宽倒披针形，有淡色边肋。花期7~9月，果期9~10月。

【生境分布】生长于向阳山坡草地、林缘、路旁及灌丛间。分布于东北、华北及宁夏、甘肃、河南等地。各地广泛栽培。

【采收加工】夏、秋二季花开时采割，除去杂质，阴干。

【性味归经】苦、酸，平。归肺、脾、膀胱经。

【功能主治】解毒利湿，活血止痛。用于乳蛾咽痛，泄泻痢疾，肠痈腹痛，热淋涩痛，湿热带下，蛇虫咬伤。

【用量用法】内服：15~45克，煎服，必要时日服二剂。

使用注意

孕妇慎服。

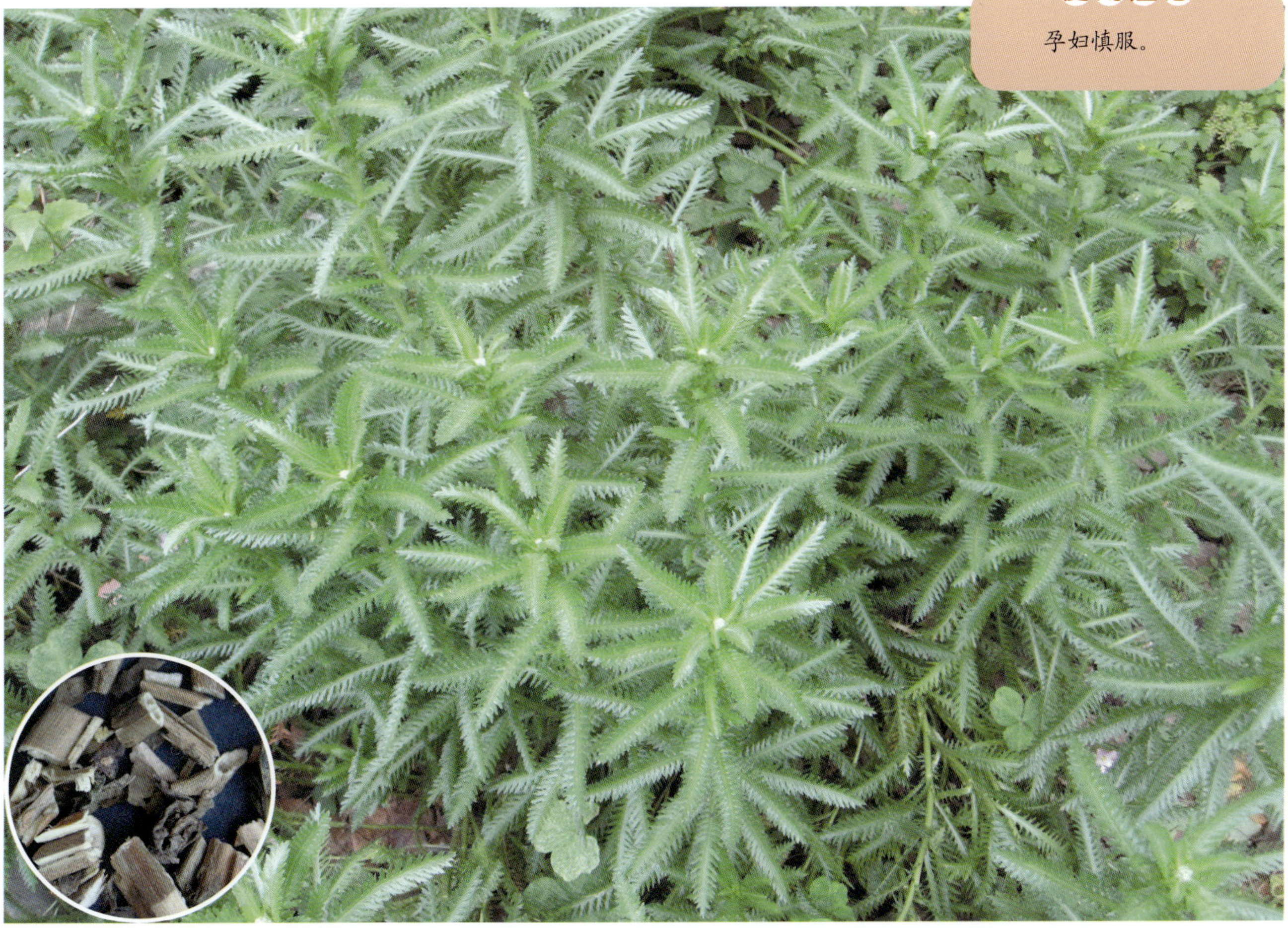

蓝布正

- **别名** 追风七、红心草、水杨梅、头晕药、路边黄、五气朝阳草。
- **来源** 本品为蔷薇科植物路边青 Geum aleppicum Jacq. 或柔毛路边青的干燥全草。

【形态特征】多年生草本，高40～70厘米，通体密生白色长毛。根状茎粗短，根多条，纤细。基生叶丛生，为不整齐的羽状复叶，具长柄和明显的叶托，两侧小叶7～13片，大小不等，顶端裂片最大，常再3～5深裂，基部宽楔形，边缘有粗锯齿，茎生叶互生，具短柄，向上渐小。夏季开黄花，单生茎顶或侧枝先端，花梗长，花萼5裂，裂片卵状三角形，裂片之间各有卵状披针形小裂片1枚，密被长毛，花瓣5，宽椭圆形，端钝或平截或凹入，雄蕊及雌蕊均为多数。聚合果近球形，径约1.5厘米，瘦果窄长，密被长毛，花柱宿存，先端钩状。

【生境分布】生长于阴坡湿处，岩脚沟边。分布于陕西、江西、四川、云南等省区。

【采收加工】夏、秋二季采收，洗净，晒干。

【性味归经】甘、微苦，凉。归肝、脾、肺经。

【功能主治】益气健脾，补血养阴，润肺化痰。用于气血不足，虚痨咳嗽，脾虚带下。

【用量用法】内服：9～30克，煎服。

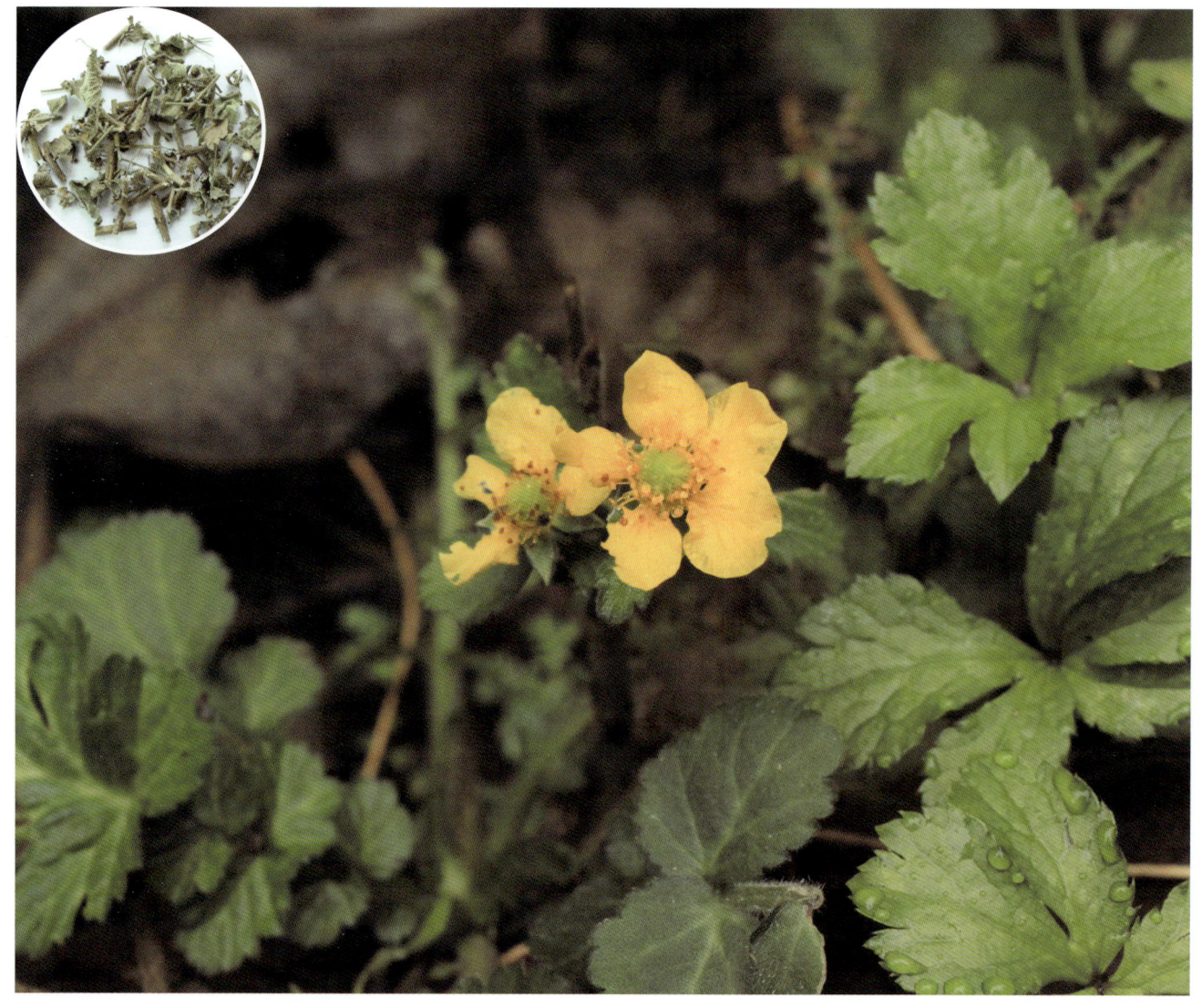

蓖麻子

- **别名** 萆麻子、蓖麻仁、大麻子、红大麻子。
- **来源** 本品为大戟科植物蓖麻 Ricinus communis L.的干燥成熟种子。

【形态特征】茎直立，无毛，绿色或稍紫色，具白粉。单叶互生，叶片盾状圆形。花单性，总状或圆锥花序，顶生，下部生雄花，上部生雌花；苞及小苞卵形或三角形；雄花花被3～5，裂片卵状三角形，无花盘，雄蕊多而密，合生成束；雌花的苞与雄花的相同，花被同雄花而稍狭，无花盘及遗形雄蕊，雌蕊卵形，子房3室，花柱3，红色，顶端2叉。蒴果球形，有刺，成熟时开裂。

【生境分布】全国大部分地区有栽培。

【采收加工】秋季果实变棕色、果皮未开裂时分批采摘，晒干，除去果皮。

【性味归经】辛、甘，平；有毒。归肺、大肠经。

【功能主治】消肿拔毒，泻下通滞。用于大便燥结，痈疽肿毒，喉痹，瘰疬。

【用量用法】内服：2～5克，入丸剂、生研或炒食。外用：适量，捣敷或调敷。

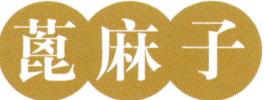

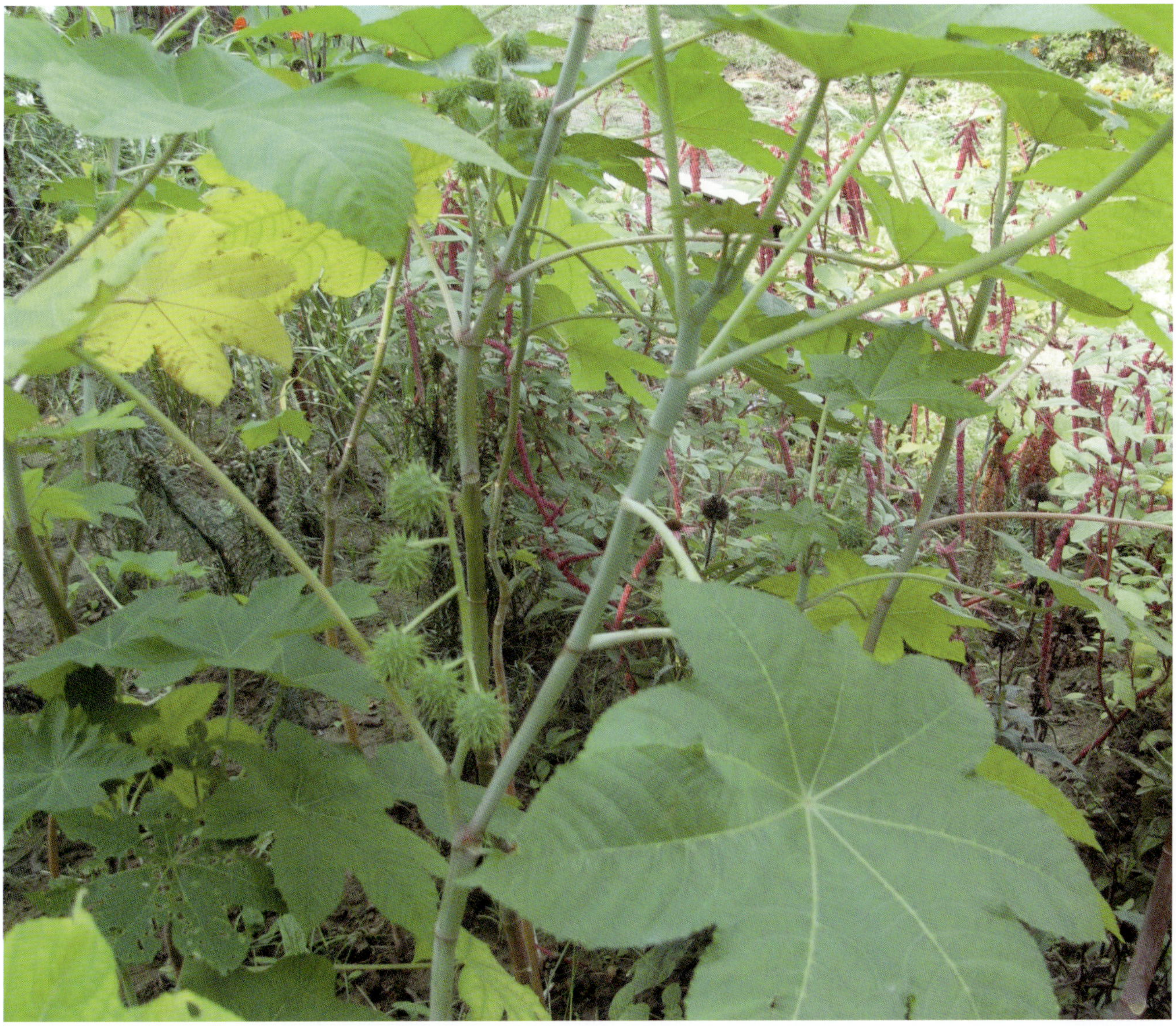

验方

①**疗疮脓肿**：蓖麻子20多颗，去壳，和少量盐、稀饭捣匀，敷患处，每日2次。②**犬咬伤**：蓖麻子50粒，去壳，以井水研膏，先以盐水洗咬处，次以蓖麻膏贴。③**烫火伤**：蓖麻子、蛤粉各等份，研膏，汤损用油调搽，火疮用水调搽。④**喉痹**：蓖麻子，取肉捶碎，纸卷作筒，烧烟吸之。

食疗药膳

●蓖麻炖猪肚

原料：蓖麻子500克，猪肚1个。

制法：蓖麻子去壳，将仁放入猪肚内，酒煮肚烂为度，取出麻子仁晒干为末，用烂肚捣千余下，为丸。

用法：每服丸适量，酒送下，每日3次。

功效：健脾益胃，消痰。

适用：遍身疙瘩成块如核，不红不痛，皆痰流注而成结核。

使用注意

孕妇及便滑者忌服。

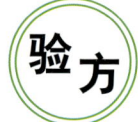

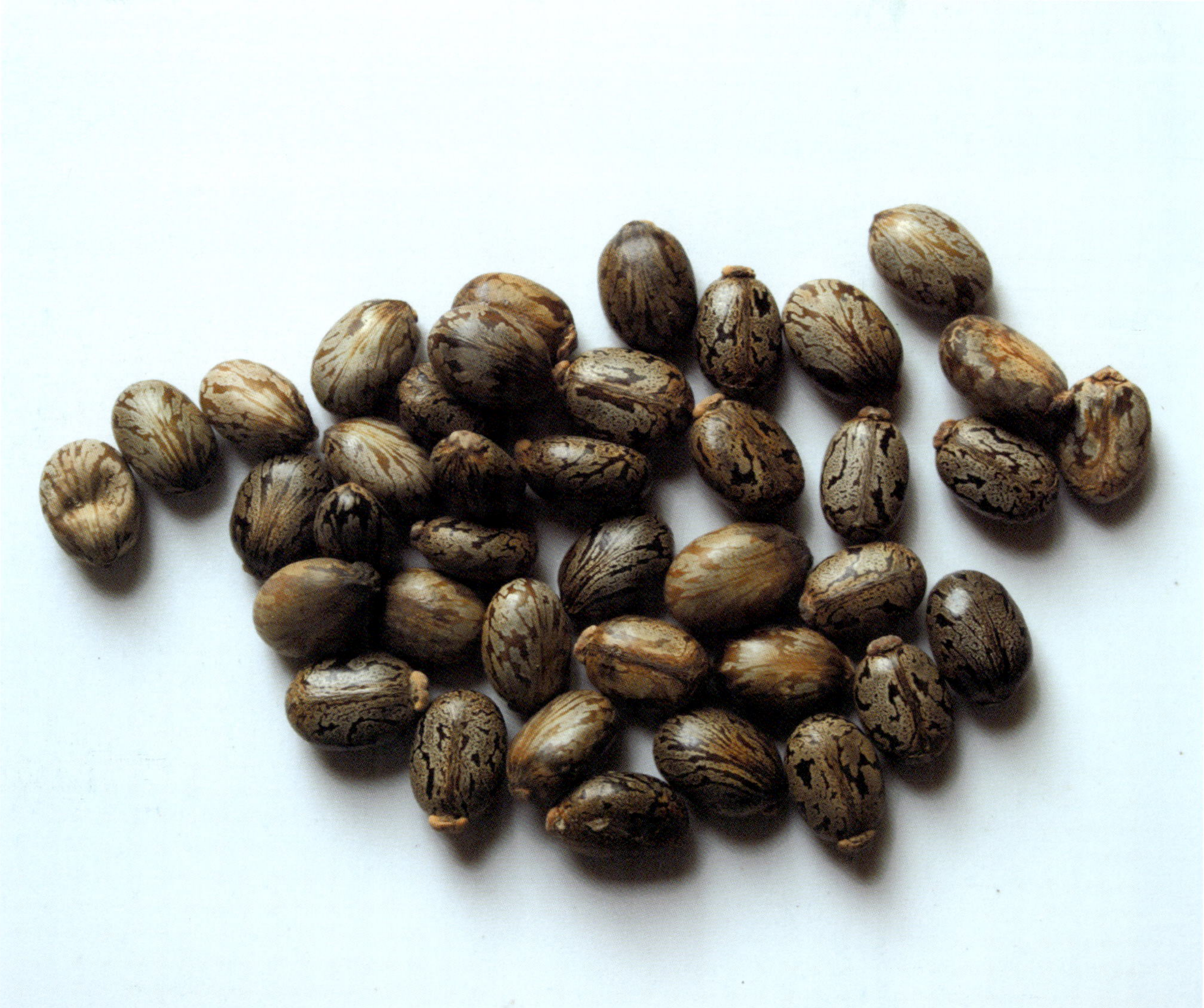

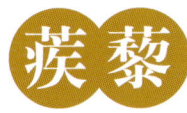

蒺藜

- **别名** 硬蒺藜、蒺骨子、刺蒺藜。
- **来源** 本品为蒺藜科植物蒺藜 *Tribulus terrestris* L. 的干燥成熟果实。

【形态特征】 一年生匍匐草本，多分枝，全株有柔毛。羽状复叶互生或对生；小叶5~7对，长椭圆形，长6~15毫米，宽2~5毫米，基部常偏斜，有托叶。花单生长于叶腋；萼片5；花瓣5，黄色，早落；雄蕊10，5长5短；子房上位，5室，柱头5裂。花期6~7月，果实8~9月。

【生境分布】 生长于田野、路旁及河边草丛。各地均产。主要分布于河南、河北、山东、安徽、江苏、四川、山西、陕西。

【采收加工】 秋季果实成熟时采割植株，晒干，打下果实，除去杂质。

【性味归经】 辛、苦，微温；有小毒。归肝经。

【功能主治】 平肝解郁，活血祛风，明目，止痒。用于头痛眩晕，胸胁胀痛，乳闭乳痈，目赤翳障，风疹瘙痒。

【用量用法】 内服：6~10克，煎服。

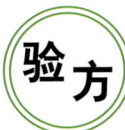

①**老年慢性气管炎**：蒺藜，制糖浆服。②**风疹瘙痒**：蒺藜、防风、蝉蜕各9克，白鲜皮、地肤子各12克，水煎服。③**急性结膜炎**：蒺藜12克，菊花6克，青葙子、木贼、决明子各9克，水煎服。④**高血压、目赤多泪**：蒺藜15克，菊花12克，决明子30克，甘草6克，水煎服。

食疗药膳

●蒺藜烩豆腐

原料：蒺藜子15克，青豌豆100克，猪肉200克，豆腐2块，胡萝卜4条，香菇5朵，虾米少许，鸡汤少许。

制法：将蒺藜子洗净，捣碎后煎出汁待用。用麻油起锅，把剁碎的猪肉炒一遍调味后盛起。将胡萝卜洗净切丝。冬菇泡软后切丝。虾米最好用酒泡一下。用麻油起锅，放入豆腐用大火不停地翻炒，用锅铲将豆腐压碎，放入胡萝卜、豌豆、冬菇、虾米、猪肉、鸡汤和蒺藜子汁，调味后勾芡即成。

用法：佐餐食用。

功效：补肾虚，清肝明目。

适用：肾虚、视力衰退等。

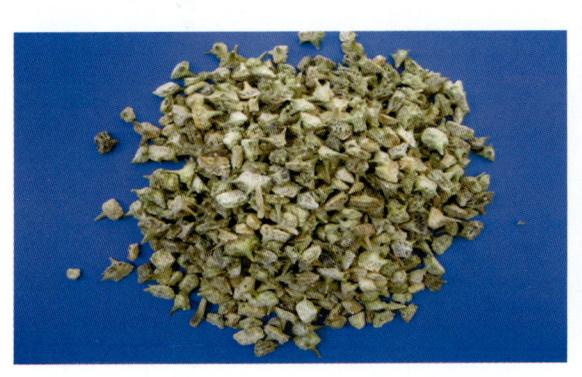
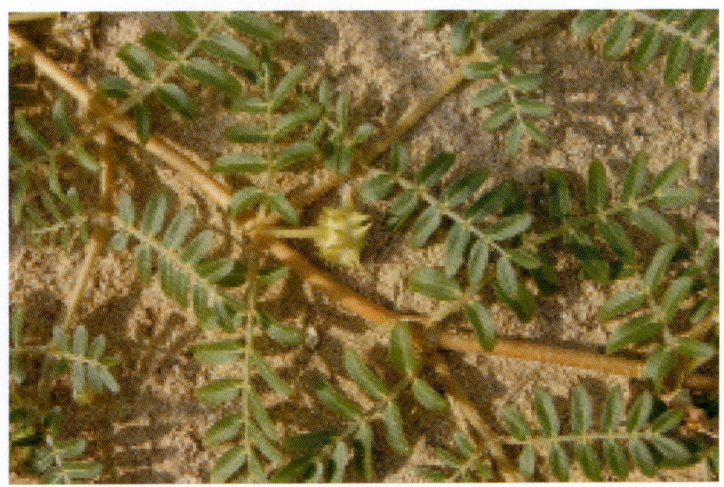

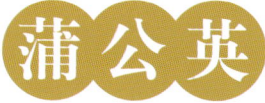

- **别名** 婆婆丁、奶汁草、黄花草、黄花三七、黄花地丁。
- **来源** 本品为菊科多年生草本植物蒲公英 Taraxacum mongolicum Hand.-Mazz. 及其多种同属植物的带根全草。

【形态特征】本植物为多年生草本，富含白色乳汁；直根深长。叶基生，叶片倒披针形，边缘有倒向不规则的羽状缺刻。头状花序单生花茎顶端，全为舌状花；总苞片多层，先端均有角状突起，花黄色，雄蕊5枚，雌蕊1枚，子房下位。瘦果纺锤形，具纵棱，全体被有刺状或瘤状突起，顶端具纤细的喙，冠毛白色。

【生境分布】生长于道旁、荒地、庭园等处。全国各地均有分布。

【采收加工】夏秋两季采收，除去杂质，洗净，晒干。

【性味归经】苦、甘，寒。归肝、胃经。

【功能主治】清热解毒，消肿散结，利尿通淋。用于疔疮肿毒，乳痈，瘰疬，目赤，咽痛，肺痈，肠痈，湿热黄疸，热淋涩痛。

【用量用法】内服：10～15克，煎服。外用：适量。

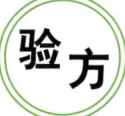

①**感冒伤风**：蒲公英30克，防风、荆芥各10克，大青叶15克，水煎服。②**眼结膜炎**：蒲公英15克，黄连3克，夏枯草12克，水煎服。③**腮腺炎**：蒲公英30～60克，水煎服或捣烂外敷。④**小便淋沥涩痛**：蒲公英、白茅根、金钱草各15克，水煎服。⑤**淋病**：蒲公英、白头翁各30克，车前子、滑石、小蓟、知母各15克，水煎服。

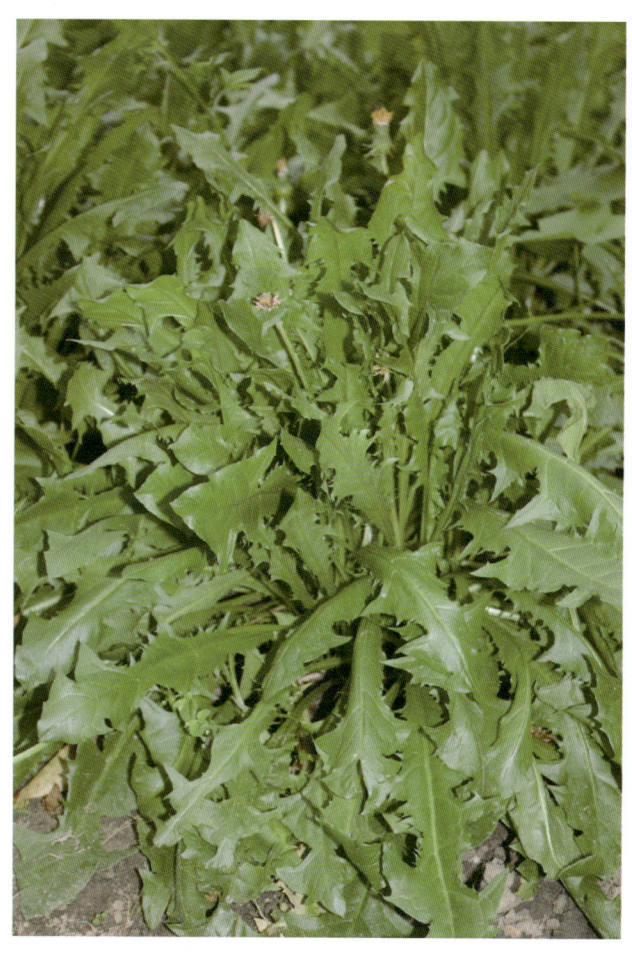
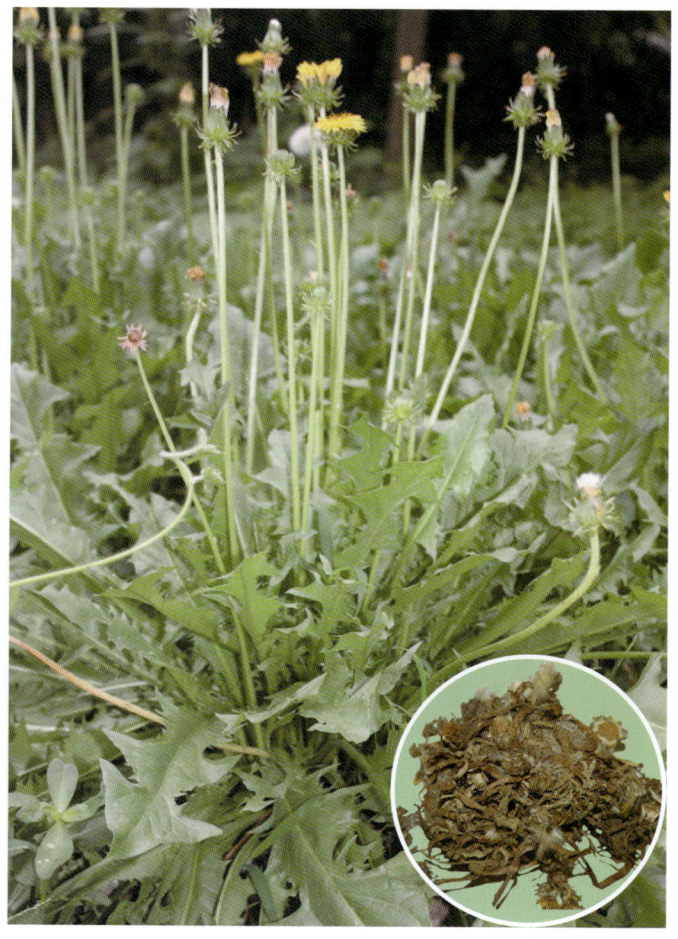

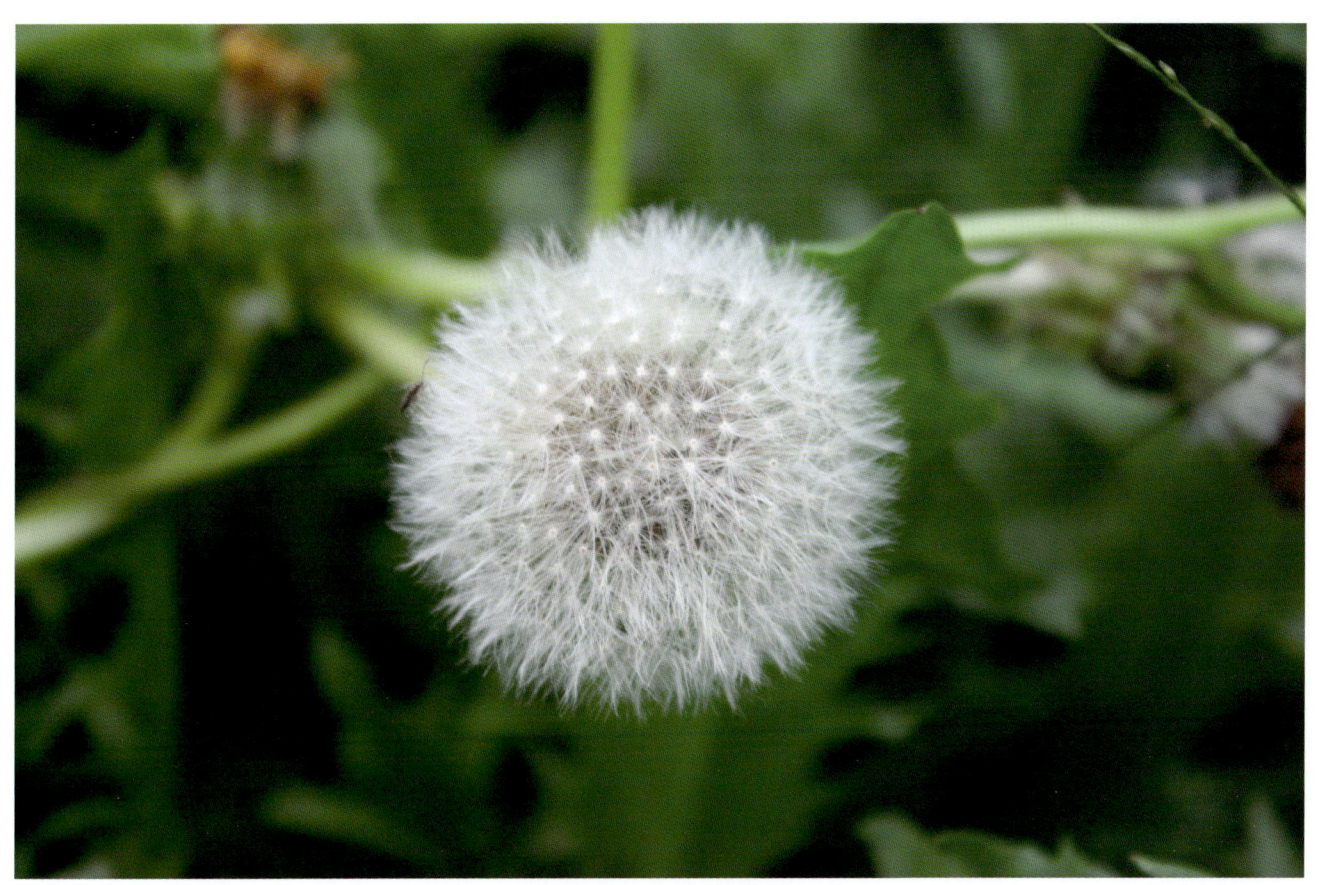

食疗药膳

●蒲公英粥

原料：蒲公英30～45克（鲜品60～90克），粳米30～60克。
制法：先煎蒲公英取汁，去渣，入粳米煮粥。
用法：空腹食用，每日1次。
功效：清热解毒。
适用：急性乳腺炎、急性扁桃腺炎、热毒疮痈、尿路感染、传染性肝炎、胆囊炎、上呼吸道感染、急性眼结膜炎等。

●蒲金酒

原料：蒲公英、金银花各15克，黄酒300毫升。
制法：药与酒同煎至150毫升，去渣取汁。
用法：每日1剂，早、晚各服1次。药渣敷患处。
功效：清热排脓，消肿止痛。
适用：急性乳腺炎。

使用注意

用量过大，可致缓泻。

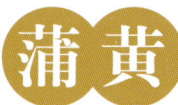

蒲黄

- **别名** 蒲草、蒲棒、水蜡烛、毛蜡烛、蒲棒花粉。
- **来源** 本品为香蒲科植物水烛香蒲、东方香蒲 Typha Orientalis PresL.或同属植物的花粉。

【形态特征】水烛香蒲，多年沼泽生草本。根茎匍匐，有多数须根。叶扁平，线形，宽4～10毫米，质稍厚而柔，下部鞘状。穗状花序圆柱形，雌雄花序间有间隔1～15厘米；雄花序在上，长20～30厘米，雄花有早落的佛焰状苞片，花被鳞片状或茸毛状，雄蕊2～3。雌花序长10～30厘米，雌花小苞片较柱头短，匙形，花被茸毛状与小苞片等长，柱头线头圆柱形，小坚果无沟。

【生境分布】生长于池、沼、浅水中。全国大部分地区有产。分布于江苏、浙江、安徽、山东等地。

【采收加工】夏季采收蒲棒上部黄色雄花序，晒干碾轧、筛出花粉。

【性味归经】甘，平。归肝、心包经。

【功能主治】止血，化瘀，通淋。用于吐血，衄血，咯血，崩漏，外伤出血，经闭痛经，胸腹刺痛，跌仆肿痛，血淋涩痛。

【用量用法】内服：5～10克，煎服，布包。外用：适量。止血多炒炭用，散瘀多生用。

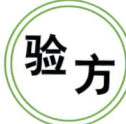

①产后胸闷昏厥、恶露不下：蒲黄100克，红茶6克，用水煎，去渣用汁，每日1剂。②婴儿湿疹：蒲黄研末，鸡蛋黄油调敷。③尿血（非器质性疾病引起的）：炒蒲黄15克，旱莲草、白茅根各30克，水煎服。④经期腰痛：生蒲黄、桃仁、五灵脂、川芎、红花各9克，当归12克，炮姜炭1.5克，炙甘草3克，水煎服，每日1剂。

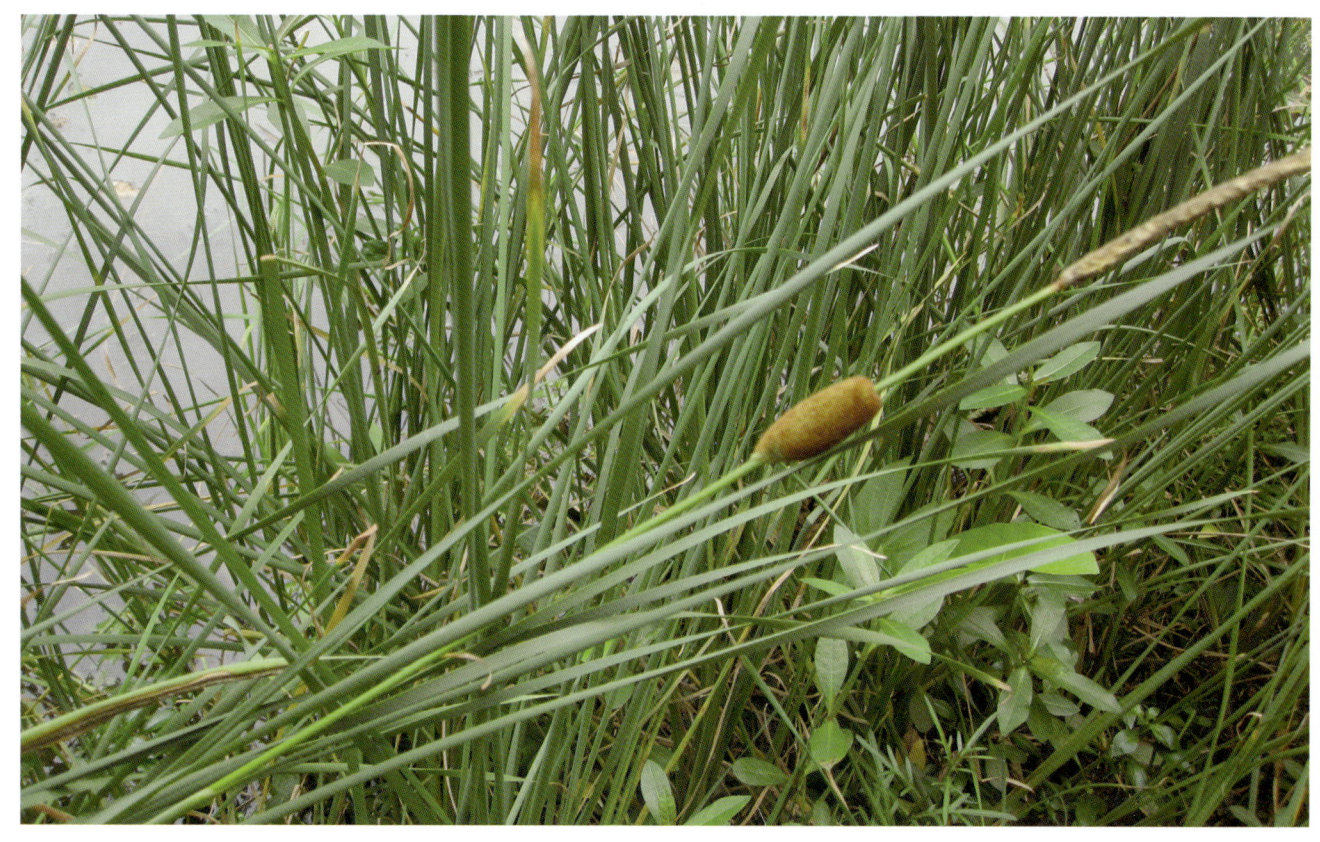

食疗药膳

●蒲黄茶

原料：蒲黄100克，红茶6克。
制法：将上2味用适量水煎，去渣用汁。
用法：每日1剂，随意饮完。
功效：活血散瘀。
适用：产后胸闷昏厥、恶露不下等。

使用注意

孕妇忌服。

●蒲黄粥

原料：蒲黄10克，大米100克，白糖适量。
制法：将蒲黄择净，布包，放入锅中，加清水适量，浸泡5～10分钟后，水煎取汁，加大米煮粥，待粥熟时调入白糖，再煮一、二沸即成，或将蒲黄3克研为细末，待粥熟时调入粥中服食。
用法：每日1剂，连续3～5日。
功效：收敛止血，行血去淤。
适用：咯血、吐血、衄血、崩漏、便血、尿血、创伤出血等。

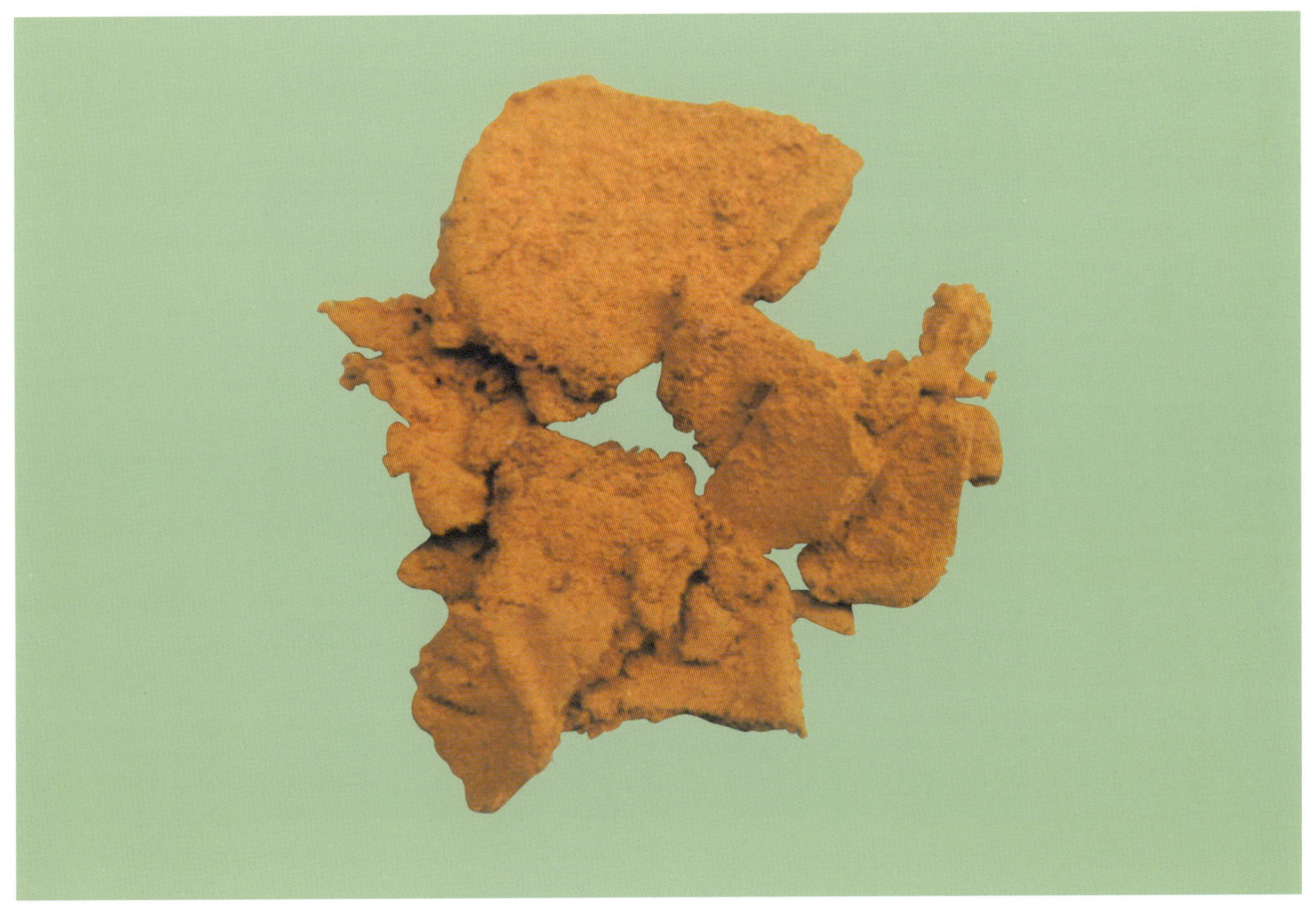

椿皮

- **别名** 椿根皮、椿白皮、椿根白皮。
- **来源** 本品为苦木科落叶乔木植物椿（樗）Ailanthus altissima（Mill.）Swingle的根皮或树皮。

【形态特征】落叶乔木。树皮灰褐色。叶互生，羽状复叶，小叶13～25，卵状披针形，长7～12厘米，宽2～4.5厘米，先端渐尖，基部截形，近基部有1～2对粗齿，齿尖背面有1腺体，揉碎有臭气。圆锥花序顶生，花小，白色带绿，杂性。翅果扁平，长椭圆形，1～6个着生长于1果柄上，每个翅果中部具1种子。花期6～7月，果期9月。

【生境分布】生长于山坡、路旁，或栽培于庭院、村边。分布于山西、江苏、甘肃、河北等地。

【采收加工】全年均可剥取，晒干，或刮去粗皮晒干。生用或麸炒用。

【性味归经】苦、涩，寒。归大肠、胃、肝经。

【功能主治】清热燥湿，收涩止带，止泻，止血。用于赤白带下，湿热泻痢，久泻久痢，便血，崩漏。

【用量用法】内服：6～9克，煎服。外用：适量。

验方

① **阿米巴痢疾**：干樗根白皮10克，加水至600毫升，煎汁浓缩至100毫升，成为1：1煎剂，每日3次，每次10毫升，一般7日为1个疗程。② **便血**：樗根白皮120克切碎，生绿豆芽、生萝卜各120克榨取鲜汁，混合后加水煎煮过滤，冲入黄酒适量，临睡时炖温服，小儿酌减。③ **胃及十二指肠溃疡病**：臭椿树皮剥下后，除去最外一层青皮，用内面厚白皮，晒干炒成老黄色研粉，制成丸、散、片均可，每日3次，每次6～9克。④ **宫颈癌**：臭椿白皮1000克，麦糠500克，加水3000毫升，煎至1000毫升，每次50毫升，每日3次，部分病例用煎剂行局部搽布。⑤ **慢性痢疾、便血**：臭椿根皮30克，金银花（焙）、滑石各15克，研末，面糊为丸，每服3克，每日3次；或单有本品焙干研末，每用9克，开水送服，每日2次。⑥ **白带**：椿皮、白芍、黄柏、贯众各9克，或椿皮与黄柏、三白草配伍，水煎服。

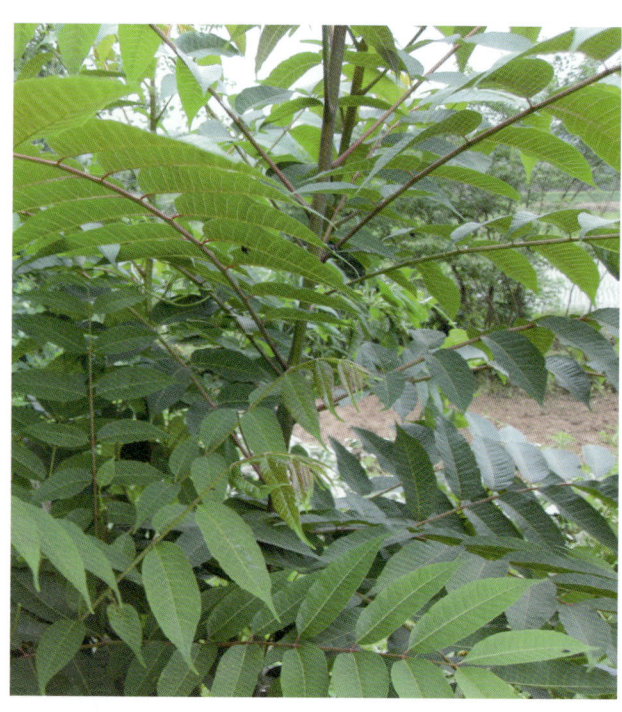

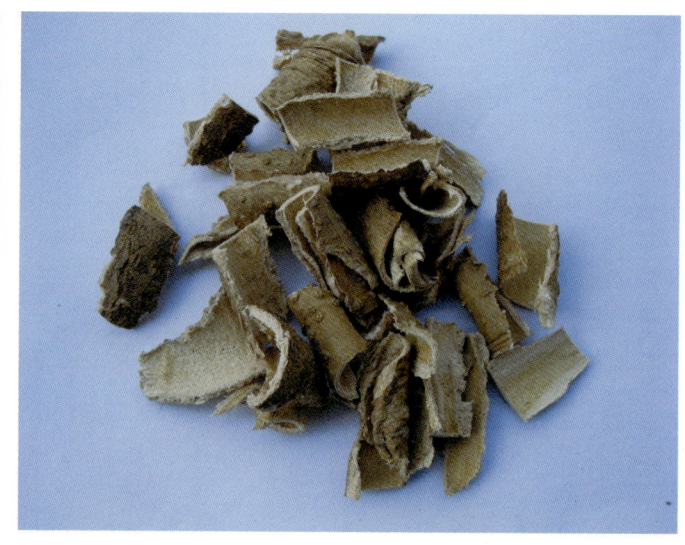

使用注意

虚寒患者慎用。

槐花

- **别名** 豆槐、槐米、槐蕊、金药树、护房树。
- **来源** 本品为豆科植物槐Sophora japonica L.的花或花蕾。

【形态特征】落叶乔木,高8~20米。树皮灰棕色,具不规则纵裂,内皮鲜黄色,具臭味;嫩枝暗绿褐色,近光滑或有短细毛,皮孔明显。奇数羽状复叶,互生,长15~25厘米,叶轴有毛,基部膨大;小叶7~15,柄长约2毫米,密生白色短柔毛;托叶镰刀状,早落;小叶片卵状长圆形,长2.5~7.5厘米,宽1.5~3厘米,先端渐尖具细突尖,基部宽楔形,全缘,上面绿色,微亮,背面优生白色短毛。圆锥花序顶生,长15~30厘米;萼钟状,5浅裂;花冠蝶形,乳白色,旗瓣阔心形,有短爪,脉微紫,翼瓣和龙骨瓣均为长方形;雄蕊10,分离,不等长;子房筒状,有细长毛,花柱弯曲。荚果肉质,串珠状,长2.5~5厘米,黄绿色,无毛,不开裂,种子间极细缩。种子1~6颗,肾形,深棕色。花期7~8月,果期10~11月。

【生境分布】生长于向阳、疏松、肥沃、排水良好的地方。全国大部分地区均产。

【采收加工】夏季花将开放时采收,及时干燥,除去枝、梗及杂质。

【性味归经】苦,微寒。归肝、大肠经。

【功能主治】清热泻火,凉血止血。用于肠热便血,痔肿出血,肝热头痛,眩晕目赤。

【用量用法】内服:5~10克,煎服。止血炒炭用,清热泻火生用。

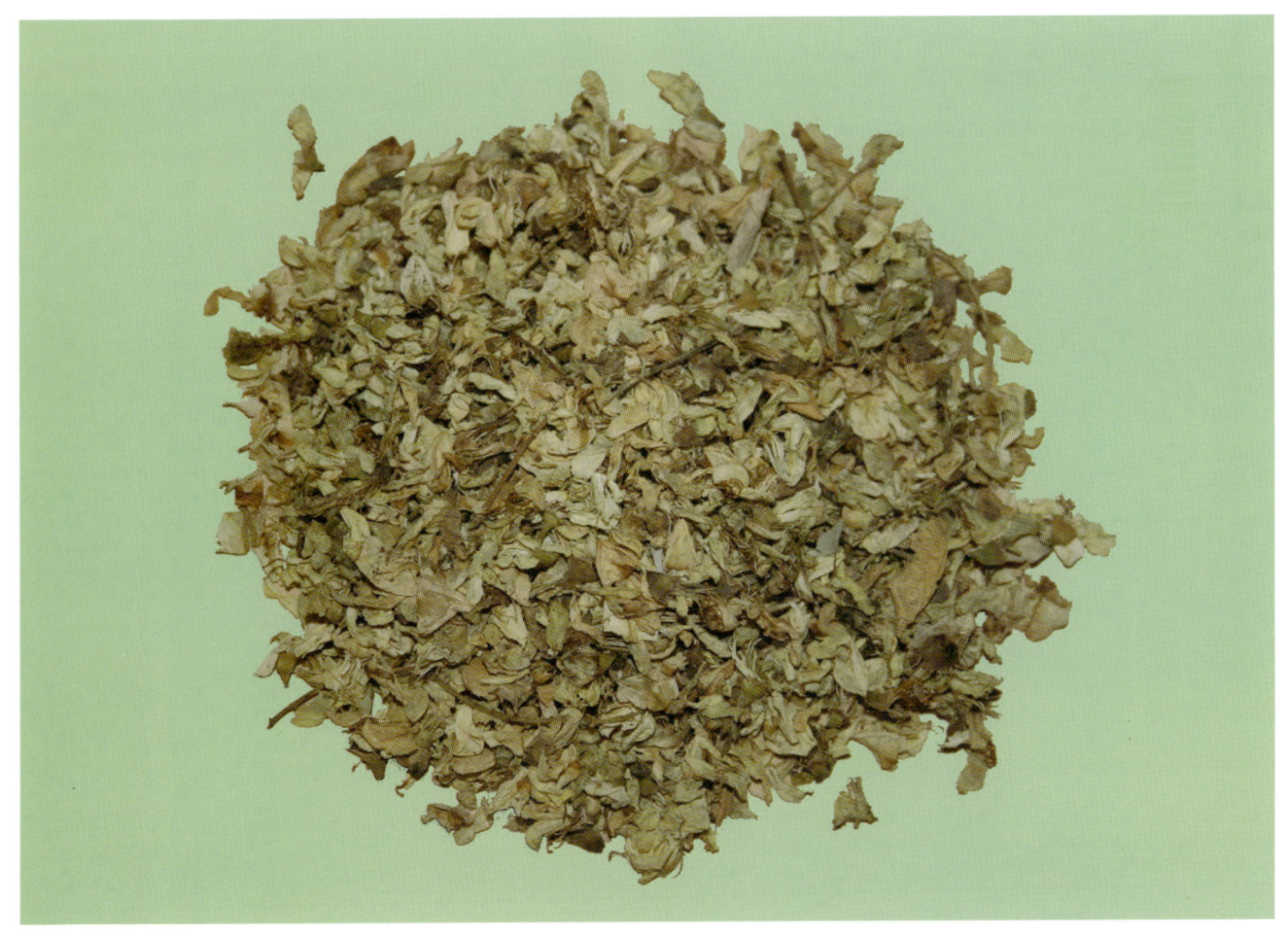

验方 ①**尿血（热性病引起的）：** 槐花（炒）、郁金（煨）各50克，共研为末，每次10克，淡豉汤送下。②**风热内扰引起的便血、目赤、痔血：** 陈槐花10克，粳米30克，红糖适量，先煮米取米汤，将槐花研末调入米汤中，加红糖适量调服。③**痔疮、大肠癌引起的便血：** 槐花30克，生大黄4克，蜂蜜15克，绿茶2克，生大黄拣杂，洗净，晾干或晒干，切成片，放入砂锅，加水适量，煎煮5分钟，去渣，留汁，待用。锅中加槐花、绿茶，加清水适量，煮沸，倒入生大黄煎汁，离火，稍凉，趁温热时，调拌入蜂蜜即成。早、晚2次分服。

食疗药膳

●马齿苋槐花粥

原料：槐花30克，鲜马齿苋、粳米各100克，红糖20克。

制法：先将鲜马齿苋拣杂，洗净，入沸水锅中焯软，捞出，码齐，切成碎末，备用。将槐花拣杂，洗净，晾干或晒干，研成极细末，待用。粳米淘洗干净，放入砂锅，加水适量，大火煮沸，改用小火煨煮成稀粥，粥将成时，对入槐花细末，并加入马齿苋碎末及红糖，再用小火煨煮至沸，即成。

用法：早晚2次分服。

功效：清热解毒，凉血止血。

适用：大肠癌患者引起的便血、血色鲜红等。

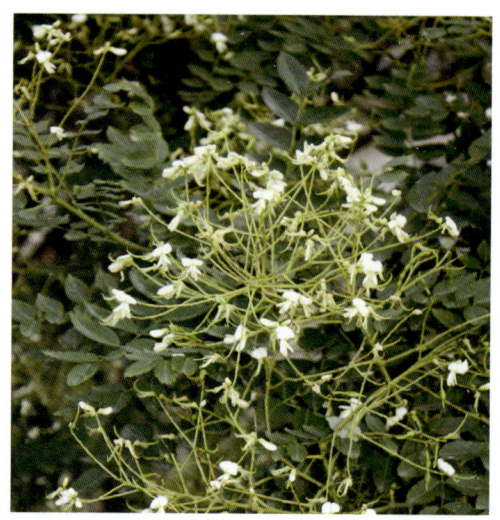

●地榆槐花蜜饮

原料：地榆60克，槐花、蜂蜜各30克。

制法：先将地榆洗净，拣杂，切成片，放入砂锅加水适量，煎煮2次，每次40分钟，合并2次浓煎液，回入砂锅加入槐花，视需要可酌加清水，大火再煎煮10分钟，用洁净纱布过滤，去渣，收取滤汁放入容器，待其温热时，对入蜂蜜，拌和均匀即成。

用法：早晚2次分服。

功效：清热凉血，抗癌止血。

适用：宫颈癌阴道出血等。

使用注意

脾胃虚寒者慎用。

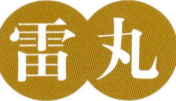

雷丸

- **别名** 竹苓、雷实、雷矢、竹铃芝、竹铃子。
- **来源** 本品为多孔菌科植物雷丸 *Omphalia lapidescens* Schroet. 的干燥菌核。

【形态特征】 雷丸菌菌核体通常为不规则的坚硬块状，歪球形或歪卵形，直径0.8~2.5厘米，罕达4厘米，表面黑棕色，具细密的纵纹；内面为紧密交织的菌丝体，蜡白色，半透明而略带黏性，具同色的纹理。越冬后由菌核体发出新的子实体，一般不易见到。

【生境分布】 多寄生长于病竹根部。我国西北、西南、华南诸省均产，分布于四川、云南、贵州、湖北、广西等地。

【采收加工】 秋季采挖，水洗，润透切片生用，或干燥后研粉用。

【性味归经】 微苦，寒。归胃、大肠经。

【功能主治】 杀虫，杀虫消积。用于绦虫病，钩虫病，蛔虫病，虫积腹痛，小儿疳积。

【用量用法】 内服：15~21克，宜入丸、散剂，驱绦虫每次12~18克，每日3次，饭后冷开水调服，连服3日。

验方

①**绦虫病**：单用雷丸粉30克，空腹凉开水调末吞服。②**钩虫病**：单用雷丸粉，加适量乳糖或葡萄糖粉，开水调服，成人每日60克。③**蛲虫病**：雷丸、大黄各3克，二丑9克，共研末混匀，早晨空腹用冷开水吞服。④**丝虫病**：雷丸30克，水煎服，每日1剂，连用7日。⑤**囊虫病**：雷丸90克，槟榔、使君子各60克，海螺、石榴皮、白矾各30克，共研细末，用白酒1000毫升，浸泡7日后，每日清晨摇均匀，空腹服15毫升，儿童用量酌减。⑥**阴道滴虫病、肠道滴虫病**：雷丸与碳酸氢钠制成粉剂，每日服用4~8克，5日为1个疗程，一般2个疗程。

使用注意

不宜入煎剂。因本品含蛋白酶，加热60℃左右，即以破坏而失效，同时和酸作用也能破坏失效，而在碱性溶液中使用作用最强。虫积脾胃虚寒者慎用。

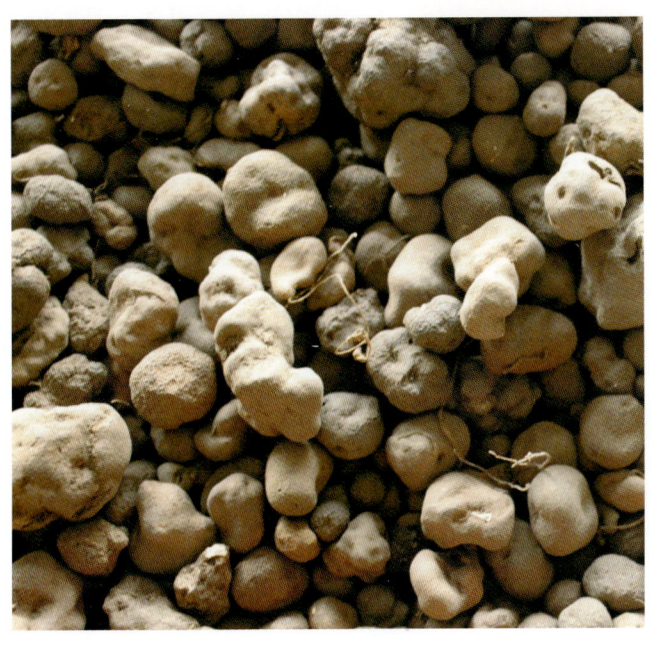
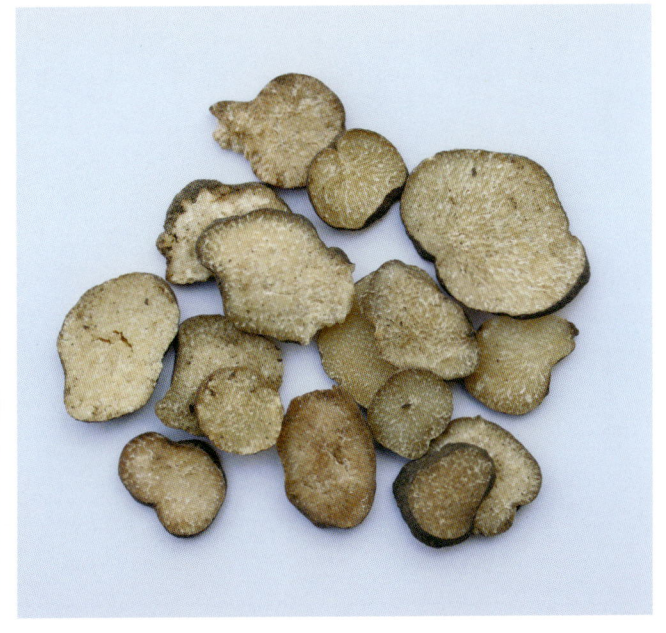

蜈蚣

- **别名** 吴公、百脚、天龙、百足虫、千足虫。
- **来源** 本品为蜈蚣科动物少棘巨蜈蚣 *Scolopendra subspinipes mutilans* L Koch 的干燥体。

【形态特征】少棘巨蜈蚣体形扁平而长，全体由22个同型环节构成，长约6～16厘米，宽5～11毫米，头部红褐色；头板近圆形，前端较窄而突出，长约为第一背板之2倍。头板和第一背板为金黄色，生触角1对，17节，基部6节少毛。单眼4对；头部之腹面有颚肢1对，上有毒钩；颚肢底节内侧有1矩形突起，上具4枚小齿，颚肢齿板前端也具小齿5枚。身体自第2背板起为墨绿色，末板黄褐色。背板自2～19节各有2条不显著的纵沟，第2、4、6、9、11、13、15、17、19各节之背板较短；腹板及步肢均为淡黄色，步肢21对，足端黑色，尖端爪状；末对附肢基侧板端有2尖棘，同肢前腿节腹面外侧有2棘，内侧1棘，背面内侧1～3棘。

【生境分布】生长于山坡、田野、路边或杂草丛生的地方，或栖息在井沿、柴堆以及砖瓦缝隙间，特别喜欢阴湿、陈旧的地面。分布于江苏、浙江、湖北、湖南、河南、陕西等地。

【采收加工】春、夏二季捕捉，用竹片插入头尾，绷直晒干；或先用沸水烫过，然后晒干或烘干。

【性味归经】辛，温；有毒。归肝经。

【功能主治】息风镇痉，通络止痛，攻毒散结。用于肝风内动，痉挛抽搐，小儿惊风，中风口㖞，半身不遂，破伤风，风湿顽痹，偏正头痛，疮疡，瘰疬，蛇虫咬伤。

【用量用法】内服：3～5克，煎服。研末吞服，每次0.6～1克。外用：适量，研末或油浸搽患处。

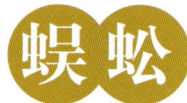

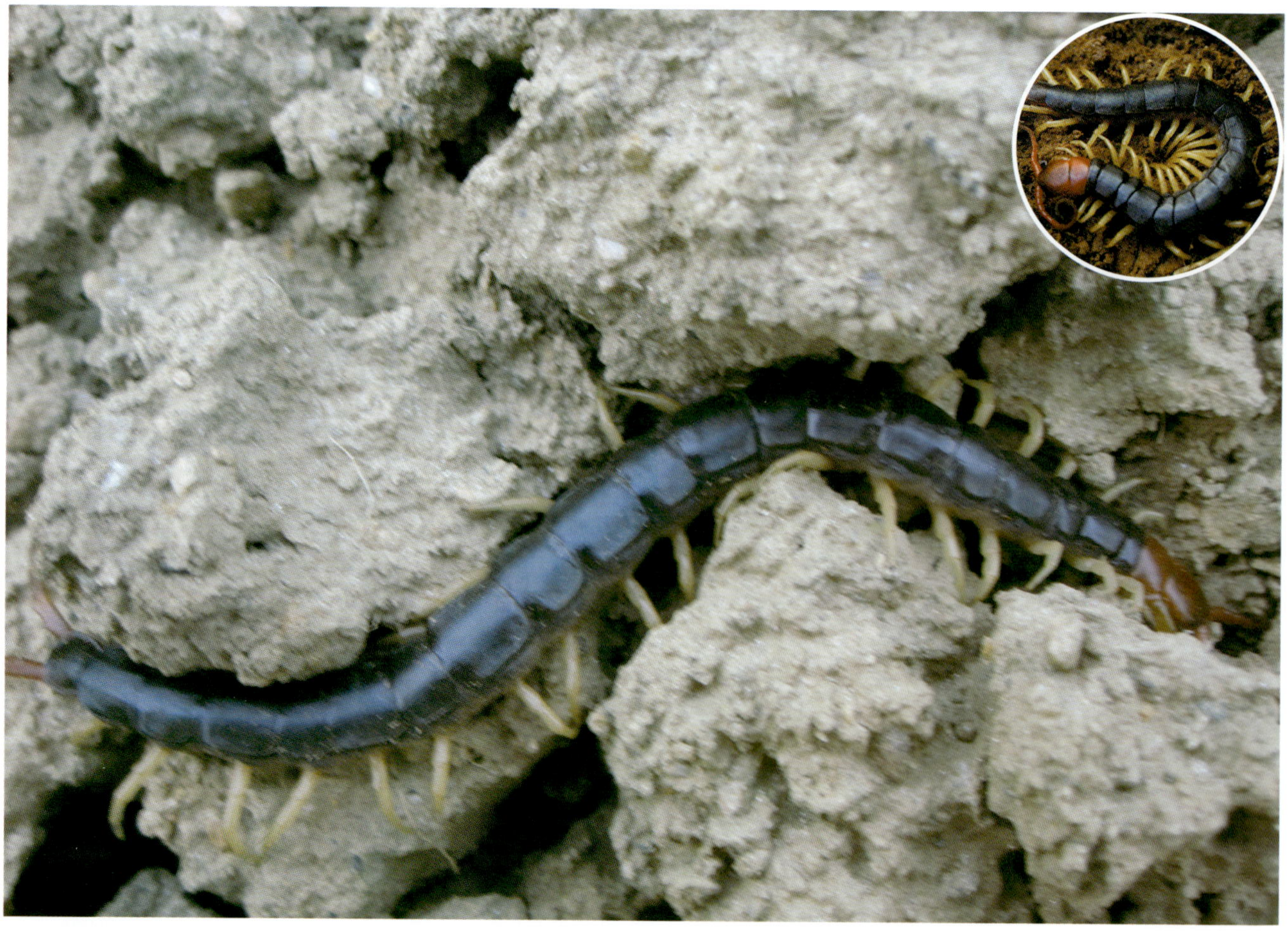

验方 ①小儿秃疮：大蜈蚣1条，盐1分，入油内浸7日。取油搽之。②痔疮：蜈蚣2条，装入洗净的一段鸡肠内，放旧瓦片上焙干，研细末，分成8份，每日早、晚各1次，黄酒冲服。③骨结核：蜈蚣、全蝎各40克，土鳖虫50克，研细，分40等份，日服2份，20日为1疗程。④小儿惊风：蜈蚣、全蝎各等份，研细末，每次1～1.5克，每日2次。

食疗药膳

● **蜈蚣炖泥鳅**

原料：蜈蚣2条，泥鳅4条，豆腐干300克，黄酒、醋、葱末、味精、盐、姜各适量。

制法：将泥鳅洗净，除去内脏，切成段。将豆腐干切成块状，与泥鳅、蜈蚣共放在砂锅内，投入适量盐、醋和少许姜片，加盖，置于小火上炖。待泥鳅炖酥后，放入黄酒稍煨，即下葱末、味精，起锅上桌，即可食用。

用法：佐餐食用。

功效：补肾壮阳。

适用：肾炎、阳痿者。

使用注意

本品有毒，用量不宜过大。孕妇忌用。

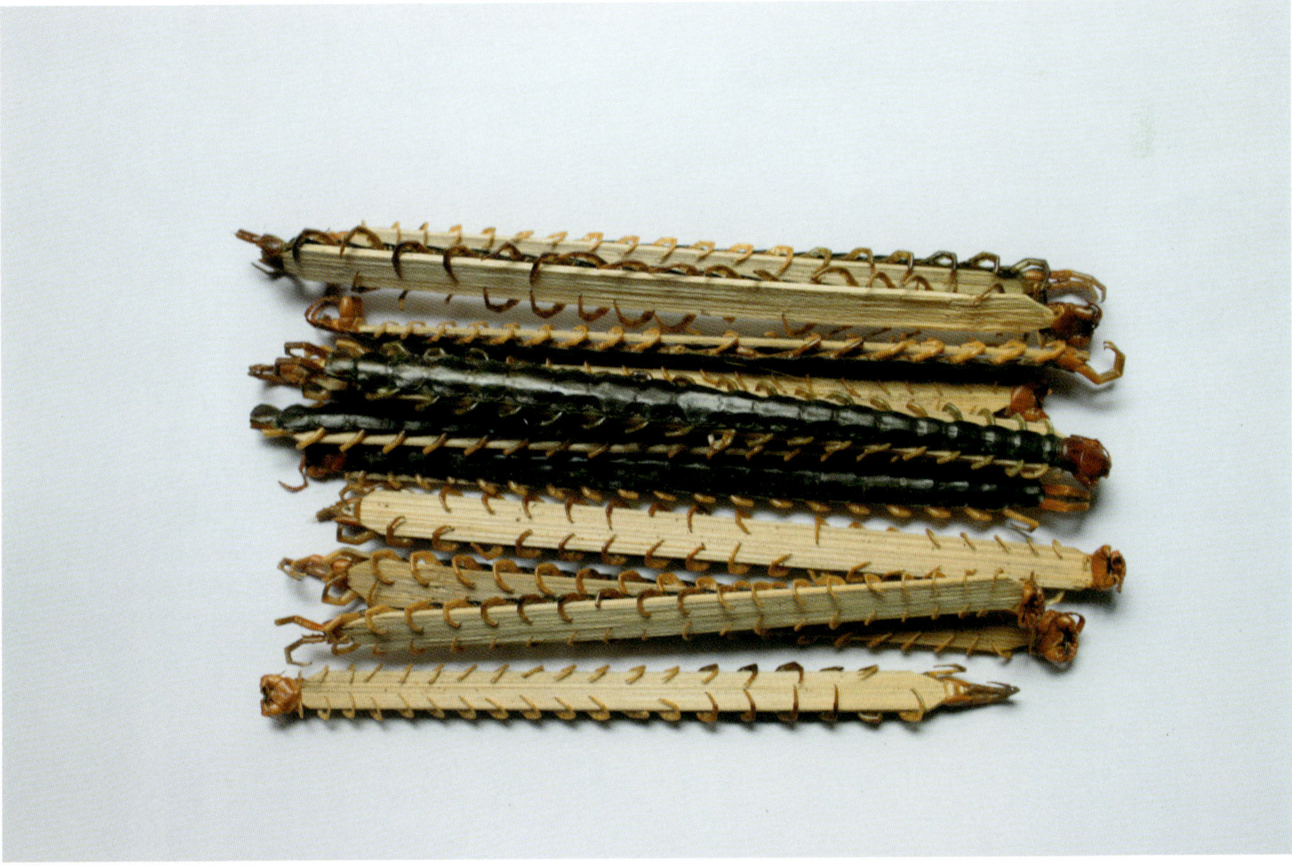

蜂房

- **别名** 蜂巢、露蜂房、马蜂窝、野蜂窝、黄蜂窝、百穿之巢。
- **来源** 本品为胡蜂科昆虫马蜂 Polistes olivaceous（DeGeer）、日本长脚胡蜂或异腹胡蜂的巢。

【形态特征】雌蜂体形狭长，长20~25毫米，呈黑色。头部三角形。复眼1对，暗褐色，分列于头之两侧；单眼3个，位于头之前上方。触角1对，细长弯曲，基部黑色，鞭节12节，呈也褐色。颜面、头顶、后头、唇基、上颚及颊部都有黄褐色斑纹。胸部有刻点，前胸背部后缘及中胸背板中，有2条黄色纵线。翅2对，透明膜质。前翅大，后翅小，静止时，其翅半开。翅基片及小盾片黑色，中央有两条黄褐色线。胸腹节呈黑色，有4条黄褐色纵线。足3对，细长，5节，黄褐色，腹部呈纺锤形，两侧稍狭，第1腹节并入胸部，形成并胸腹节；第1腹节与第2腹节间紧缩成狭腰状。各节中央，有黑色纵线，尾端有能自由伸缩的毒针。春季产卵。幼虫乳白色，形略如蛆，头部小，节明显。

【生境分布】群栖性，营巢于树木上或屋檐下。我国各地均有，南方地区尤多。

【采收加工】秋、冬二季采收，晒干，或略蒸，除去死蜂死蛹，晒干。

【性味归经】甘，平；有毒。归胃经。

【功能主治】祛风，攻毒，杀虫，止痛。用于龋齿牙痛，疮疡肿毒，乳痈，瘰疬，皮肤顽癣，鹅掌风。

【用量用法】内服：2.5~4.5克，煎服；或入丸、散，每次1~2克，每日2次。外用：适量，煎汤漱洗，或研末调敷，或烧灰研末调敷。

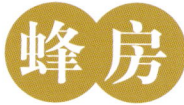

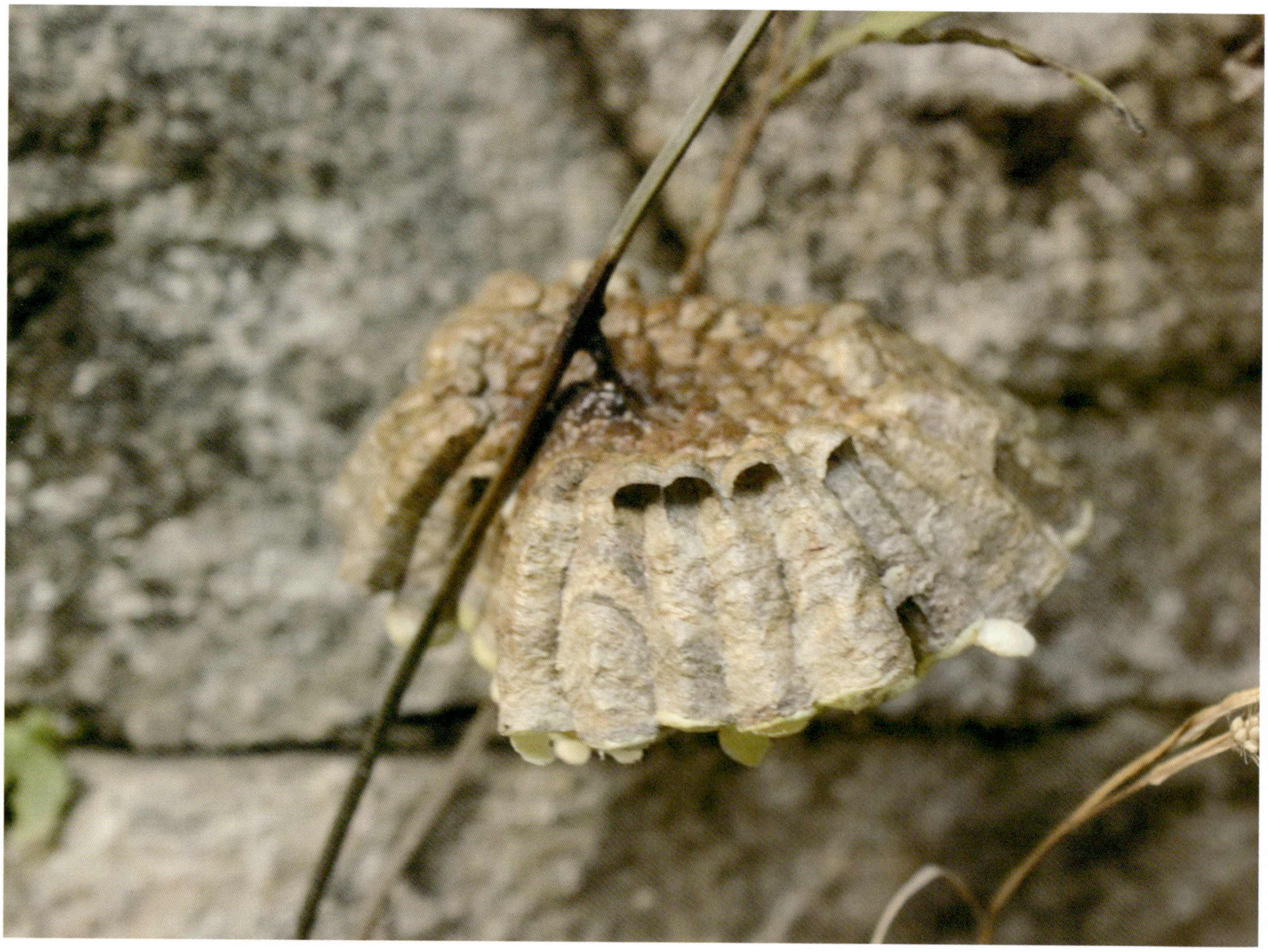

验方

①**蜂蜇人**：蜂房适量，研末，猪油和敷之。②**赤白痢、少腹痛不可忍、里急后重**：蜂房、阿胶各9克，同溶化，入黄连末15克，搅匀，分3次热服。③**头癣**：蜂房1个，蜈蚣2条，明矾适量。将明矾研末，入蜂房孔中，连同蜈蚣置瓦片上小火烤焦，共研细末，麻油调搽外擦。

食疗药膳

● **蜂房豆腐汤**

原料：露蜂房（有仔者）10克，豆腐50克，白糖20克。

制法：蜂房加水100毫升煮30分钟，取汁，入豆腐、白糖，再煮10分钟。

用法：饮汤吃豆腐，每日1剂，每日2次。

功效：润肺止咳。

适用：百日咳痉咳期偏热者。

使用注意

气血虚弱者不宜服。

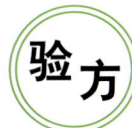

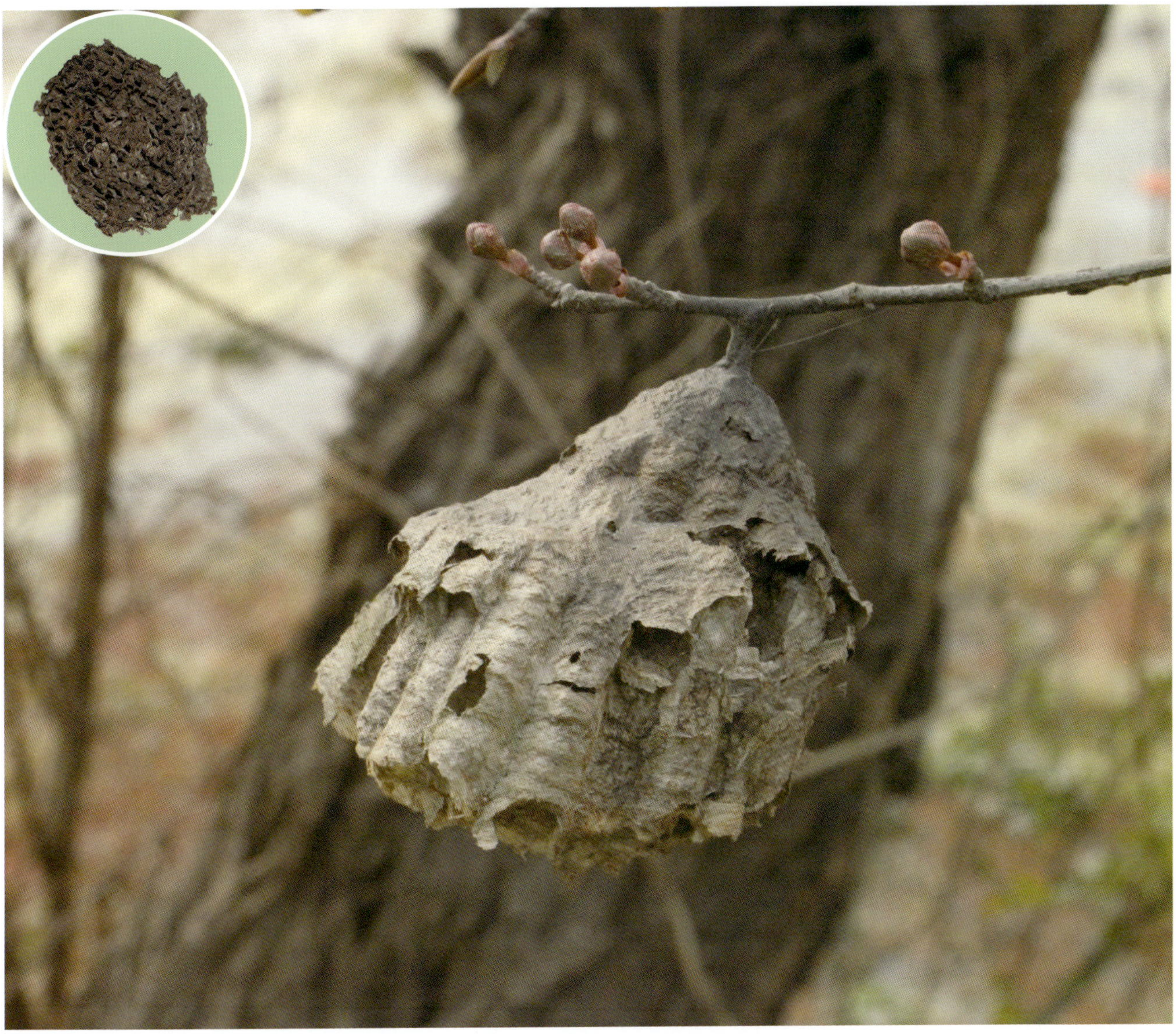

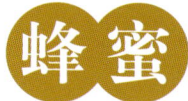

蜂蜜

- **别名** 蜜、石蜜、石饴、食蜜、白蜜、蜜糖、沙蜜、蜂糖、白沙蜜。
- **来源** 本品为蜜蜂科昆虫中华蜜蜂 Apis cerana Fabricius 或意大利蜂所酿的蜜。

【形态特征】中华蜜蜂,蜂群由工蜂、蜂王及雄蜂组成。工蜂全体被黄褐色毛。头略呈三角形。胸部3节,翅2对,膜质透明。足3对,有采集花粉的构造。腹部圆锥状,有毒腺和螫针。腹下有蜡板4对,内有蜡腺,分泌蜡质。蜂王体最大,翅短小,腹部特长,生殖器发达,专营生殖产卵。雄蜂较工蜂稍大,头呈球形,尾无毒腺和螫针,足上无采贮花粉构造,腹无蜡板及蜡腺。

【生境分布】全国大部地区均产。

【采收加工】春至秋季采收,滤过。

【性味归经】甘,平。归肺、脾、大肠经。

【功能主治】润肠通便,润肺止咳,补中缓急。用于脘腹虚痛,肺燥干咳,肠燥便秘,解乌头类药毒;外治疮疡不敛,水火烫伤。

【用量用法】内服:15~30克,冲服,或入丸剂、膏剂。外用:适量敷患处。解毒宜生用,止咳、补中宜炼用。

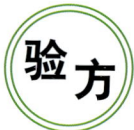

①**产后口渴**:蜂蜜适量,温开水冲服。②**气管炎**:蜂蜜、麦芽糖、葱汁各适量,共熬后装入瓶内,每次服1汤匙,每日3次。③**过度疲劳而突然引起的喉哑失声**:饭后3小时用温开水调服蜂蜜1汤匙,每日3次,连服数日。④**儿童贫血**:蜂蜜100~150克,牛奶调服。

食疗药膳

●蜂蜜鸡蛋羹

原料:蜂蜜35克,鸡蛋1个。
制法:将鸡蛋打入瓷碗内,放锅内蒸15分钟熟后稍凉后再加入蜂蜜。
用法:每日早晨空腹各服1剂,长期服用。
功效:轻身,健脑,强体。
适用:记忆力减退、身体羸弱者。

●木瓜生姜蜂蜜粥

原料:木瓜、生姜各10克,蜂蜜30克,粳米100克。
制法:将木瓜片装入布袋,与淘净的粳米、洗净的生姜片同入锅中,加水适量,煮成稠粥,粥将成取出药袋,趁温兑入蜂蜜,调匀即成。
用法:上、下午分服。
功效:祛湿舒筋,散寒止痛。
适用:风寒湿型老年类风湿性关节炎。

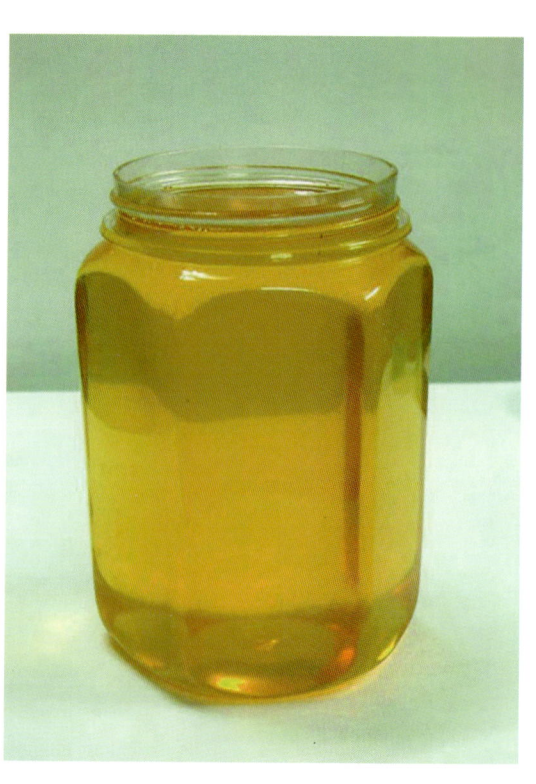

● 蜂蜜杏仁粥

原料：蜂蜜15克，杏仁10克，粳米100克。
制法：将杏仁用开水焯一下，去皮、尖；粳米淘洗干净，同放炖锅内，加水800毫升，置大火烧沸，再用小火炖煮30分钟，加入蜂蜜，搅匀即成。
用法：每日1次，每次食100克粥。
功效：润肺止咳。
适用：咳嗽、咽喉疼痛、口干烦渴等。

● 菊花蜂蜜粥

原料：鲜菊花50克，大米100克，蜂蜜30克。
制法：菊花用纱布包扎成袋，与大米同入锅中煮粥，待粥熟后拣去菊花袋，调入蜂蜜即成。
用法：温热服食。
功效：清热祛风，益气补中，清热润燥。
适用：风热感冒，症见发热怕风、咽干疼痛等。

● 蜂蜜生姜汁

原料：生蜂蜜1000克，生姜250克（捣烂），枇杷叶5克（去毛）。
制法：先将枇杷叶煎汁，再加入蜂蜜与生姜，用小火熬成膏。
用法：每次服30～40克，每日3次。
功效：清热润燥，消炎。
适用：老年人支气管炎。

● 蜂蜜土豆粥

原料：土豆（不去皮）300克，蜂蜜适量。
制法：土豆洗净、切块，用水煮成粥状，服时加蜂蜜调匀。
用法：每日2次。
功效：养胃益阴。
适用：慢性胃炎胃阴不足者。

● 蜂蜜黑木耳

原料：蜂蜜、黑木耳各250克，核桃仁、红枣各10颗，生姜20克，白酒100毫升。
制法：先将红枣去核；核桃仁及生姜分别捣烂；黑木耳泡发，切碎。将以上各味与酒、蜂蜜拌和在一起，静置10小时，然后放笼内蒸熟。
用法：每日服3～4次，每次15～20克。
功效：补虚滋阴。
适用：孕产妇贫血。

使用注意

凡湿阻中满，湿热痰滞，便溏或泄泻者宜慎用。

锦灯笼

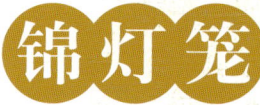

- **别名** 挂金灯、灯笼果、红灯笼。
- **来源** 本品为茄科草本植物酸浆 Physalis alkekengi L.var. franchetii (Mast.) Makino 带宿萼的成熟果实。

【形态特征】多年生草本，基部常匍匐生根。茎高约40~80厘米，基部略带木质。叶互生，常2枚生长于一节；叶柄长约1~3厘米；叶片长卵形至阔形，长5~15厘米，宽2~8厘米，先端渐尖，基部不对移狭楔形，下延至叶柄，全缘而波状或有粗芽齿，两面具柔毛，沿叶脉也有短硬毛。花单生长于叶腋，花梗长6~16毫米，开花时直立，后来向下弯曲，密生柔毛而果时也不脱落；花萼阔钟状，密生柔毛，5裂，萼齿三角形，花后萼筒膨大，弯为橙红或深红色，呈灯笼状包被将果；花冠辐状，白色，5裂，裂片开展，阔而短，先端骤然狭包被浆果；花冠辐状，白色，5裂，裂片开展，阔而短，先端骤然狭窄成三角形尖头，外有短柔毛；雄蕊5，花药淡黄绿色；子房上位，卵球形，2室。浆果球状，橙红色，直径10~15毫米，柔软多汁。种子肾形，淡黄色。花期5~9月，果期6~10月。

【生境分布】多为野生，常生长于山野、林缘等地。分布于吉林、河北、新疆、山东等地。

【采收加工】秋季果实成熟、宿萼呈红色或红黄色时摘下，晒干。

【性味归经】苦，寒。归肺经。

【功能主治】清热解毒，利咽化痰，利尿通淋。用于咽痛音哑，痰热咳嗽，小便不利，热淋涩痛；外治天疱疮，湿疹。

【用量用法】内服：5~9克。外用：适量，捣敷患处。

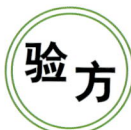 ①**天疱疮**：锦灯笼鲜果捣烂外敷，或干果研末调油外敷。②**热咳咽痛**：锦灯笼草研末，开水送服，同时以醋调药末敷喉外。③**痔疮**：锦灯笼叶贴疮上。④**慢性肾炎**：锦灯笼果实5个，木瓜片4片，大枣10枚，车前草2棵，水煎服，每日1剂，连服7日后改为隔日1剂。

使用注意

脾虚泄泻者忌用。有堕胎作用，孕妇忌用。

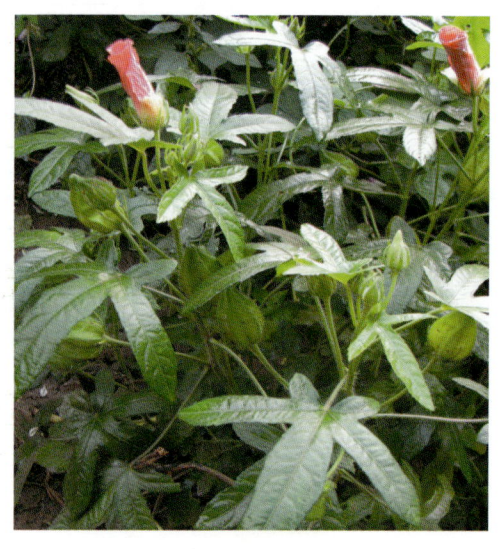
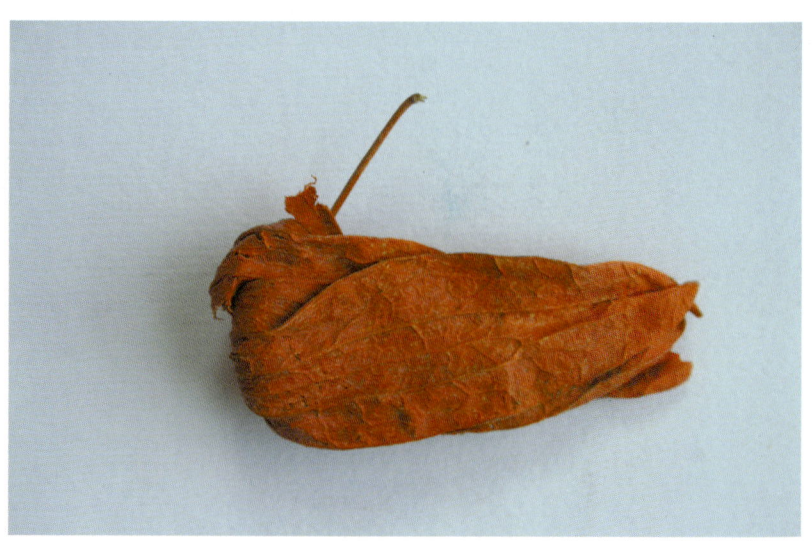

矮地茶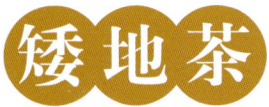

- **别名** 平地木、老勿大、不出林、叶底珠。
- **来源** 本品为紫金牛科常绿小灌木植物紫金牛 *Ardisiae Japonica* （Thumb）Blume的全株。

【形态特征】常绿小灌木，高10～30厘米。地下茎作匍匐状，具有纤细的不定根。茎单一，圆柱形，径约2毫米，表面紫褐色，有细条纹，具有短腺毛。叶互生，通常3～4叶集生长于茎梢，呈轮生状；叶柄长5～10毫米，密被短腺毛，无托叶，叶片椭圆形。花着生长于茎梢或顶端叶腋，2～6朵集成伞形，花两性，花冠白色或淡红色。核果球形，径5～10毫米，熟时红色。

【生境分布】生长于谷地、林下、溪旁阴湿处。分布于长江流域以南各省。

【采收加工】本品全年可采，以秋季采者为好，连根拔起植株，洗净晒干。

【性味归经】苦、辛，平。归肺、肝经。

【功能主治】止咳平喘，清利湿热，活血化瘀。用于新久咳嗽，痰中带血，湿热黄疸，跌打损伤。

【用量用法】内服：10～30克，煎服；单用鲜品30～60克。外用：捣敷。

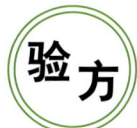 **验方** ①肺痈（肺脓肿）：矮地茶、鱼腥草各50克，水煎，分2次服。②血痢：矮地茶茎叶适量，煎服。③小儿脱肛：矮地茶10克，鸡蛋1个，煮透，服汤食蛋。④黄疸型肝炎：矮地茶、车前草、阴行草各30克，白茅根15克，水煎服。⑤筋骨痛：矮地茶根、茜草根、羊蹄根各30克，威灵仙根10克，黄酒与水各半煎服。⑥白带过多：矮地茶30克，公鸡1只，同炖，服汤食鸡。

使用注意

服用本品或矮地茶素片，少数患者有胃脘部不适等消化道反应。

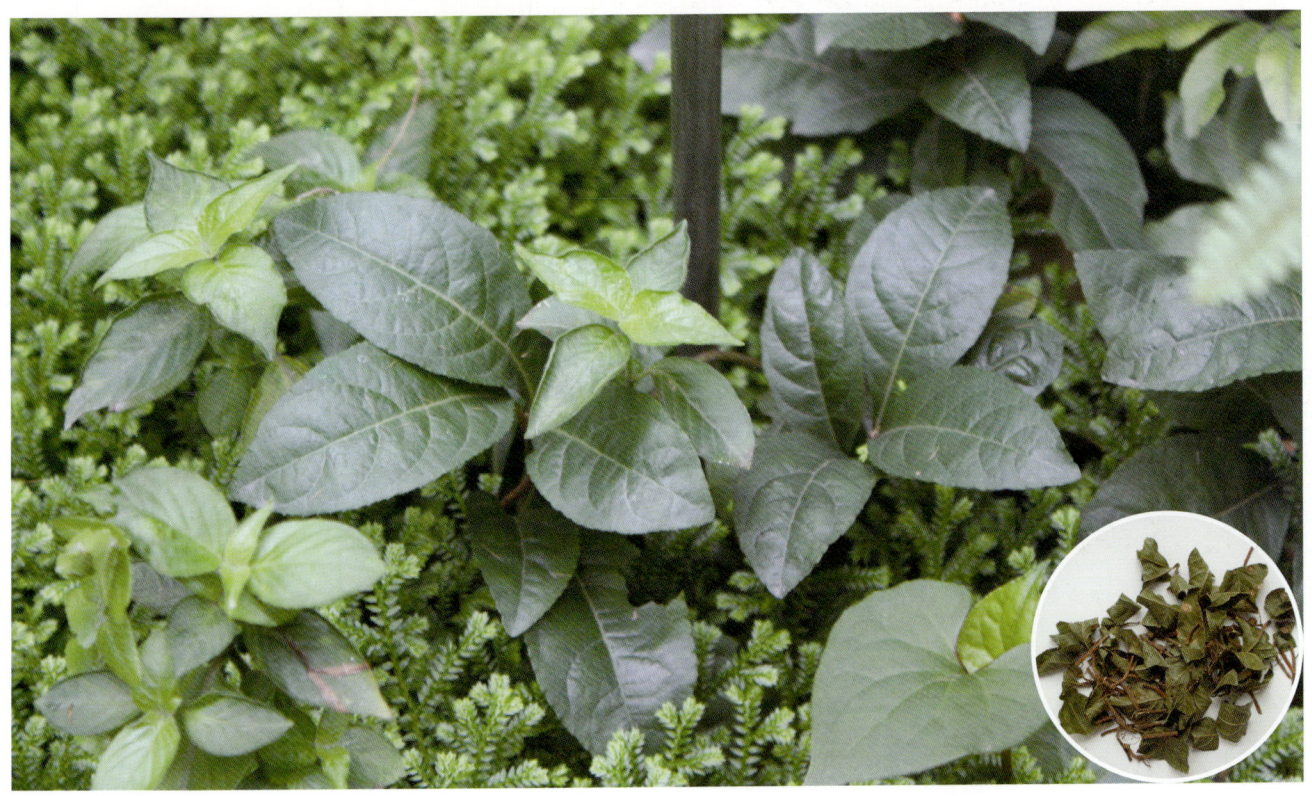

满山红

- **别名** 映山红、迎山红、山崩子、靠山红、达子香、金达来、东北满山红。
- **来源** 本品为杜鹃花科植物兴安杜鹃 Rhododendron dauricum L. 的干燥叶。

【形态特征】多年生常绿灌木,高1~2米。多分枝,质脆;小枝细而弯曲,暗灰色;幼枝褐色,有毛。叶互生,多集生长于枝顶;近革质;卵状长圆形或长圆形,长1~5厘米,宽1~1.5厘米,冬季卷成长筒状,揉后有香气,先端钝,或因中脉突出成硬尖,基部楔形,全缘,上面深绿色,散生白色腺鳞,下面淡绿色,有腺鳞。花1~4朵生长于枝顶,先叶开放,紫红色;萼片小,有毛,花冠漏斗状;雄蕊10,花丝基部有柔毛,子房壁上有白色腺鳞,花柱比花瓣长,宿存。蒴果长圆形,由顶端开裂。花期5~6月,果期7~8月。

【生境分布】生长于山脊、山坡及林内酸性土壤上。产于黑龙江等地及山东各大山区。

【采收加工】夏、秋二季采收,阴干。

【性味归经】辛、苦,温。归肺、脾经。

【功能主治】止咳祛痰平喘。用于吐血,衄血,崩漏,月经不调,咳嗽,风湿痹痛,痈疖疮毒。

【用量用法】内服:25~50克,煎服;6~15克,用40%乙醇浸服。

验方 ①**月经病、经闭**:满山红10克,水煎服。②**白带**:满山红15克,和猪脚爪适量同煮,喝汤吃肉。③**流鼻血**:满山红15~30克,水煎服。

使用注意

本品所含梫木毒素虽较其他品种为少,但仍需控制用量,以防中毒。肝、肾功能异常者慎用。

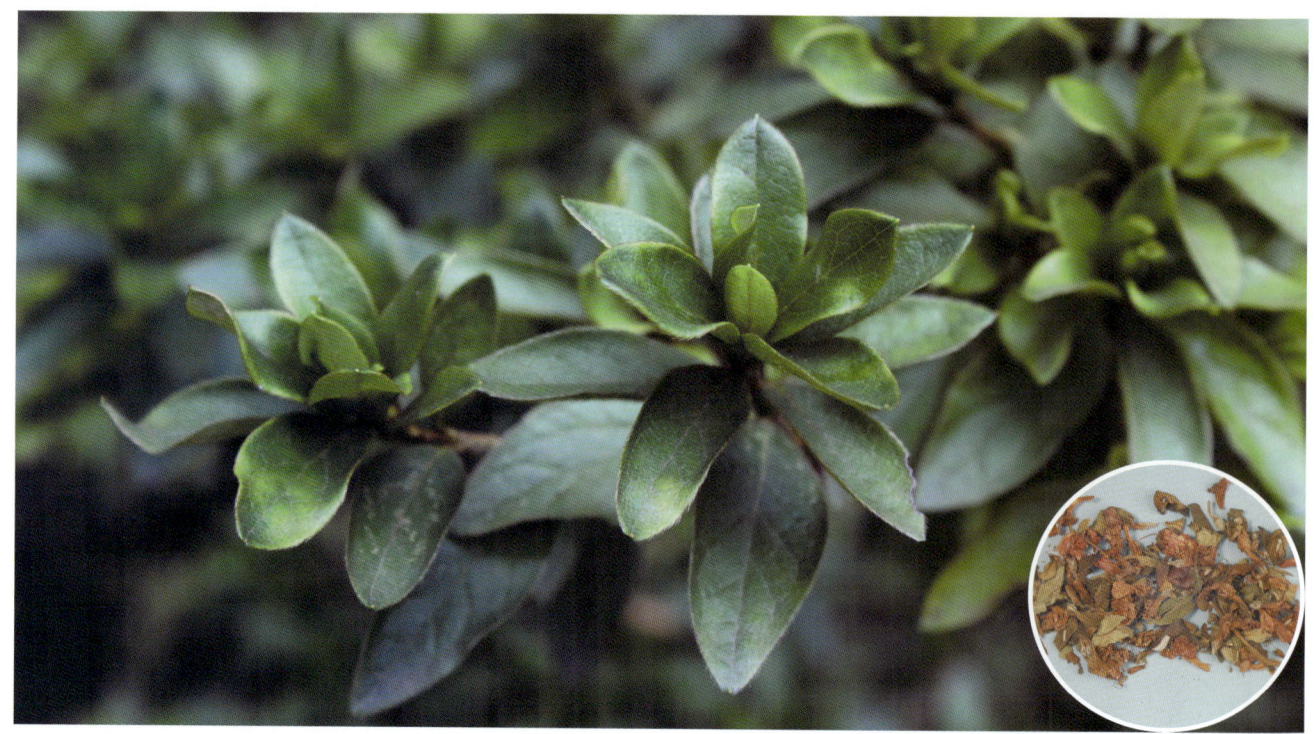

蔓荆子

- **别名** 荆子、蔓荆实、白背杨、白布荆。
- **来源** 本品为马鞭草科植物单叶蔓荆 *Vitex trifolia* L. var. *simplicifolia* Cham. 或蔓荆 *Vitex trifolia* L. 的干燥成熟果实。

【形态特征】为落叶灌木，高约3米，幼枝方形，密生细柔毛。叶为3小叶，小叶倒卵形或披针形；叶柄较长。顶生圆锥形花序；花萼钟形；花冠淡紫色。核果球形，大部分为宿萼包围。

【生境分布】生长于海边、河湖沙滩上。分布于山东、江西、浙江、福建等地。

【采收加工】秋季果实成熟时采收，除去杂质，晒干。

【性味归经】辛、苦，微寒。归膀胱、肝、胃经。

【功能主治】疏散风热，清利头目。用于风热感冒头痛，齿龈肿痛，目赤多泪，目暗不明，头晕目眩。

【用量用法】内服：5～10克，煎服。

验方

①**风寒侵目，肿痛出泪，涩胀羞明**：蔓荆子15克，荆芥、白蒺藜各10克，柴胡、防风各5克，甘草2克，水煎服。②**头屑多**：蔓荆子、侧柏叶、川芎、桑白皮、细辛、旱莲草各50克，菊花100克，水煎去渣滓后洗发。③**急性虹膜炎**：蔓荆子、决明子、菊花各10克，木贼6克，水煎2次，混合后分上、下午服，每日1剂。④**急慢性鼻炎**：蔓荆子15克，葱须20克，薄荷6克，加水煎，取汁，代茶饮用，每日1剂。

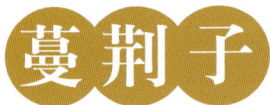

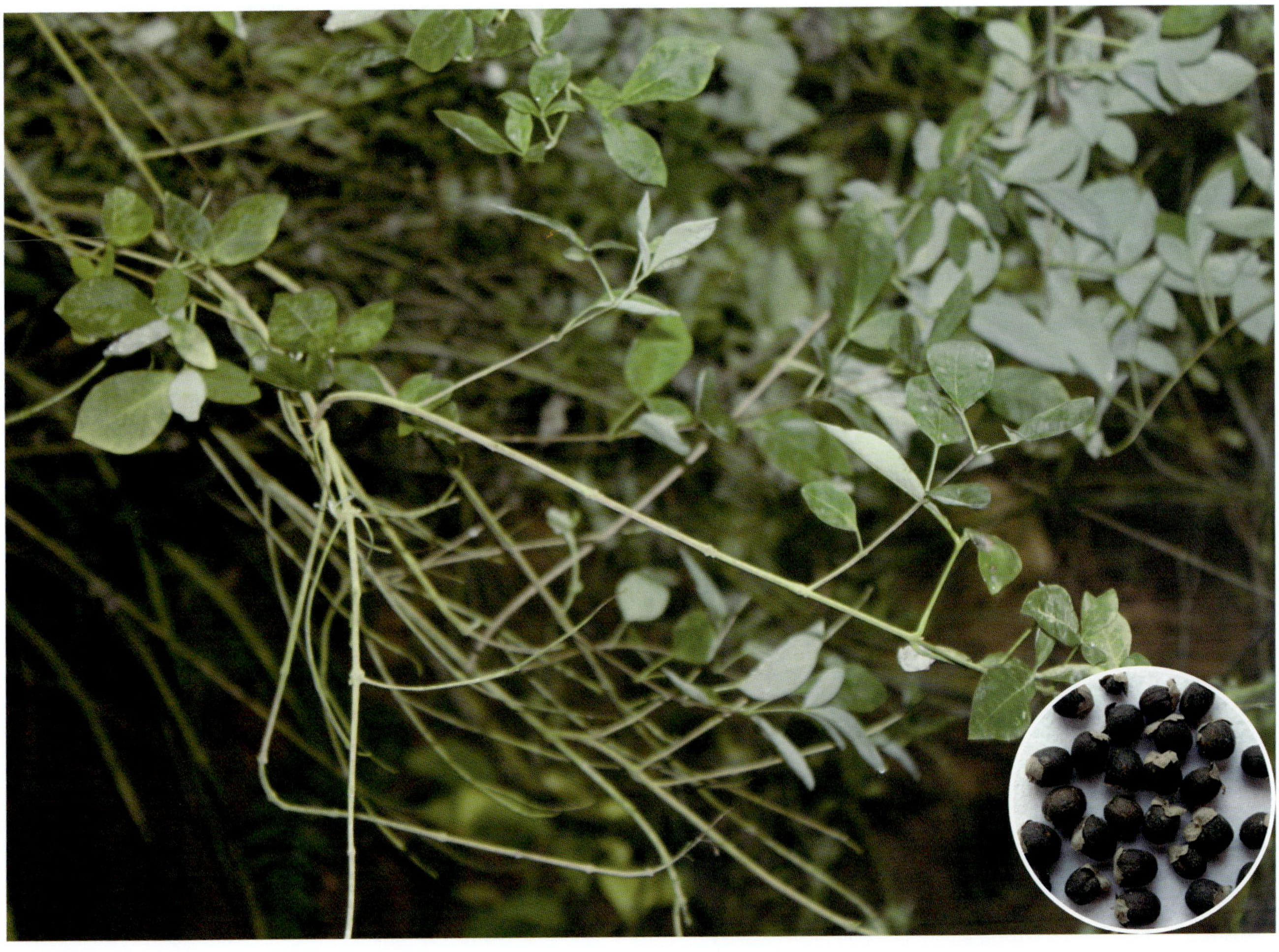

食疗药膳

● 蔓荆子粳米粥

原料：蔓荆子80克，粳米200克，白糖适量。

制法：先将蔓荆子研碎，加入适量清水，搅拌，滤取汁入淘净的粳米煮粥，药汁少再加水，以小火开熬至稠粘时加入白糖拌匀后停火起锅食用。

用法：每日2次，稍凉服食。

功效：疏散风热，清利头目。

适用：风热感冒痛、目赤睛痛、湿痹拘挛等。

● 蔓荆子酒

原料：蔓荆子200克，醇酒500毫升。

制法：将上药捣碎，用酒浸于净瓶中，7日后，去渣备用。

用法：每次徐饮10～15毫升，每日3次。

主治：祛风止痛。

适用：外感风热所致头昏头痛及偏头痛。

使用注意

青光眼患者禁服用。

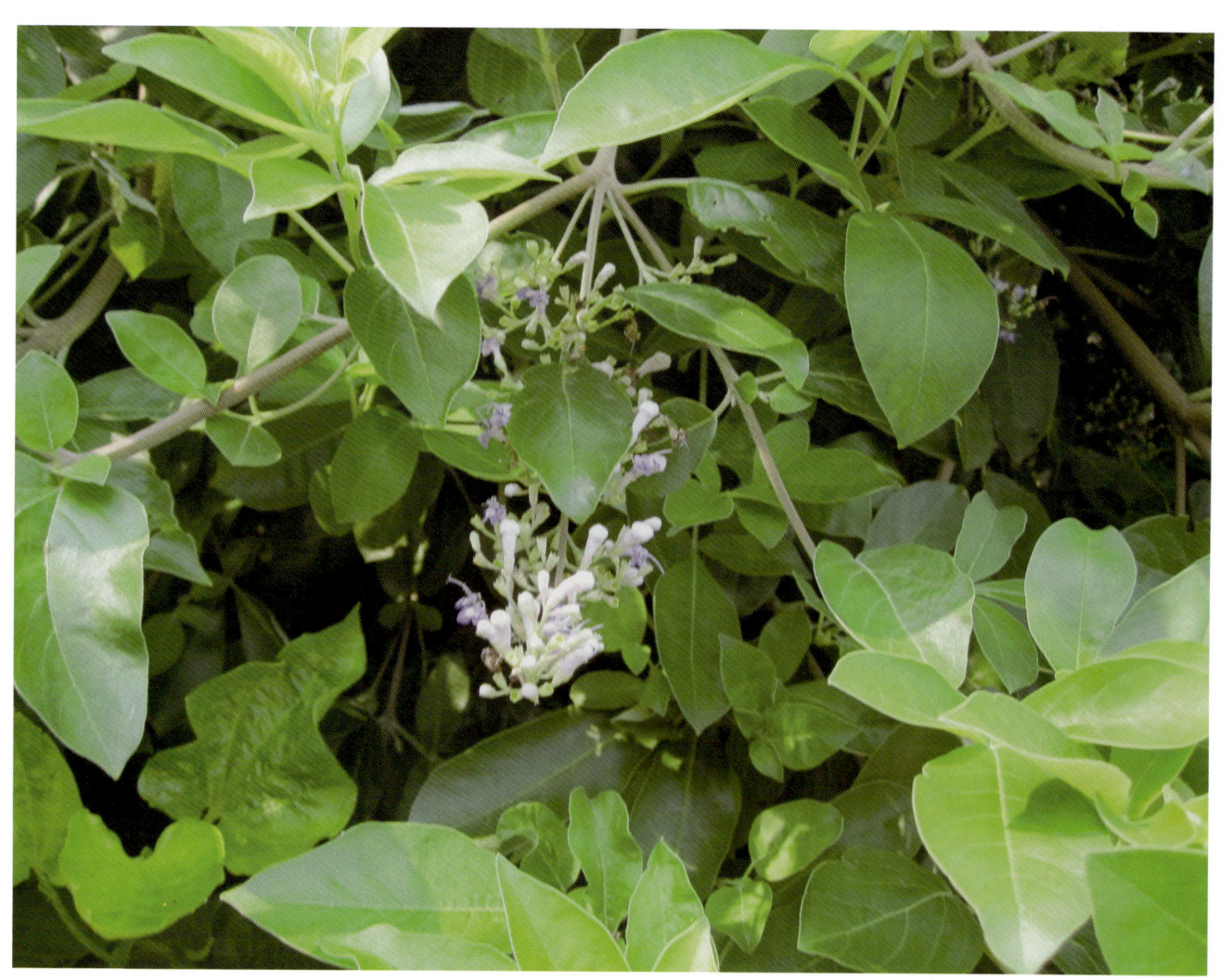

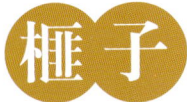

- **别名** 彼子、榧实、𣐄子、赤果、玉榧、香榧、玉山果、野杉子。
- **来源** 本品红豆杉科常绿乔木植物榧树 *Torreya grandis* Fort. 的成熟种子。

【形态特征】常绿乔木，高达25米，树皮灰褐色，枝开张，小枝无毛。叶呈假二列状排列，线状披针形，愈向上部愈狭，先端突刺尖，基部几成圆形，全缘，质坚硬，上面暗黄绿色，有光泽，下面淡绿色，中肋显明，在其两侧各有一条凹下黄白色的气孔带。花单性，通常雌雄异株；雄花序椭圆形至矩圆形，具总花梗。种子核果状、矩状椭圆形或倒卵状长圆形，长2～3厘米，先端有小短尖，红褐色，有不规则的纵沟，胚乳内缩或微内缩。

【生境分布】生长于山坡，野生或栽培。分布于安徽、福建、江苏、浙江、湖南、湖北等地。

【采收加工】秋季种子成熟时采收，除去肉质假种皮，洗净，晒干，去壳取仁生用。或取净仁微炒至焦香，取出放凉用，即炒榧子。用时捣碎。

【性味归经】甘，平。归肺、脾、胃、大肠经。

【功能主治】杀虫消积，润肺止咳，润燥通便。用于钩虫病，蛔虫病，绦虫病，虫积腹痛，小儿疳积，肺燥咳嗽，大便秘结。

【用量用法】内服：9～15克，煎服。炒熟嚼服，每次15克。

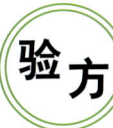

①**丝虫病**：榧子肉250克，头发炭（血余炭）50克，研末混合调蜜搓成150丸，每次2丸，每日3次。②**蛲虫病**：榧子，每日服7颗，连服7日。③**钩虫病**：每日吃炒榧子150～250克，直至确证大便中虫卵消失为止。④**肠道寄生虫病**：榧子（切碎）、使君子仁（切细）、大蒜瓣（切细）各50克，水煎去滓，每日3次，食前空腹时服。

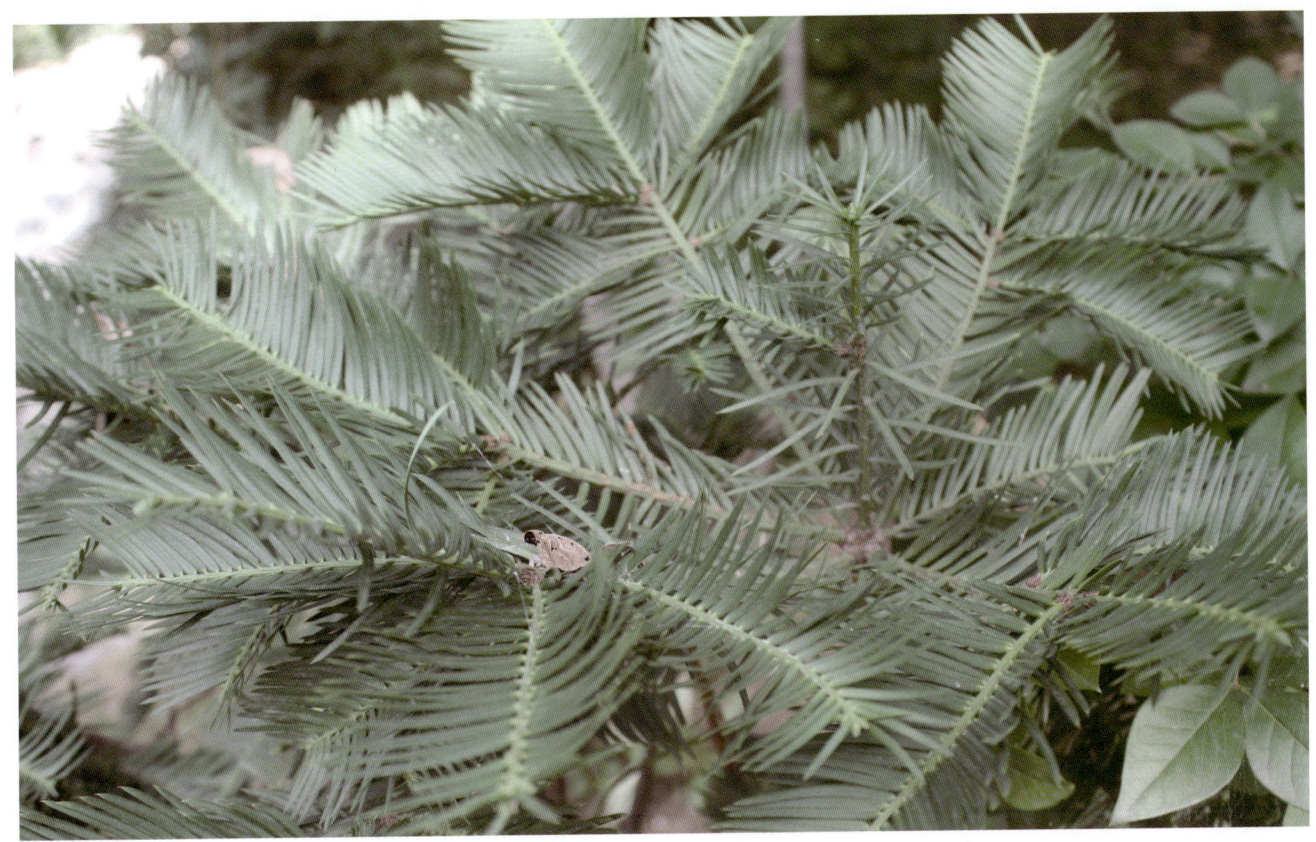

食疗药膳

●炒榧仁

原料：榧仁500克，薄荷霜50克，冰糖100克。

制法：将榧仁刮去黑皮，炒锅烧热，加入冰糖、薄荷霜熬成浓汁，倒入去皮榧仁拌炒收汁，起锅晾凉即可。

用法：任意食用。

功效：清肺火，健脾气，化痰止咳。

适用：肺燥咳嗽、脾虚生痰等。

使用注意

入煎剂宜生用，大便溏薄者不宜用。

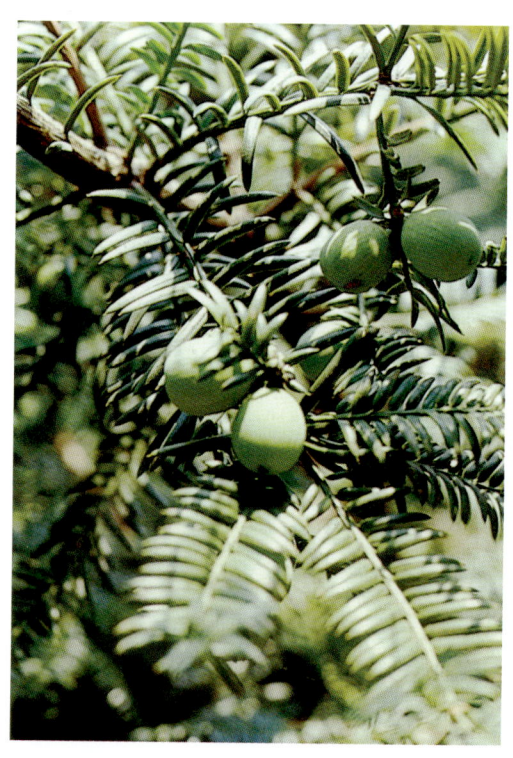
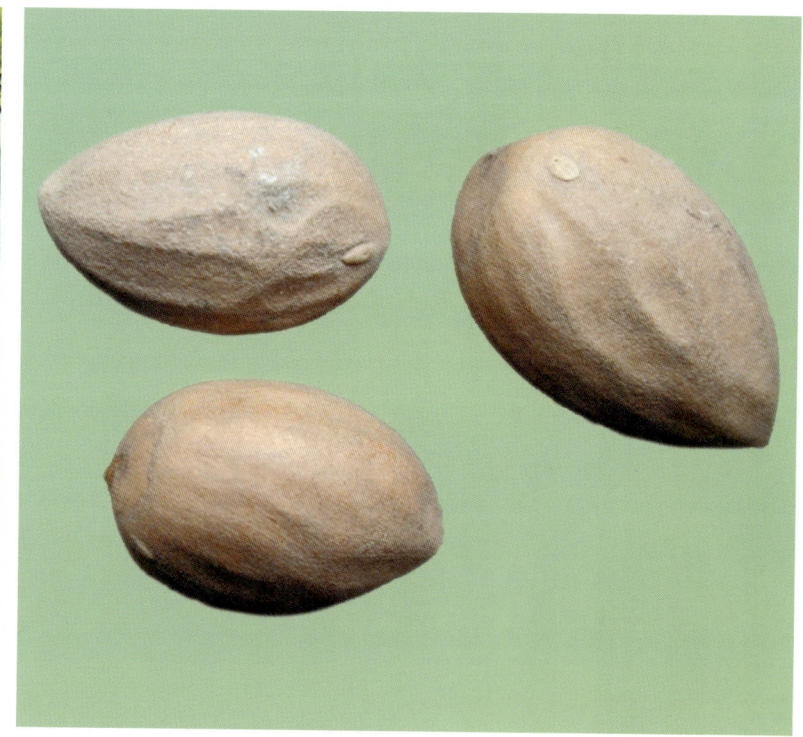

榼藤子

- **别名** 象豆、合子、榼子、眼镜豆、眼睛豆、牛眼睛、老鸦肾。
- **来源** 本品系民族习用药材。为豆科植物榼藤子 *Entada phaseoloides* (Linn.) Merr. 的干燥成熟种子。

【形态特征】常绿木质大藤本。茎扭旋，枝无毛。二回羽状复叶，长10~25厘米，通常有羽片2对，顶生一对羽片变为卷须；小叶2~4对，革质，长椭圆形，长3~8.5厘米，宽1.5~4厘米，先端钝，微凹，基部略偏斜，无毛。穗状花序单生或排列成圆锥状，长12~25厘米，花序轴密生黄色绒毛；花淡黄色，有香气，长2~3毫米；花萼阔钟状，萼齿5；花瓣5，基部稍连合；雄蕊10，分离，略突出花冠；子房有短柄，花柱丝状，柱头凹下。荚果木质，长达1米，宽8~12厘米，弯曲，扁平，成熟时逐节脱落，每节内有1颗种子。种子近圆形，直径4~6厘米，扁平，暗褐色，成熟后种皮木质，有光泽，具网纹。花期3~4月，果熟期8月下旬。

【生境分布】生长于海拔600~1600米的山坡灌木丛中，以及混合林中。分布于福建、台湾、广东、海南、广西、云南等地。

【采收加工】秋、冬二季采收成熟果实，取出种子，干燥。

【性味归经】微苦，凉；有小毒。归肝、脾、胃、肾经。

【功能主治】补气补血，健胃消食，除风止痛，强筋硬骨。用于水血不足，面色苍白，四肢无力，脘腹疼痛，纳呆食少；风湿肢体关节痿软疼痛，性冷淡。

【用量用法】内服：10~15克，煎服。

使用注意

不宜生用。

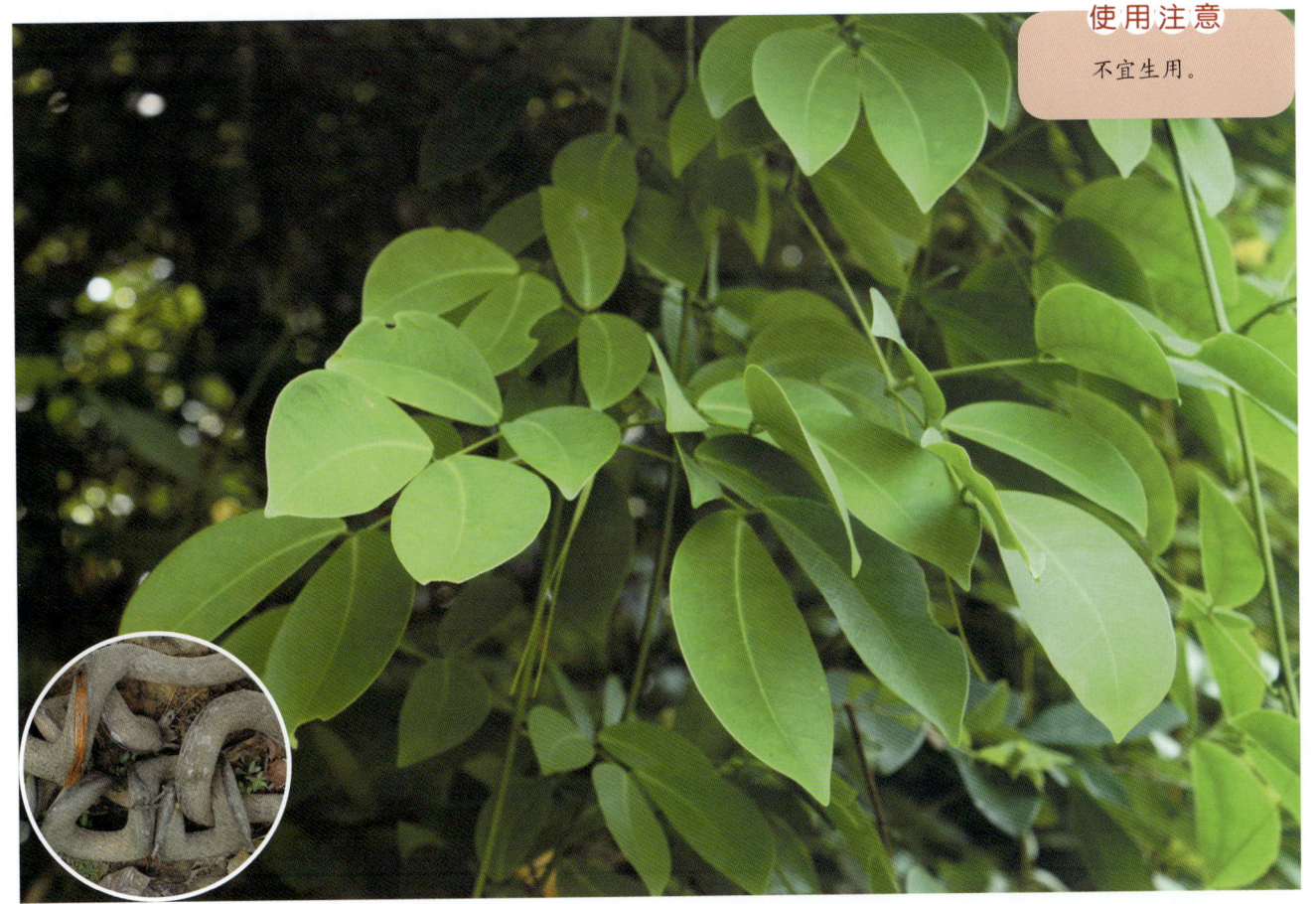

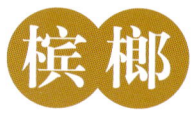 **槟榔**

- **别名** 仁频、宾门、槟榔玉、白槟榔、橄榄子、槟榔子、大腹槟榔、宾门药饯。
- **来源** 本品为棕榈科常绿乔木植物槟榔 Areca catechu L.的成熟种子。

【形态特征】羽状复叶，丛生长于茎顶，长达2米，光滑无毛，小叶线形或线状披针形，先端渐尖，或不规则齿裂。肉穗花序生长于叶鞘束下，多分枝，排成圆锥形花序式，外有佛焰苞壮大苞片，花后脱落；花单性，雌雄同株，雄花小，着生长于小穗顶端。坚果卵圆形或长椭圆形，有宿存的花被片，熟时橙红色或深红色。

【生境分布】生长于阳光较充足的林间或林边。分布于海南、福建、云南、广西、台湾等地。

【采收加工】春末至秋初采收成熟果实，用水煮后，干燥，剥去果皮，取出种子，晒干。浸透切片或捣碎用。

【性味归经】苦、辛，温。归胃、大肠经。

【功能主治】驱虫消积，行气利水。行气，利水，截疟。用于绦虫病，蛔虫病，姜片虫病，虫积腹痛，积滞泻痢，里急后重，水肿脚气，疟疾。

【用量用法】内服：3~10克，煎服。单用驱杀绦虫、姜片虫时，可用至60~120克，或入丸、散。外用：适量，煎水洗或研末调。

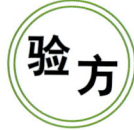 **验方**

①**腰痛**：槟榔适量，为末，酒服5克。②**肠道蛔虫**：槟榔25克（炮）为末，每次10克，以葱、蜜煎汤调服5克。③**小儿营养不良**：槟榔炭、白术、荷叶、贯众各10克，鸡内金、水红子各15克，党参25克，山药20克，木香、芫荽各7.5克，水煎服，每日1剂，每日3次。④**流行性感冒**：槟榔、黄芩各15克，水煎服。

食疗药膳

●槟榔粥

原料：槟榔10克，粳米50克。
制法：先将槟榔片煎汁去渣后，加入粳米一同煮成粥。
用法：每日空腹顿食，3日为1个疗程。
功效：消积化食，下气驱虫。
适用：食积气滞、脘腹胀痛、大便不畅以及多种寄生虫病。

●槟榔苦瓜汤

原料：新鲜槟榔3枚，苦瓜300克，豆豉少许。
制法：将槟榔洗净，切成片备用；苦瓜剖开去内瓤，洗净，切献；二者共入瓦罐中，放入豆豉、盐适量，加清水300毫升，以中火煎10分钟，调入味精即可食用。
用法：每日1次。
功效：清热解毒，凉血止痢。
适用：下痢脓血、里急后重等。

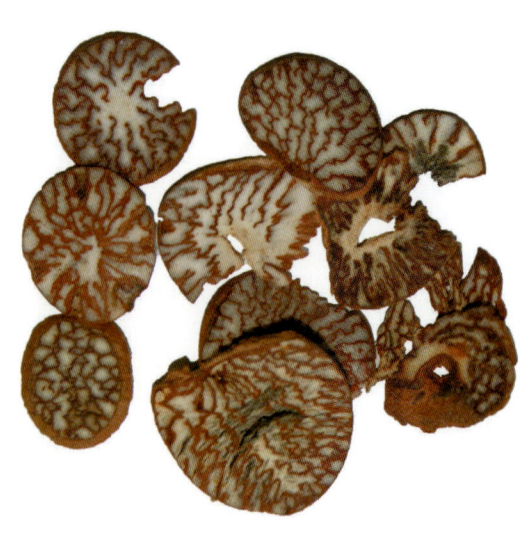

●乌药槟榔饮茶

原料：乌药9克，槟榔1个。
制法：将二味药加水碾磨为浆。
用法：温开水冲饮。
功效：杀虫镇痛。
适用：虫积腹痛、腹痛难忍等。

●槟榔肉片汤

原料：槟榔15克，猪瘦肉片50克。
制法：将槟榔加适量水煎20分钟，去渣取汁，入猪瘦肉片煮熟食。
用法：佐餐食用，每日1次。
功效：利水消肿，降低眼压。
适用：老年性青光眼。

●槟榔橘皮茶

原料：白槟榔1枚，橘皮1克。
制法：先把槟榔煨熟，橘皮用蜂蜜焯过；再将2味干燥后，研为细末，同置于小锅中，加入水150毫升，煎煮至水去75毫升，滤渣取汁备用。
用法：每日1剂，1次顿饮，连服3日。
功效：顺气消积，降逆和胃。
适用：湿阻气逆、食积不化之脘腹胀满、恶心呕吐、嗳腐吞酸，食欲不振等。

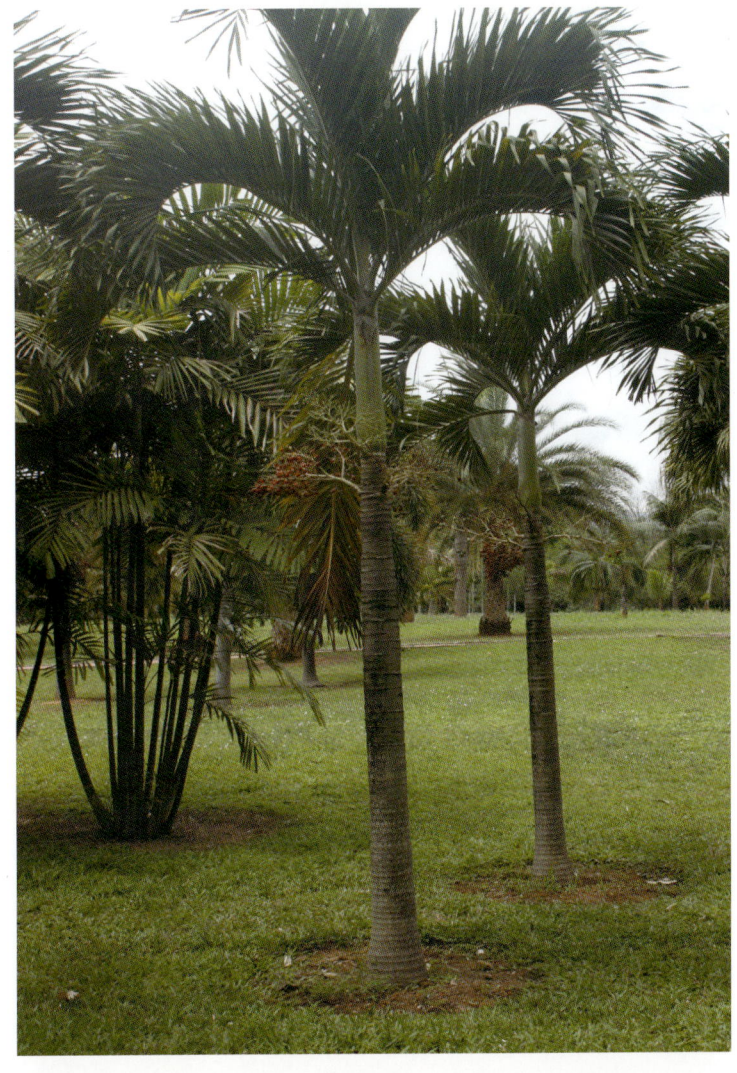

●五香槟榔

原料：槟榔200克，陈皮20克，丁香、砂仁、豆蔻各10克，盐100克。
制法：将诸药放锅内，加盐，再加水适量，先用旺火烧沸，后用小火煎煮，使药液干涸，停火待冷，将槟榔用刀剁成黄豆大小碎块即成。
用法：饭后含槟榔少许，然后吃下。
功效：健脾消滞，顺气宽胸。
适用：消化不良、胃肠停食出现腹痛呕酸、膨闷胀饱等。

使用注意

脾虚便溏或气虚下陷者当忌用。

酸枣仁

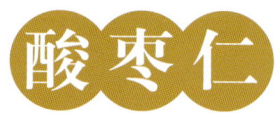

- **别名** 枣仁、酸枣核。
- **来源** 本品为鼠李科植物酸枣 Ziziphus jujuba Mill.var.spinosa（Bunge）Hu ex H.F.Chou 的干燥成熟种子。

【形态特征】落叶灌木，稀为小乔木，高1～3米。老枝灰褐色，幼枝绿色；于分枝基部处具刺1对，1枚针形直立，长达3厘米，另1枚向下弯曲，长约0.7厘米。单叶互生；托叶针状；叶片长圆状卵形至卵状披针形，先端钝，基部圆形，稍偏斜，边缘具细锯齿。花小，2～3朵簇生长于叶腋；花萼5裂，裂片卵状三角形；花瓣5，黄绿色，与萼片互生，雄蕊5，与花瓣对生；花盘明显，10浅裂；子房椭圆形，埋于花盘中，花柱2裂。核果肉质，近球形，成熟时暗红褐色，果皮薄，有酸味。花期6～7月，果期9～10月。

【生境分布】生长于向阳或干燥的山坡、山谷、丘陵、平原、路旁以及荒地。性耐干旱，常形成灌木丛。分布于华北、西北及辽宁、山东、江苏、安徽、河南、湖北、四川。

【采收加工】秋末冬初采收成熟果实，除去果肉和核壳，收集种子，晒干。

【性味归经】甘、酸，平。归肝、胆、心经。

【功能主治】养心补肝，宁心安神，敛汗，生津。用于虚烦不眠，惊悸多梦，体虚多汗，津伤口渴。

【用量用法】内服：10～15克，煎服。

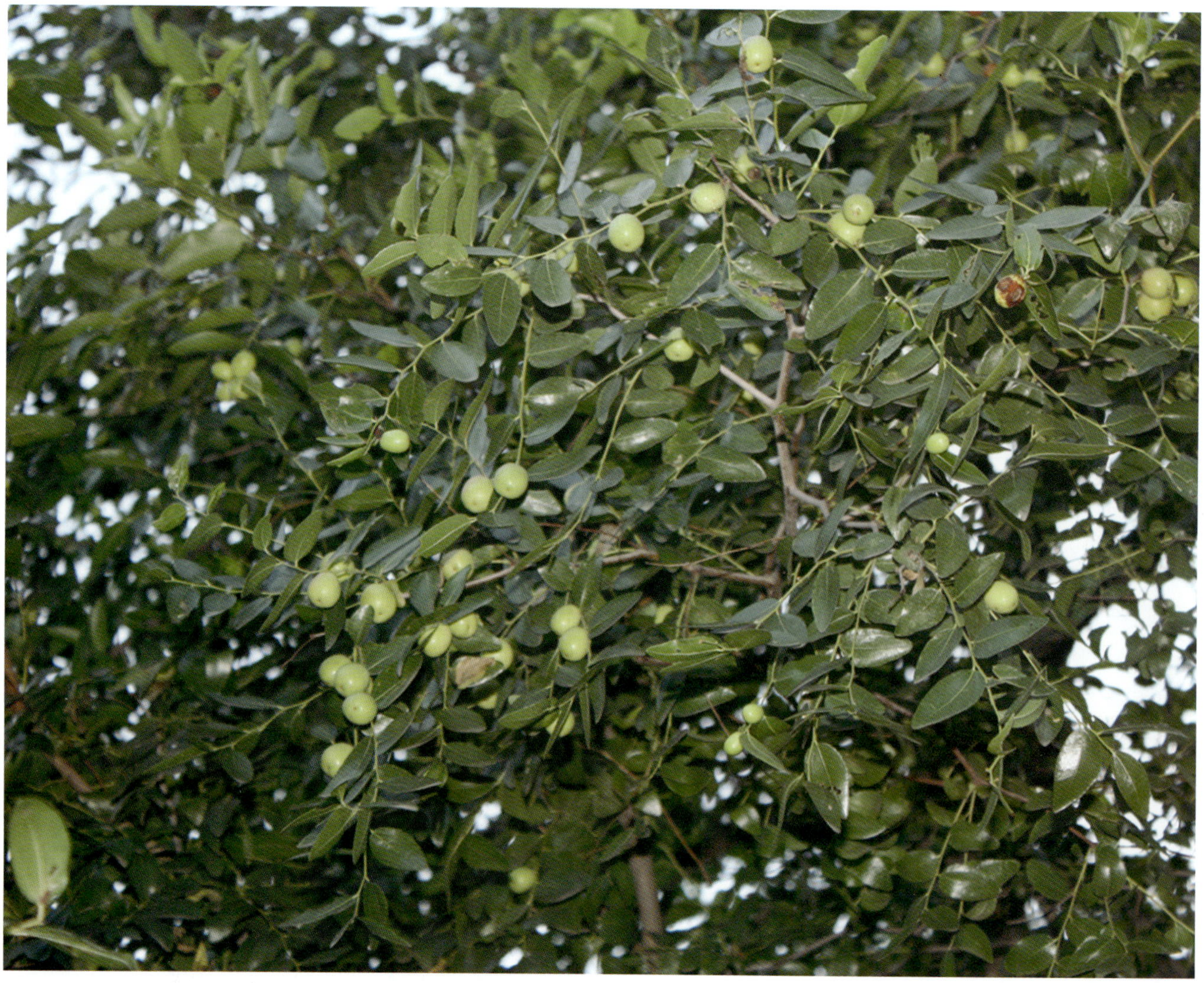

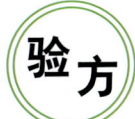

验方

①**心悸不眠**：酸枣仁研末，每次6克，日服2次，竹叶煎汤送服，宜连服1周。②**气虚自汗**：酸枣仁、党参各15克，黄芪30克，白术12克，五味子9克，大枣4枚，水煎，分3次服。③**胆气不足所致惊悸、恐惧、虚烦不寐**：酸枣仁、川贝、知母各9克，茯苓15克，甘草6克，水煎服，每日1剂。④**心气亏虚，神志不安者**：酸枣仁、朱砂、人参、乳香各适量，共研细末，炼蜜为丸服，每次9克，每日2～3次。⑤**肝肾阴虚盗汗**：酸枣仁、五味子、山茱萸、糯稻根各等份，水煎服，每日1～2剂；或酸枣仁与人参、茯苓共为细末，米汤送服。

食疗药膳

● 酸枣仁粥

原料：酸枣仁30克，粳米50克。
制法：先将酸枣仁捣碎，煮汁去渣，用汁煮米成粥即可。
用法：可供晚餐温热服食。有火郁或滑泄者慎服。
功效：养心安神。
适用：虚烦不眠、惊悸多梦、自汗盗汗、津亏口渴、老年性失眠等。

● 酸枣仁茶

原料：酸枣仁9克，白糖适量。
制法：将酸枣仁拍碎，开水冲沏，加糖调味，即可。
用法：每日1剂，不拘时代茶频饮。
功效：养心安神。
适用：虚烦失眠、心悸怔忡等。

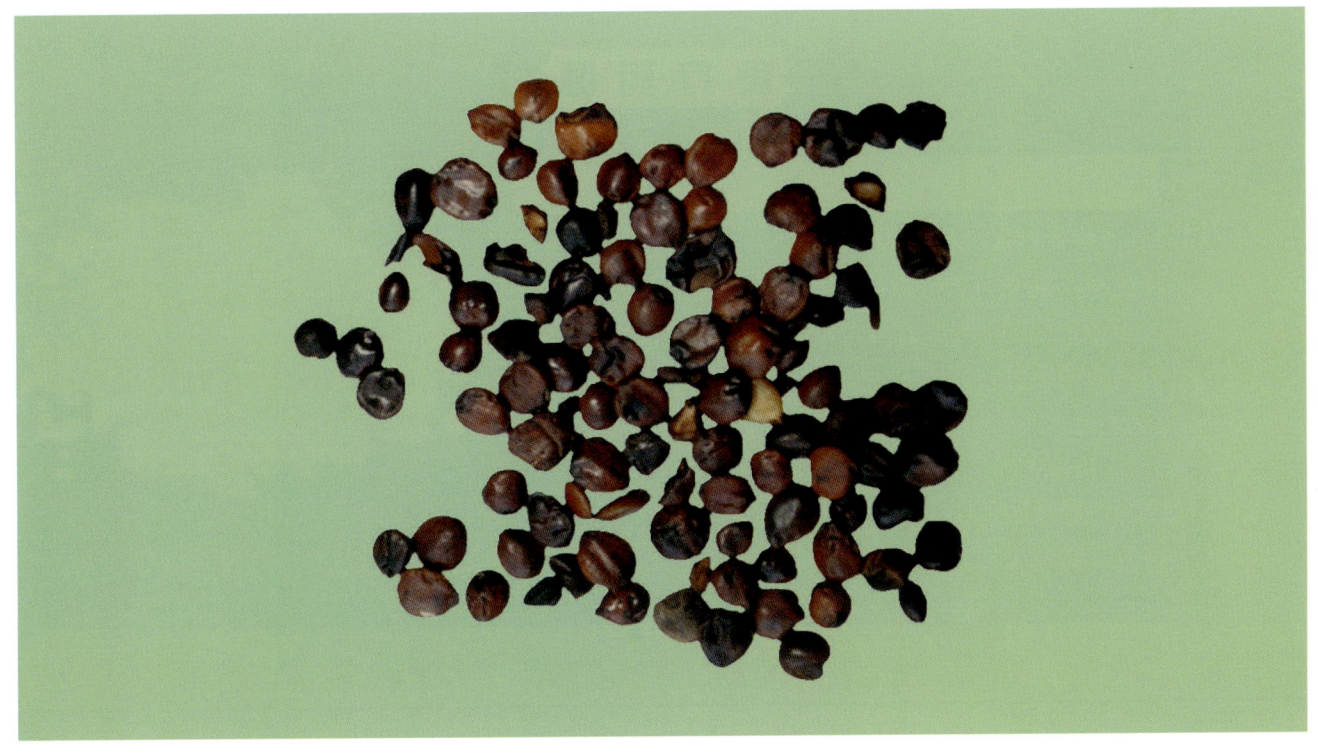

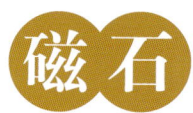 **磁石**

- **别名** 玄石、磁君、慈石、灵磁石、活磁石、雄磁石、吸铁石、吸针石。
- **来源** 本品为氧化物类矿物尖晶石族磁铁矿，主含四氧化三铁。

【形态特征】 晶体结构属等轴晶系。晶体为八面体、菱形十二面体等，或为粗至细粒的粒块状集合体。铁黑色，表面或氧化、水化为红黑、褐黑色调；风化严重者，附有水赤铁矿、褐铁矿被膜，条痕黑色，不透明，无解理，断口不平坦。硬度5.5～6。性脆，相对密度4.9～5.2。具强磁性，碎块可被手磁铁吸着，或块体本身可吸引铁针等铁器。

【生境分布】 形成于多种内力地质作用，可与多种铁镁硅酸盐矿物及石英等氧化物共存，前者不如磁铁矿抗风化而易呈现为风化小孔。古代入药的著名产地多是矽卡岩型铁矿区，今则包括各种成因类型铁矿区的磁铁矿。主产辽宁、河北、山东、江苏、福建、河南、湖北、广东、安徽、广西、四川、云南等地亦有产出。

【采收加工】 采挖后，除去杂石。

【性味归经】 咸，寒。归肝、心、肾经。

【功能主治】 镇惊安神，平肝潜阳，聪耳明目，纳气平喘。用于惊悸失眠，头晕目眩，视物昏花，耳鸣耳聋，肾虚气喘。

【用量用法】 内服：9～30克，先煎。

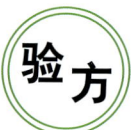 **验方**

①**牙痛**：细辛1.2克，煎水冲磁石粉3克噙患处，每日2次。②**产后尿潴留**：磁石、商陆各5克，麝香0.1克，研末，外敷于脐、关元穴上。③**神经官能症、癫痫（对于烦躁不宁、心悸、失眠等，证属阴虚阳亢者）**：磁石与朱砂、神曲配用，如磁朱丸。④**眩晕综合征（对于头晕、耳鸣，证属肝肾阴虚者）**：磁石与熟地、山萸肉、五味子等药配用。⑤**扁平疣**：磁石、代赭石、紫贝齿、紫草各30克，生石决明12克，生白芍6克，水煎服。

食疗药膳

●磁石粥

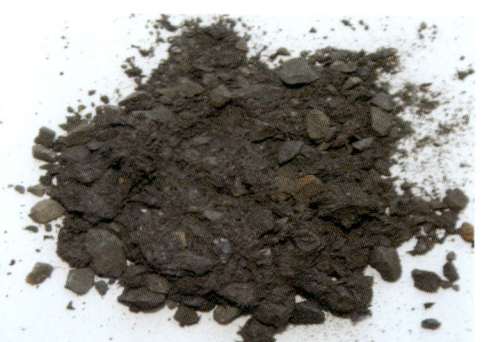

原料：磁石3克，猪肾1对，粳米100克。

制法：将猪肾洗净，剖开，去内膜，细切；将磁石打碎，先入砂锅内，煎煮2小时，然后去渣留汁，再下猪肾及粳米一同煮至粥熟汤稠即可。

用法：每日1剂，分次于空腹时食用，10日为1个疗程，每疗程间停用3日，再服2个疗程即可。

功效：益肾开窍，聪耳明目。

适用：肾虚精亏，髓海失相火上扰所致腰膝酸软、五心烦热、耳鸣耳聋、头目眩晕、心悸失眠等。

使用注意

恶牡丹、莽草。畏黄石脂。杀铁毒。重镇伤气，可暂用而不可久。脾胃虚者，不宜多服、久服。

豨莶草

- **别名** 豨莶、狗膏、珠草、猪膏草、粘为扎、棉苍狼、粘金强子。
- **来源** 本品为菊科一年生草本植物豨莶、腺梗豨莶或毛梗豨莶 Siegesbeckia glabrescens Makino 的地上部分。

【形态特征】腺梗豨莶：为一年生草本。茎高达1米以上，上部多叉状分枝，枝上部被紫褐色头状有柄腺毛及白色长柔毛。叶对生，阔三角状卵形至卵状披针形，长4～12厘米，宽1～9厘米，先端尖，基部近截形或楔形，下延成翅柄，边缘有钝齿，两面均被柔毛，下面有腺点，主脉3出，脉上毛显著。头状花序多数，排成圆锥状，花梗密被白色毛及腺毛，总苞片2层，背面被紫褐色头状有柄腺毛，有黏手感。花杂性，黄色，边花舌状，雌性；中央为管状花，两性。瘦果倒卵形。长约3毫米，有4棱，无冠毛。豨莶：与腺梗豨莶极相似，主要区别为植株可高达1米，分枝常成复二歧状，花梗及枝上部密生短柔毛，叶片三角状卵形，叶边缘具不规则的浅齿或粗齿。毛梗豨莶：与上二种的区别在于植株高约50厘米，总花梗及枝上部柔毛稀且平伏，无腺毛；叶锯齿规则；花头与果实均较小，果长约2毫米。

【生境分布】生长于林缘、林下、荒野、路边。主产于湖南、福建、湖北、江苏等地。

【采收加工】夏、秋二季花开前及花期均可采割，除去杂质，晒干。切碎生用，或加黄酒蒸制用。

【性味归经】苦、辛，寒。归肝、肾经。

【功能主治】祛风除湿，通经活络，清热解毒。用于风湿痹痛，筋骨无力，腰膝酸软，四肢麻痹，半身不遂，风疹湿疮。

【用量用法】内服：9～12克，煎服。外用：适量。

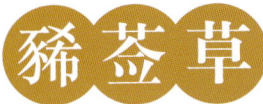

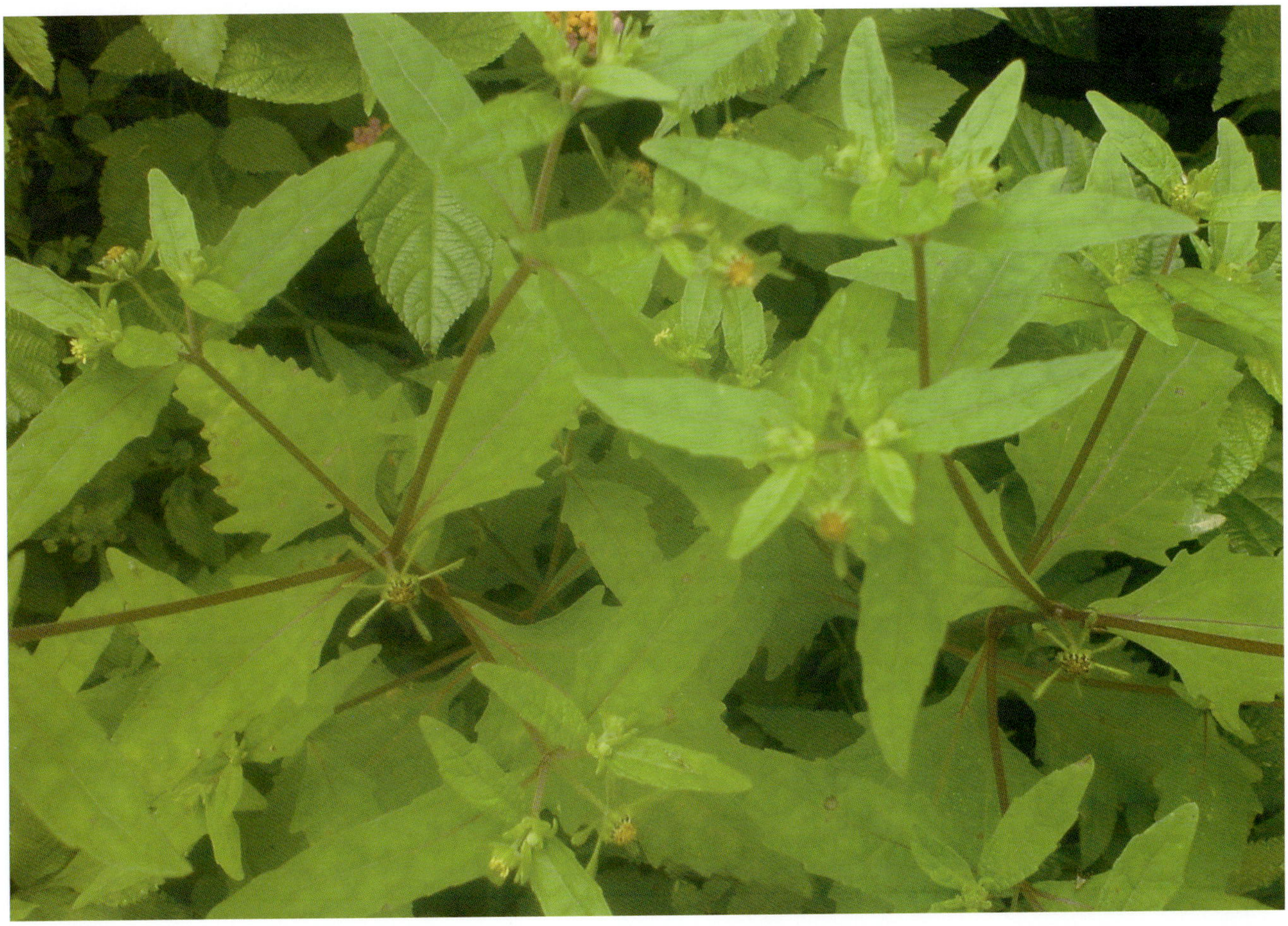

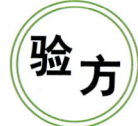

验方 ①**疟疾**：豨莶草（干品）50克，每日1剂，分2次煎服，连服3日。②**黄疸型肝炎**：豨莶草30克，车前草、金钱草各15克，栀子9克，水煎服。③**风湿性关节炎、高血压**：豨莶草、夏枯草、臭梧桐各9克，水煎服。④**痈疽肿毒**：豨莶草、乳香各30克，白矾15克，共为末，每次6克，热酒调下。⑤**风寒湿痹**：豨莶草、伸筋草各30克，老鹳草20克，水煎服。

食疗药膳

●豨莶根炖猪蹄

原料：豨莶草根60克，猪蹄1个，黄酒100毫升。
制法：以上三物同放入适量水中，小火炖至猪蹄熟烂。
用法：每日分2次食用。
功效：祛风除湿，舒筋活络。
适用：风湿痹证、筋骨不利、肌肤麻木等。

●风痛神效药酒

原料：豨莶草（法制）、当归、十大功劳根皮各30克，牛膝、生地、金银花各15克。
制法：将上6味浸入陈老酒中，1周后使用。
用法：每次饮酒15～30毫升。
功效：祛风活络，补肾养血。
适用：风痛。

使用注意

阴血不足者忌服。

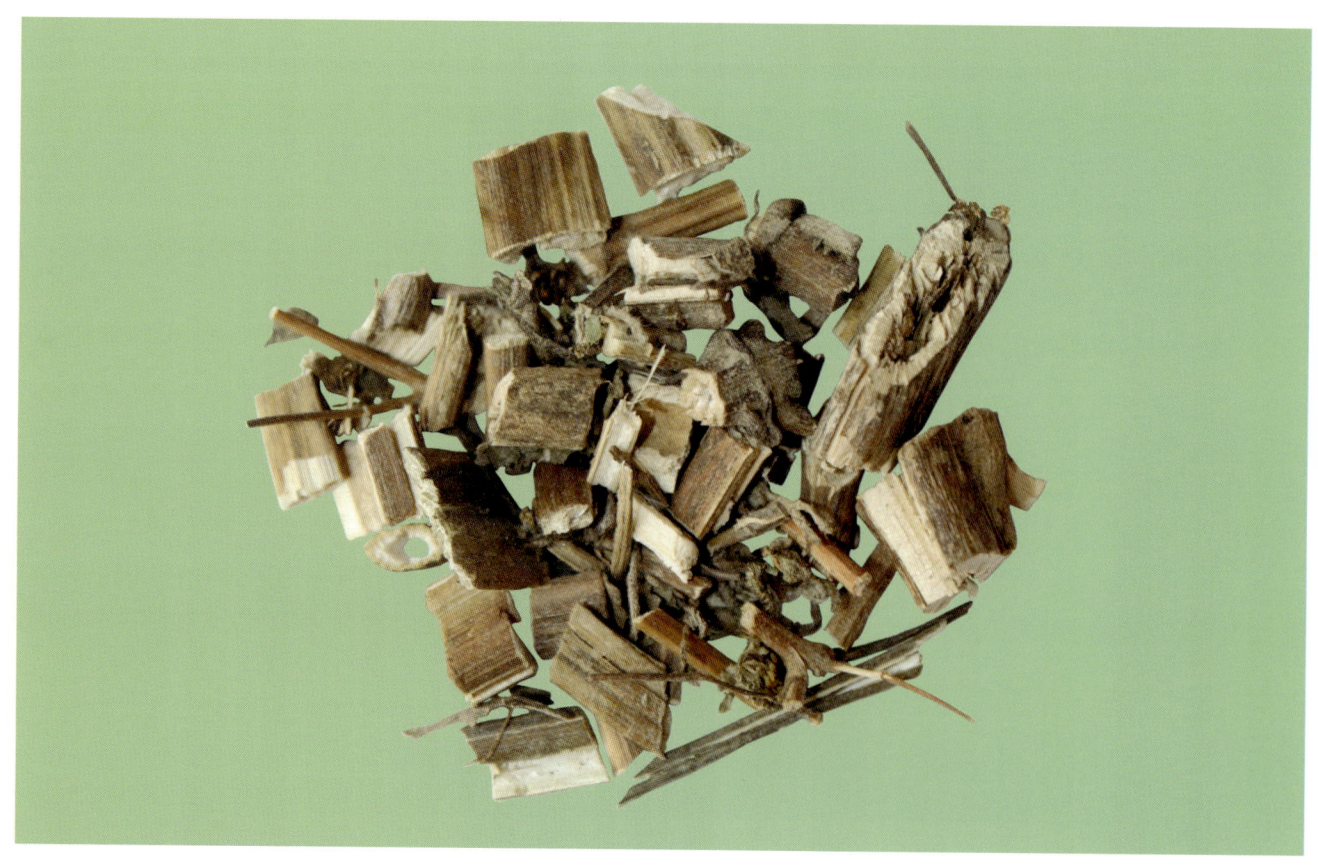

蜘蛛香

- **别名** 臭药、乌参、大救驾、马蹄香、鬼见愁、豆鼓菜根。
- **来源** 本品为败酱科植物蜘蛛香 *Valeriana jatamansi* Jones 的干燥根茎和根。

【形态特征】多年生草本，高30~70厘米。茎通常数枝丛生，密被短柔毛。根状茎横走，肥厚，粗大，块状，节间紧密，有叶柄残基，黄褐色，有特异香气。基生叶发达，叶片心状圆形至卵状心形，长2~10厘米，宽1.5~8厘米，先端短尖或钝圆，基部心形，边缘微波状或具稀疏小齿，具短毛，上面暗深绿色，下面淡绿色，均被短柔毛，基出脉5~9条；茎生叶不发达，每茎2对，有时3对，下部的心状圆形，近无柄，上部的常羽裂，无柄。顶生伞房状聚伞花序；苞片和小苞片钻形，中肋明显；花小，白色或微带红色，杂性；花萼内卷，于开花后裂为10余条线形裂片，将来形成瘦果先端的多条羽状毛；花冠筒状，先端5裂；雄蕊3，着生长于花冠筒中部，伸出花冠外；雌蕊伸出花冠，柱状3裂，子房下位；两性花较大，长3~4毫米，雌雄蕊与花冠等长。瘦果长柱状，顶端有多条羽状毛。花期5~7月，果期6~9月。

【生境分布】生长于海拔2500米以下山顶草地、林中或溪边。分布于陕西、河南、湖北、湖南、四川、贵州、云南和西藏。

【采收加工】秋季采挖，除去泥沙，晒干。

【性味归经】微苦、辛，温。归心、脾、胃经。

【功能主治】理气止痛，消食止泻，祛风除湿，镇惊安神。用于脘腹胀痛，食积不化，腹泻痢疾，风湿痹痛，腰膝酸软，失眠。

【用量用法】内服：3~6克，煎服。

验方

① 跌打损伤，筋骨痛，咳嗽：蜘蛛香9克，泡酒服。② 毒疮：蜘蛛香磨醋，外擦患处。③ 感冒：蜘蛛香15克，生姜9克，煨水服。④ 胃气痛：蜘蛛香3克，切细，开水吞服；或蜘蛛香9克，煨水服。⑤ 呕泻腹痛：蜘蛛香、石菖蒲根各适量，用瓦罐炖酒服。⑥ 风湿麻木：蜘蛛香50克，煨水服，并用药渣搽患处。⑦ 咳嗽：蜘蛛香、猪獠参、猪鬃草、岩白菜各适量，炖猪心肺服。

使用注意
阳虚气弱及孕妇忌用。

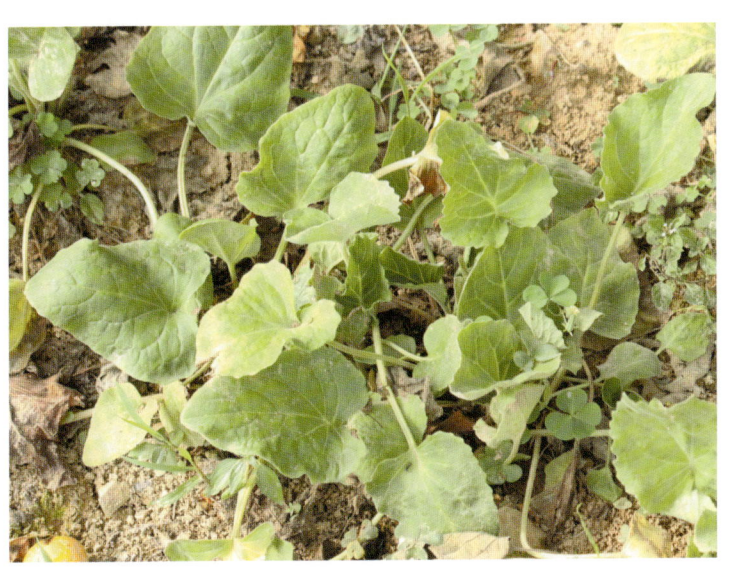
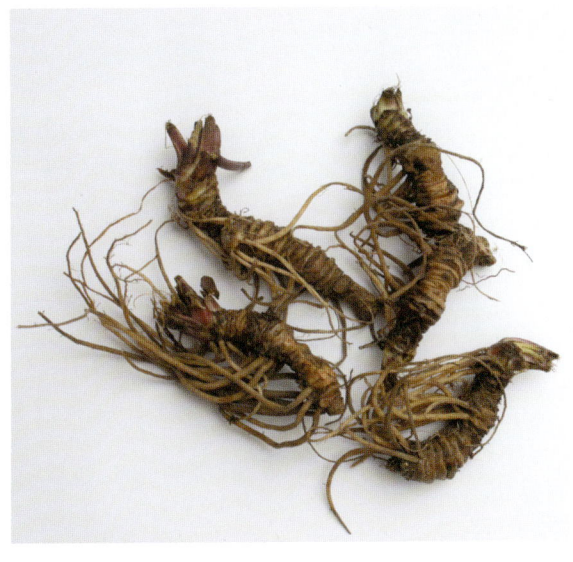

蝉 蜕

- **别名** 蝉退、蝉脱、蝉衣、蝉壳、伏壳、枯蝉、蝉退壳。
- **来源** 本品为蝉科昆虫黑蚱 Cryptotympana pustulata Fabricius 的若虫羽化时脱落的皮壳。

【形态特征】黑蚱，体大色黑而有光泽；雄虫长4.4～4.8厘米，翅展约12.5厘米，雌虫稍短。复眼1对，大形，两复眼间有单眼3只，触角1对。口顺发达，刺吸式，唇基梳状，上唇宽短，下唇延长成管状，长达第3对足的基部。胸部发达，后胸腹板上有一显著的锥状突起，向后延伸。足3对，翅2对，膜质，黑褐色，半透明，基部染有黄绿色，翅静止时覆在背部如屋脊状。腹部7节，雄蝉腹部第1节间有特殊的发音器官，雌蝉同一部位有听器。

【生境分布】栖于杨、柳、榆、槐、枫杨等树上。分布于山东、河北、河南、湖北、江苏、四川、浙江等省（区）。

【采收加工】夏、秋季采集，去净泥土，晒干。

【性味归经】甘，寒。归肺、肝经。

【功能主治】疏散风热，利咽，透疹，明目退翳，解痉。用于风热感冒，咽痛音哑，麻疹不透，风疹瘙痒，目赤翳障，惊风抽搐，破伤风。

【用量用法】内服：3～6克，煎服；或单味研末冲服。一般病证可参照上述用量，止痉时则需加大剂量。

验方

①**白内障**：蝉蜕9克，每日内服。②**破伤风**：蝉蜕15克，焙研末，黄酒30～50毫升，加温冲服，取汗，无汗可再服。或用蝉蜕30克，制南星、天麻各6克，全蝎、炒僵蚕各7～9个，水煎服，每日1剂，连用3日，服药时冲服朱砂1.5克，黄酒50毫升为引，配合艾灸疗法。③**小儿夜啼不眠**：蝉蜕6克，芦根15克，水煎服。或与钩藤、灯芯草配伍。④**脱肛**：先用1%的白矾水洗净患部，搽以香油，再搽本品，蝉蜕50～10克，烘干研细，缓缓将肛门还纳，每日1次。⑤**麻疹（对疹出不畅，属风热者）**：蝉蜕、葛根、薄荷、牛蒡子各3克，水煎服，或再配用连翘。⑥**过敏性紫癜**：蝉蜕、赤芍、丹参、防风、泽泻各9克，地肤子、白鲜皮、草薢各12克，蒲公英、银花、紫花地丁各15克，白芷、甘草各6克，每日1剂，水煎分2次服，一般4～6剂。⑦**疥疮**：蝉蜕、露蜂房各30克，僵蚕、姜黄各15克，大黄10克，共研细分为18包，以土茯苓10克，煎水药100毫升送服1包，每日3次，小儿酌减。另用硫黄12克，水银3克，熟石膏、枯矾各10克，共研细以凡士林10克调匀每日早、晚各搽擦患处1次，连用7日。

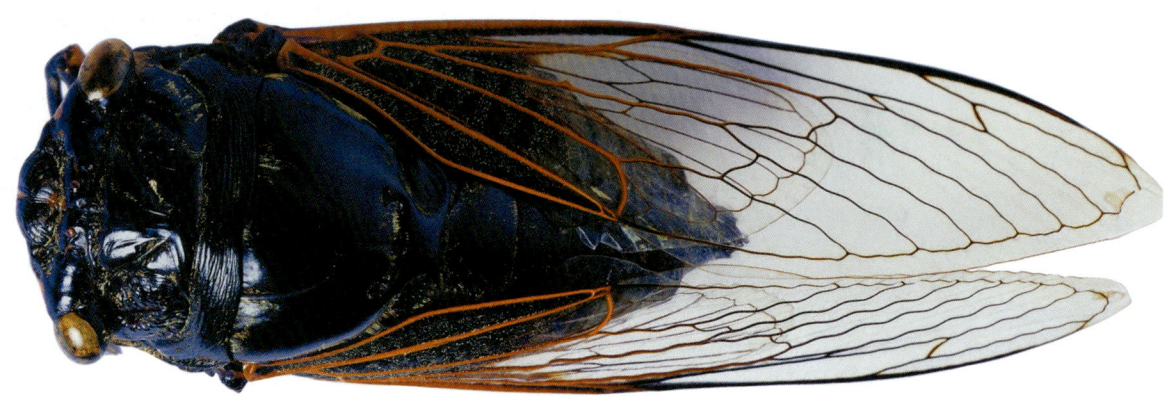

食疗药膳

● 蝉蜕酒

配方：蝉蜕45克，米酒800毫升。

制法：将蝉蜕研细末，入锅中，加米酒同煮，小火煎数沸，取下待凉后，装瓶，密封放置每日，即可服用。

服法：每日2次，每次30～50毫升。

功效：疏风，透疹，解痉。

适用：暑麻疹。

● 冬瓜薏苡仁蝉蜕汤

原料：鲜冬瓜1000克（有白灰的老冬瓜更好），生薏苡仁50克，蝉蜕6克，灯芯草4扎。

做法：冬瓜洗净连皮切成块，生薏苡仁、蝉蜕用水浸泡片刻，灯芯草用清水洗净，然后用四种汤料一同放进砂锅内，加进适量水煲汤。煮开后用小火煲约1小时，调味即可。

用法：佐餐食用。

功效：清热利水，生津除烦。

适用：暑热烦恼、汗多尿黄、咽喉干热者。

使用注意

孕妇慎服。

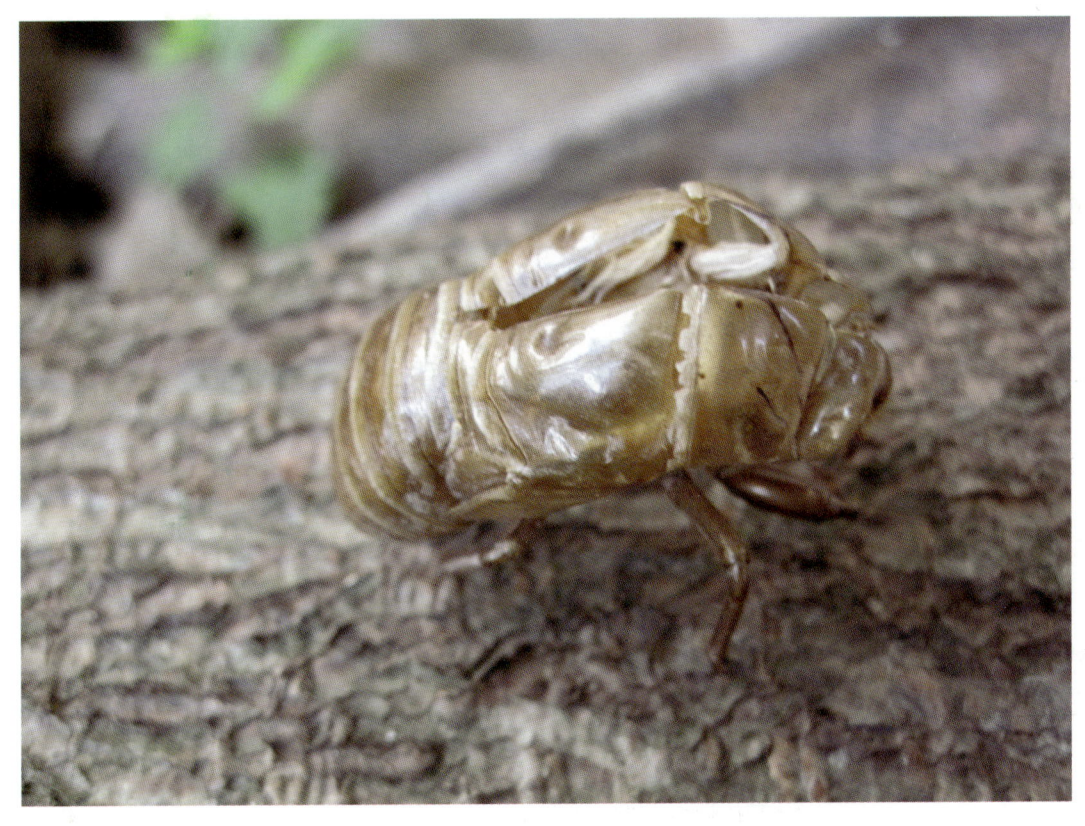

罂粟壳

- **别名** 粟壳、米壳、御米壳、米囊皮、米罂皮、烟斗斗。
- **来源** 本品为罂粟科1年生或2年生草本植物罂粟 Papaver somniferum L. 的成熟蒴果的外壳。

【形态特征】一年生或二年生草木，株高60～100厘米，茎平滑，被有白粉。叶互生，灰绿色，无柄，抱茎，长椭圆形。花芽常下垂，单生，开时直立，花大而美丽，萼片2枚，绿色，早落；花瓣4枚，白色、粉红色或紫色。果长椭圆形或壶状，约半个拳头大小，黄褐色或淡褐色，平滑，具纵纹。

【生境分布】原产于外国，我国部分地区的药物种植场有少量栽培药用。

【采收加工】夏季果实成熟时采收，去蒂，种子，筋膜，切丝晒干，备用。

【性味归经】酸、涩，平。归肺、肾、大肠经。

【功能主治】敛肺止咳，涩肠止泻，止痛。用于久咳，久泻，脱肛，脘腹疼痛。

【用量用法】内服：3～9克，煎服。止咳宜蜜炙用，止泻、止痛宜醋炒。

【验方】
①**久咳不止**：罂粟壳适量，研粉，每次3克，每日2次。 ②**水泄不止**：罂粟壳（去蒂膜）1枚，乌梅肉、大枣肉各10枚，水煎服。 ③**肺虚久咳、自汗**：罂粟壳6克，乌梅10克，将罂粟壳研粉，用乌梅水煎，分2次服。 ④**慢性胃肠炎、结肠炎、消化不良**：罂粟壳5克，水煎，山药、金银花各15克，炒焙研粉混匀，入罂粟壳水煎液，1日内分4次服。

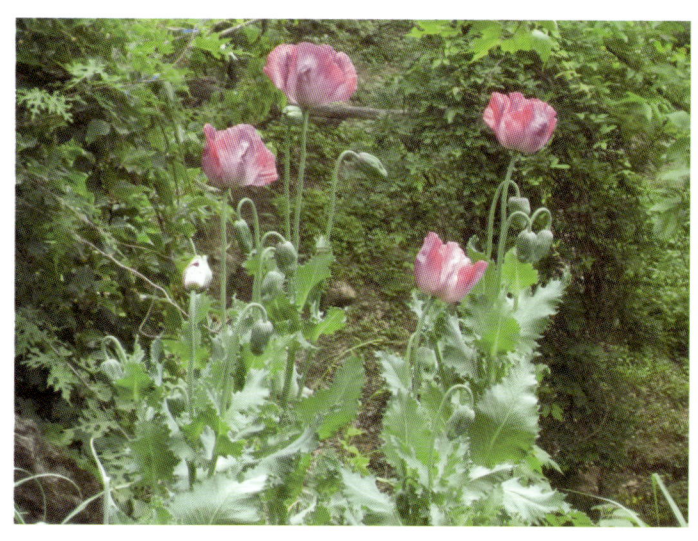
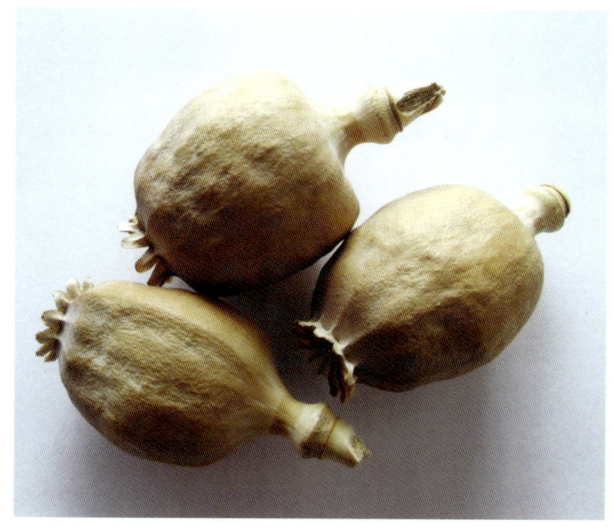

食疗药膳

● **梅枣汤**

原料：罂粟壳1枚，大枣10枚，乌梅10个。

制法：上为粗末，每服6克，以水1碗，煎至200毫升，去渣。

用法：温服，不拘时候。

功效：健脾补虚，固肠止泻。

适用：水泻不止。

使用注意

本品不可过量或持久使用。

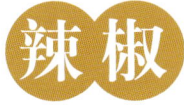

- **别名** 番椒、辣茄、辣虎、腊茄、海椒、辣角、鸡嘴椒、红海椒。
- **来源** 本品为茄科植物辣椒 Capsicum annuum L.或其栽培变种的干燥成熟果实。

【形态特征】一年生或有根多年生草本，高40～80厘米。单叶互生，枝顶端节不伸长而成双生或簇生状；叶片长圆状卵形、卵形或卵状披针形，长4～13厘米，宽1.5～4厘米，全缘，先端尖，基部渐狭。花单生，俯垂；花萼杯状，不显著5齿；花冠白色，裂片卵形；雄蕊5；雌蕊1，子房上位，2室，少数3室，花柱线状。浆果长指状，先端渐尖且常弯曲，未成熟时绿色，成熟后呈红色，橙色或紫红色，味辣。种子多数，扁肾形，淡黄色。花、果期5～11月。

【生境分布】我国大部分地区均有栽培。

【采收加工】夏、秋二季果皮变红色时采收，除去枝梗，晒干。

【性味归经】辛，热。归心、脾经。

【功能主治】温中散寒，开胃消食。用于寒滞腹痛，呕吐，泻痢，冻疮。

【用量用法】内服：0.9～2.4克，煎服。外用：适量。

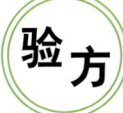

①**痢积水泻**：辣椒1个，为丸，清晨热豆腐皮裹，吞下。②**疟疾**：辣椒子，每岁1粒，20粒为限，每日3次，开水送服，连服3～5日。③**冻疮**：剥辣椒皮，贴上。④**毒蛇咬伤**：辣茄生嚼11～12枚，即消肿定痛，伤处起小泡，出黄水而愈。食此味反甘而不辣。或嚼烂敷伤口。

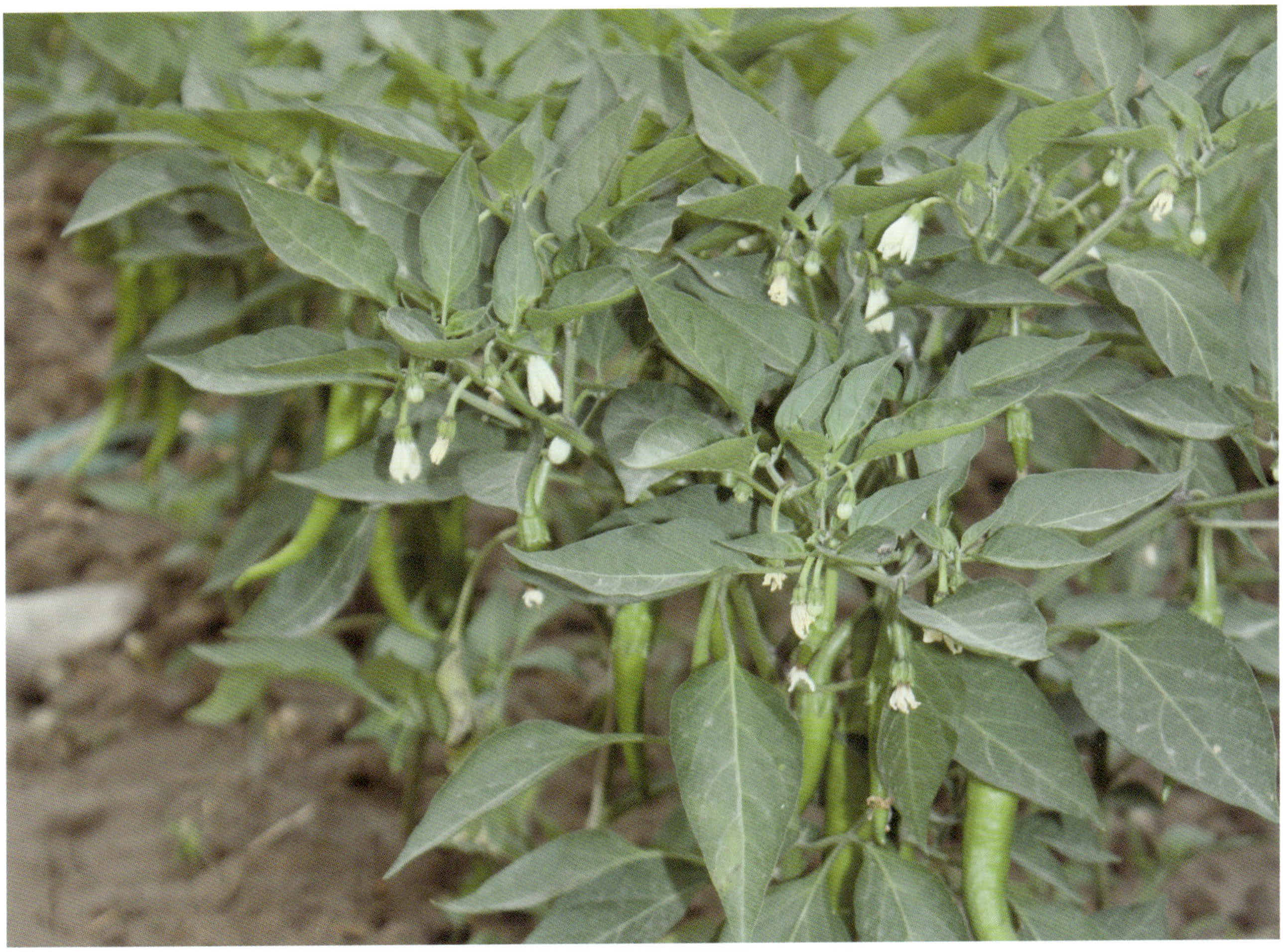

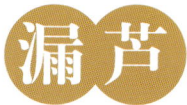

漏芦

- **别名** 野兰、鹿骊、鬼油麻、和尚头、大头翁、独花山牛蒡。
- **来源** 本品为菊科植物祁州漏芦 *Rhaponticum uniflorum* (L.) DC. 或禹州漏芦 *Echinps latifolius* Tausch. 的干燥根。

【形态特征】本植物为多年生草本，高30~80厘米，全体密被白色柔毛。主根粗大，上部密被残存叶柄。基生叶丛生，茎生叶互生，叶长椭圆形，长10~20厘米，羽状全裂至深裂，裂片矩圆形，边缘具不规则浅裂，两面密被白色茸毛。头状花序，总苞多列，具干膜质苞片，多列，花全为管状花，淡紫色，雄蕊5，聚药。瘦果卵形，有4棱，棕褐色，冠毛刚毛状。根呈圆锥形，多扭曲，长短不一，完整者长10~30厘米，直径1~2厘米。

【生境分布】生长于向阳的草地、路边、山坡。祁州漏芦产于河北、辽宁、山西等地；禹州漏芦产于湖北、安徽、河南等地。

【采收加工】春、秋二季采挖，除去须根及泥沙，晒干。

【性味归经】苦，寒。归胃经。

【功能主治】清热解毒，消痈散结，通经下乳，舒筋通脉。用于乳痈肿痛，痈疽发背，瘰疬疮毒，乳汁不通，湿痹拘挛。

【用量用法】内服：5~9克，煎服。

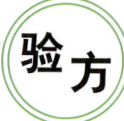

①产后乳汁不下： 漏芦15克，王不留行、炮甲珠各9克，路路通12克，通草6克，水煎服。
②产后乳汁不下： 漏芦12克，鸡蛋2个，水煎冲蛋服。**③乳腺炎：** 漏芦9克，白芷、当归、青皮、柴胡各9克，金银花、蒲公英各30克，全瓜蒌15克，橘核12克，甘草6克，水煎服。**④痈肿疮疡：** 漏芦、金银花、蒲公英各15克，连翘9克，黄柏12克，甘草6克，水煎服。

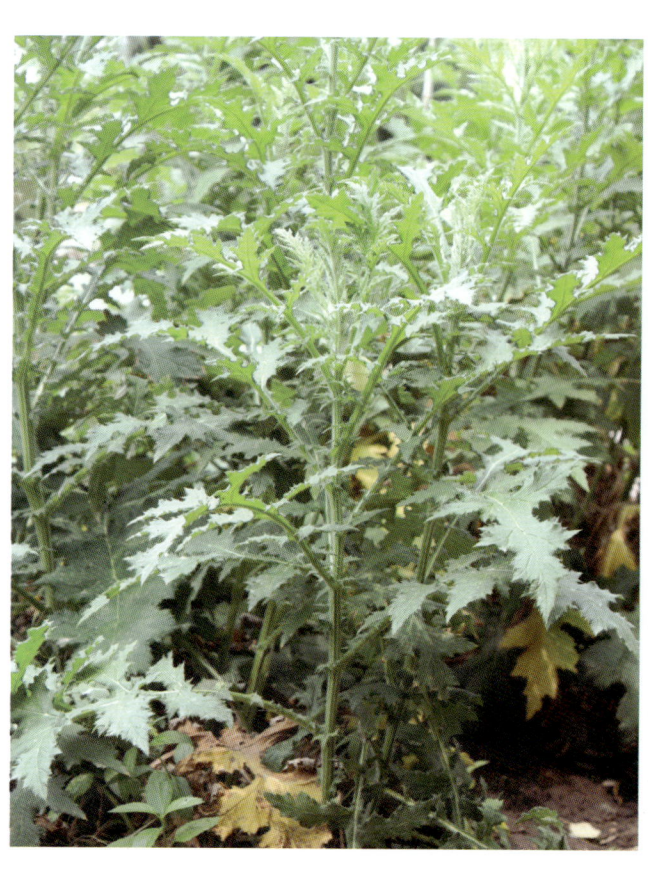
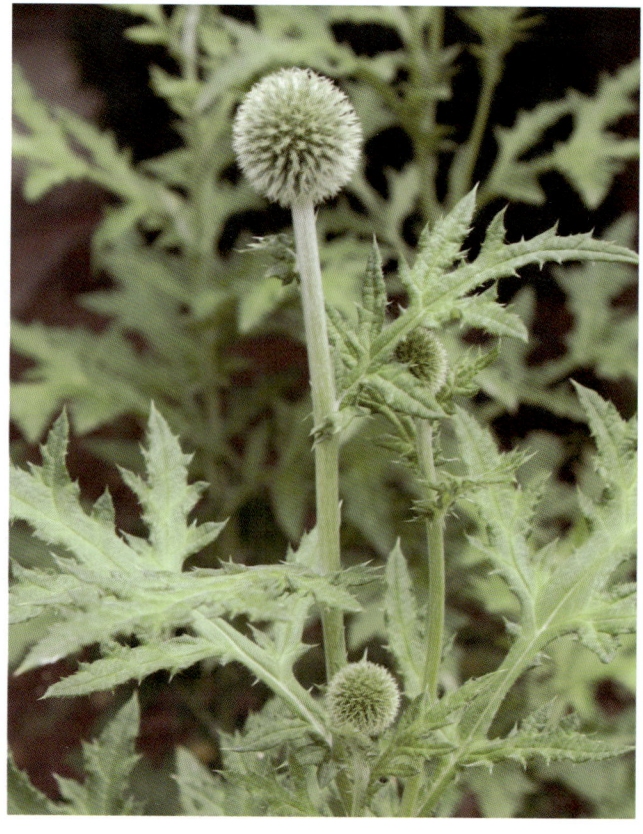

食疗药膳

●猪蹄漏芦汤

原料：漏芦15克，猪蹄2只，通草5克，姜块10克，葱3根，花椒12粒，绍酒10毫升，盐6克，味精2克。

制法：将猪蹄去残毛，洗净，用刀劈开或砍成小块。漏芦、通草洗净，共煎，去净残渣和沉淀。姜、葱洗净，姜拍破，葱挽结。猪蹄块放入沙罐内，加清水适量，置旺火上烧开后，撇净血泡，加姜、葱、花椒和药汁，改为中火炖至猪蹄刚熟时，以小火炖熟透，加入味精、盐调味即成。

用法：不拘时饮汤食蹄肉。

功效：通乳汁。

适用：乳汁不下。

使用注意

气虚、疮疡平塌及孕妇忌服。

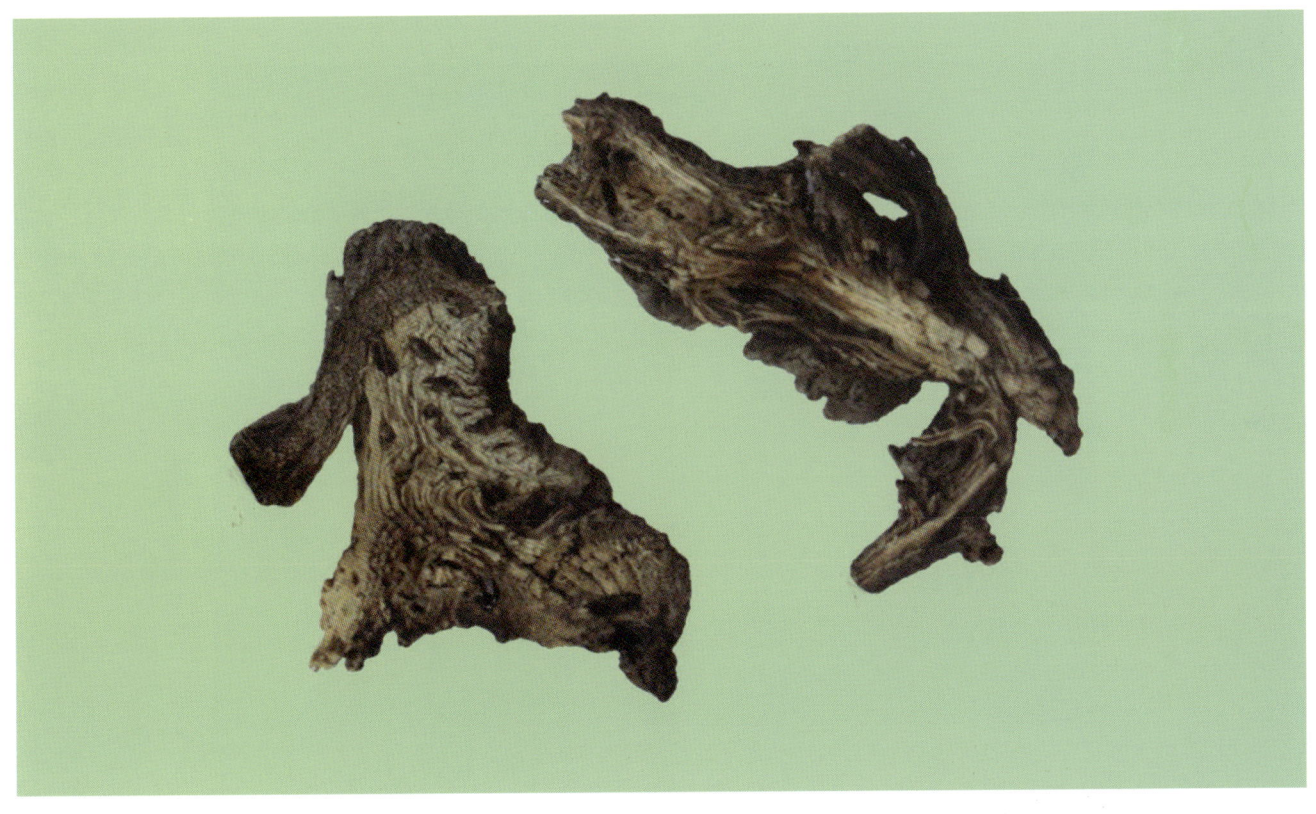

赭石

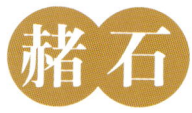

- **别名** 须丸、赤土、紫朱、赭石、土朱、铁朱、丁头代赭。
- **来源** 本品为氧化物类矿物刚玉族赤铁矿,主含三氧化二铁。

【形态特征】赤铁矿,三方晶系。晶体常呈薄片状、板状。一般以致密块状、肾状、葡萄状、豆状、鱼子状、土状等集合体最为常见。结晶者呈铁黑色或钢灰色;土状或粉末状者,呈鲜红色。但条痕都呈樱桃红色。结晶者呈金属光泽,土状者呈土状光泽。硬度5.5~6,但土状粉末状者硬度很小,比重5~5.3。在还原焰中烧后有磁性。

【生境分布】主产于河北、山西、河南、山东、湖南、广东、四川等地。

【采收加工】采挖后,除去杂石。

【性味归经】苦,寒。归肝、心、肺、胃经。

【功能主治】平肝潜阳,重镇降逆,凉血止血。用于眩晕耳鸣,呕吐,噫气,呃逆,喘息,吐血,衄血,崩漏下血。

【用量用法】内服:9~30克,先煎。

验方

①**头痛、眩晕:** 赭石、牡蛎、龙骨、天冬、白芍、玄参、茵陈、怀牛膝、生龟板、川楝子、生麦芽、甘草配伍,如镇肝熄风汤。②**便秘:** 赭石30~60克,多与大黄、芒硝等通下药配用。③**吐血、衄血(属血热者):** 赭石与白芍、竹茹、牛蒡子、半夏、瓜蒌仁、甘草配伍,如《医学衷中参西录》寒降汤。④**功能性子宫出血(日久不愈,头晕眼花者):** 赭石与禹余粮、赤石脂、五灵脂、紫石英、乳香、没药、朱砂配用,如震灵丹。⑤**青年早衰脱发:** 赭石研末,装胶囊,每服3克,每日2次,1个月为1个疗程,休药7日,进行下1个疗程,一般需用3个疗程。

食疗药膳

●赭石柿蒂茶

原料:代赭石24克,木香6克,公丁香10克,柿蒂15克,灶心土150克。

制法:将代赭石、木香、公丁香、柿蒂煎汤,灶心土烧红放入汤中,待澄清后备用。

用法:代茶频饮。

功效:降逆止呃。

适用:呃逆症。

使用注意

孕妇慎用。

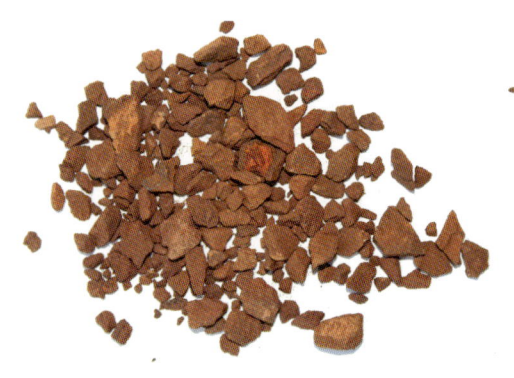
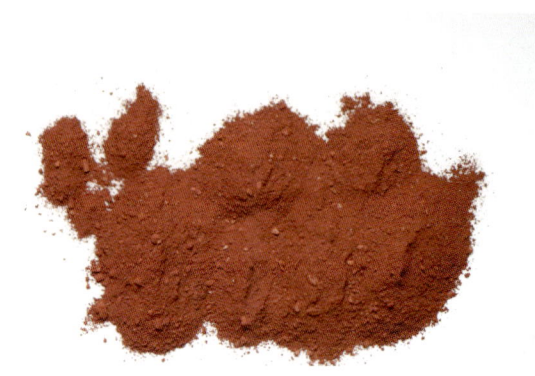

蕲蛇

- **别名** 棋盘蛇、五步蛇、百步蛇、大白花蛇。
- **来源** 本品为蝰蛇科动物尖吻蝮蛇（五步蛇）Agkistrodon acutus（Guenther）除去内脏的干燥全体。

【形态特征】头大扁平，呈三角形，吻端翘起，背面棕黑色，头侧土黄色，二色截然分明，背上具灰白色菱方形块17～19个，尾部3～5个。此斑由左右两侧大三角斑在背正中合拢形成，偶尔也有交错排列的，斑边缘色深，腹面乳白色；咽喉部有排列不规则的小黑点；腹中央和两侧有大黑圆斑。尾末端有一尖突。具长管牙，吻端由鼻间鳞与吻鳞尖出形成一上翘的突起，鼻孔与眼之间有一椭圆形颊窝，它是热测位器。体鳞23～21～17行，具强棱。腹鳞157～171片。尾下鳞40～60，其前端约20枚为单行，个别成对，后段为双行。末端鳞片角质化形成一尖突物。

【生境分布】生长于山地森林中，常盘踞落叶下或岩洞内。分布于湖北、湖南、江西、浙江、四川等地；产湖北蕲州质佳，故名蕲蛇。

【采收加工】夏、秋二季捕捉，剖开腹部，除去内脏，干燥，以黄酒润透去皮骨，切段用。

【性味归经】甘、咸，温；有毒。归肝经。

【功能主治】祛风，通络，止痉。用于风湿顽痹，麻木拘挛，中风口㖞眼斜，半身不遂，抽搐痉挛，破伤风，麻风，疥癣。

【用量用法】内服：5～15克，煎服；每次1～3克，研末服用。

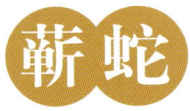

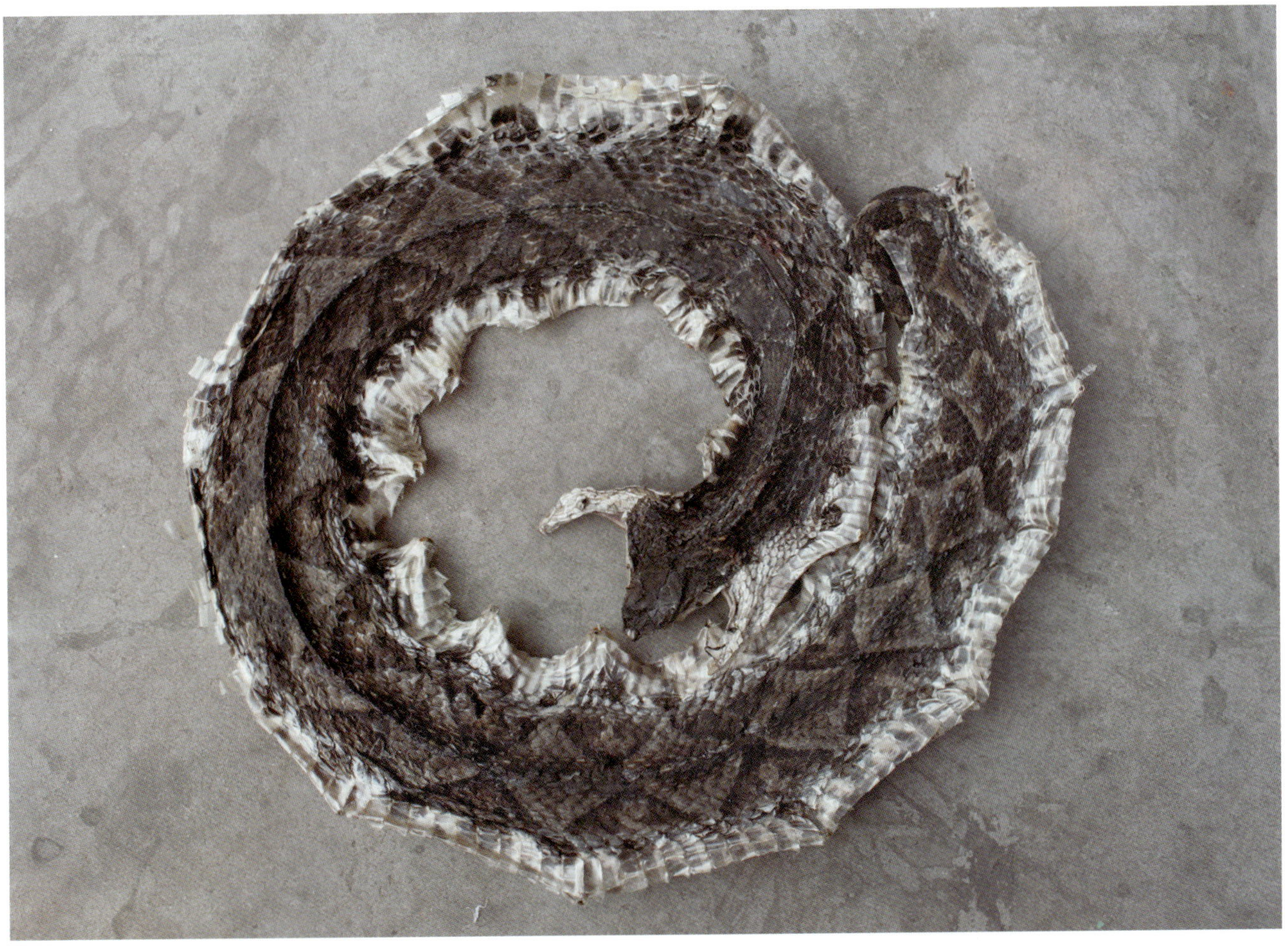

槲寄生

- **别名** 北寄生、桑寄生、柳寄生、寄生子。
- **来源** 本品为桑寄生科植物槲寄生 Viscum coloratum（Komar.）Nakai 的干燥带叶茎枝。

【形态特征】常绿半寄生小灌木，高30~60厘米。茎枝圆柱形，黄绿色或绿色，节明显，节上2~3叉状分枝。单叶对生，生长于枝端，无柄，近肉质，有光泽，椭圆状披针形或倒披针形，全缘，两面无毛。花单性异株，生长于枝端或分叉处；雄花花被4裂，雄蕊4，无花丝，花药多室；雌花1~3朵生长于粗短的总花梗上，花被钟状、4裂，子房下位。浆果球形，半透明，熟时橙红色，富有黏液质。花期4~5月，果期9月。

【生境分布】寄生长于榆树、桦树、枫杨、梨树、麻栎等树上。主产东北、华北地区。

【采收加工】冬季至次春采割，除去粗茎，切段，干燥，或蒸后干燥。

【性味归经】苦，平。归肝、肾经。

【功能主治】祛风湿，补肝肾，强筋骨，安胎元。用于风湿痹痛，腰膝酸软，筋骨无力，崩漏经多，妊娠漏血，胎动不安，头晕目眩。

【用量用法】内服：9~15克，煎服。

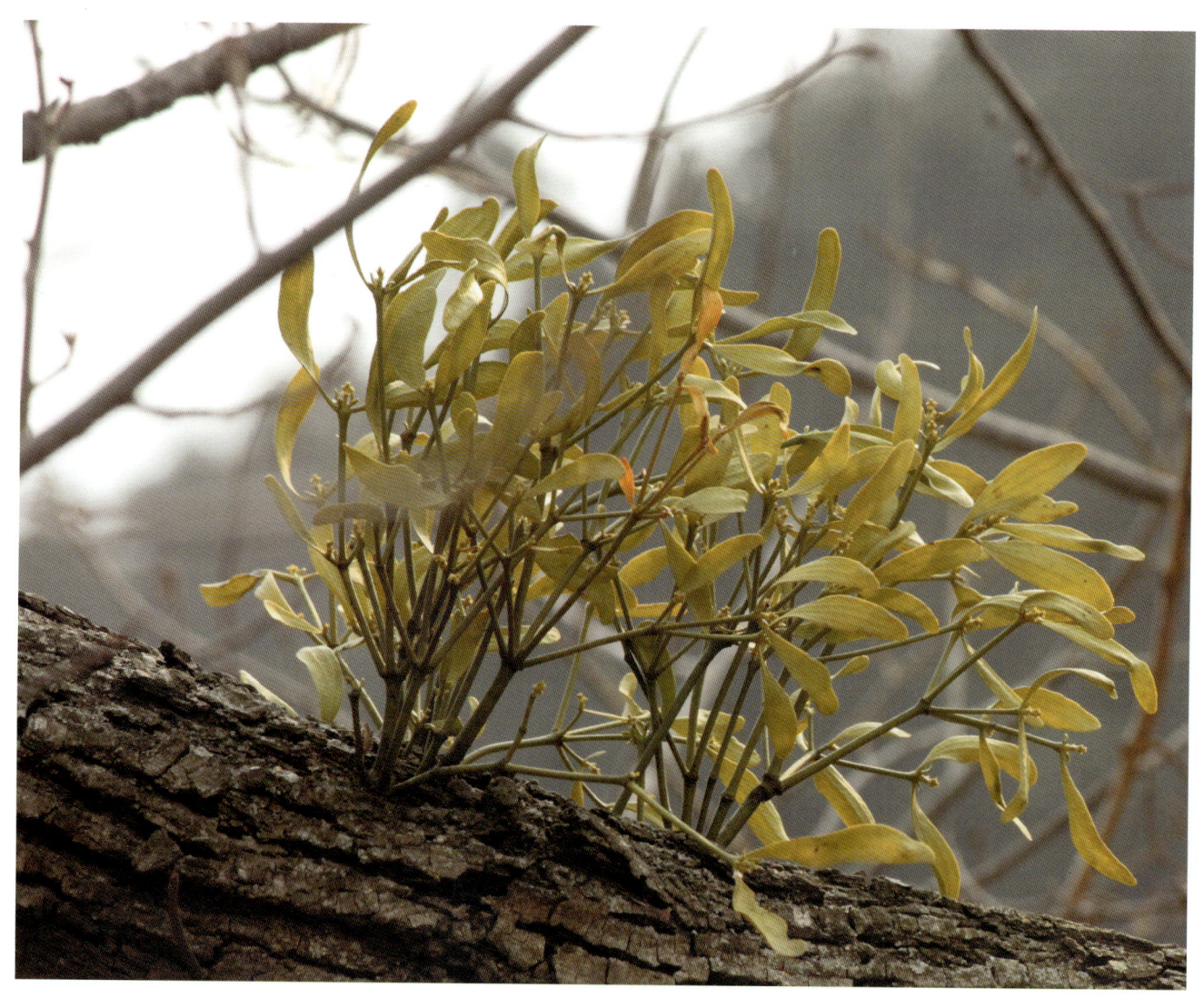

墨旱莲

- **别名** 旱莲草、黑墨草、野葵花、烂脚草。
- **来源** 本品为菊科植物鳢肠 *Eclipta prostrasta* L. 的干燥地上部分。

【形态特征】一年生草本，高10～60厘米，全株被白色粗毛，折断后流出的汁液数分钟后即呈蓝黑色。茎直立或倾状，绿色或红褐色。叶互生，椭圆状披针形或线状披针形，全缘或有细齿，基部渐狭，无柄或有短柄。头状花序腋生或顶生，绿色，长椭圆形。舌状花的瘦果扁四棱形，管状花的瘦果三棱形，均为黑褐色，有瘤状突起。

【生境分布】生长于路边草丛、沟边、湿地或田间。全国大部分地区均有出产。

【采收加工】夏季花开时割取全草，洗净，晒干。

【性味归经】甘、酸，寒。归肝、肾经。

【功能主治】滋补肝肾，凉血止血。用于肝肾阴虚，牙齿松动，须发早白，眩晕耳鸣，腰膝酸软，阴虚血热吐血、衄血、尿血、血痢，崩漏下血，外伤出血。

【用量用法】内服：6～12克，煎汤，熬膏，捣汁；或入丸、散服。外用：适量，研末撒或捣绒塞鼻。抗菌、抗阿米巴原虫、抗癌等作用。

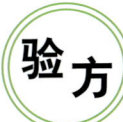

①**斑秃：**鲜墨旱莲捣汁外搽患处，每日3～5次。②**贫血：**墨旱莲30～40克，水煎服，每日1剂，或煎汤代茶饮。③**脱发：**墨旱莲18克，白菊花、生地各30克，加水煎汤，去渣取汁，代茶饮，每日2次。

使用注意

脾胃虚寒、大便泄泻者不宜服。肾气虚寒者也不宜服。

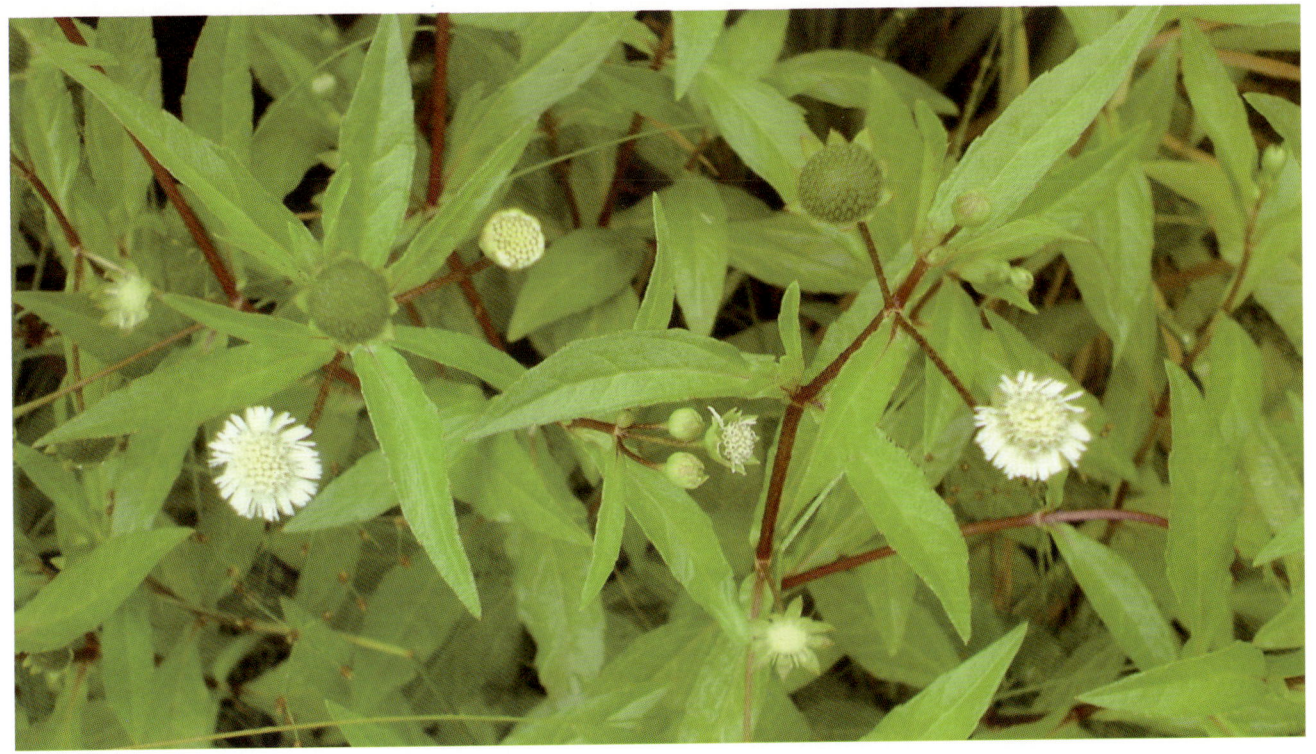

僵蚕

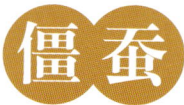

- **别名** 天虫、僵虫、白僵蚕。
- **来源** 本品为蚕蛾科昆虫家蚕Bombyx mori Linnaeus.的幼虫在未吐丝前,因感染白僵菌而致死的干燥体。

【形态特征】家蚕,雌、雄蛾全身均密被白色鳞片。体长1.6~2.3厘米。翅展3.9~4.3厘米。体翅黄白色至灰白色。前翅外缘顶角后方向内凹切,各横线色稍暗,不甚明显,端线与翅脉灰褐色,后翅较前翅色淡,边缘有鳞毛稍长。雌蛾腹部肥硕,末端钝圆;雄蛾腹部狭窄,末端稍尖。幼虫即家蚕,体色灰白至白色,胸部第2、第3节稍见膨大,有皱纹。腹部第8节背面有一尾角。

【生境分布】分布于浙江、江苏、四川等养蚕区。

【采收加工】多于春、秋季生产,收集病死的僵蚕,倒入石灰中拌匀,吸去水分,晒干或焙干。

【性味归经】咸、辛,平。归肝、肺、胃经。

【功能主治】息风止痉,祛风止痛,化痰散结。用于肝风夹痰,惊痫抽搐,小儿急惊,破伤风,中风口㖞,风热头痛,目赤咽痛,风疹瘙痒,发颐痄腮。

【用量用法】内服:3~10克,煎服。散剂,每次1~1.5克。一般制用。生用,散风热。

验方

①**肠息肉**:白僵蚕、乌梅肉各25克,将乌梅肉炒焦,白僵蚕炒黄色,共轧细面,用蜂蜜500克炼为丸5克重,每次1丸,空腹服,每日3次,白开水冲下。②**重舌**:僵蚕适量研粉,少许吹入舌根,每日3次。③**乙型脑炎后口吃**:僵蚕、蝉蜕、防风、钩藤、天竺黄、炒瓜蒌皮、生石膏、白薇组方,每日1剂,水煎分2次服。④**三叉神经痛**:僵蚕、白附子、川芎、白芷、全蝎各适量,每日2次,每次2克,热酒调服,10日为1个疗程,一般需2~3个疗程。⑤**坐骨神经痛**:僵蚕、茯苓、地龙、归尾、南星、法半夏、陈皮、乳香等各适量,每日1剂,二煎混合药液,分2次服。⑥**高脂血**:僵蚕末每次3克,每日3次,2个月为1个疗程。⑦**缺乳症**:僵蚕6克,黑芝麻、红糖各30克,僵蚕研细,芝麻捣碎,加红糖混匀,杯内倒入沸水,加盖,待10分钟,1次顿服,每日1次,空腹时用。

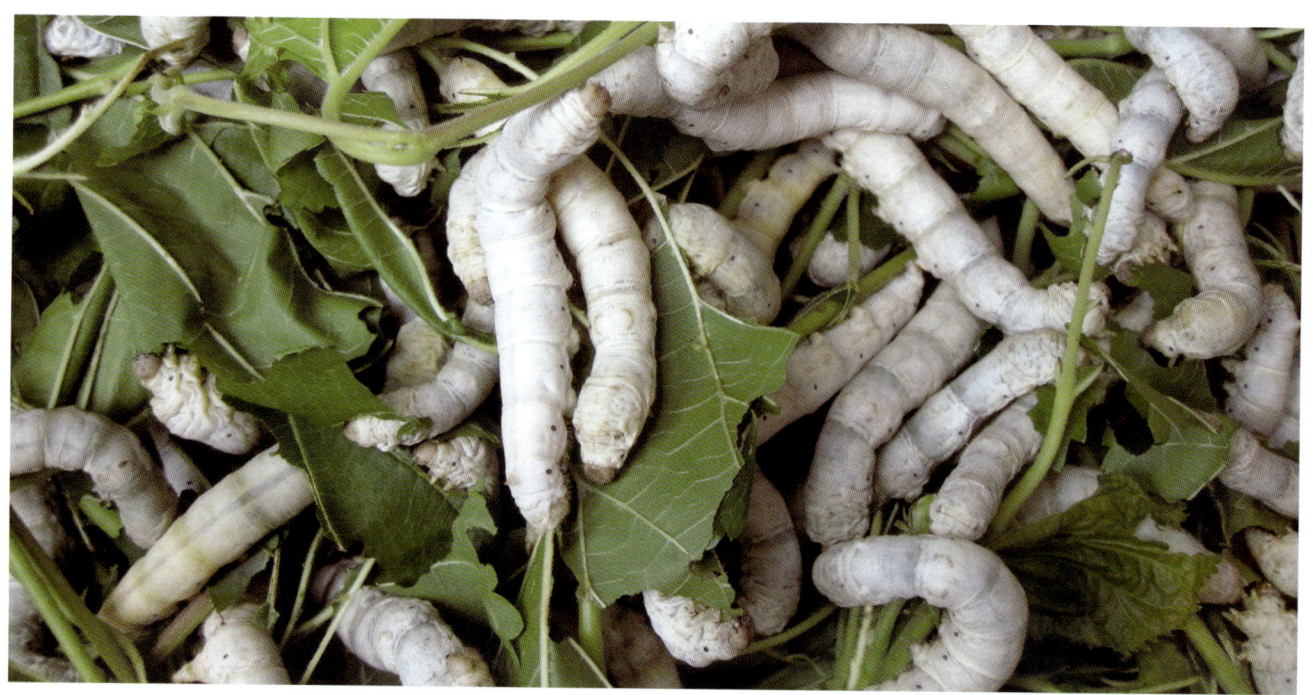

食疗药膳

●僵蚕红糖藕

原料：莲藕500克，僵蚕7个，红糖120克。
制法：将藕洗净，切厚片，加僵蚕、红糖一起水煎煮。
用法：吃藕喝汤，每日1次，连服7日。
功效：补血活血。
适用：血虚型痔疮。

●白僵蚕茶

原料：白僵蚕、甘草各5克，绿茶0.5克，蜂蜜25克。
制法：先将白僵蚕与甘草加入400毫升，煮沸10分钟，加入绿茶与蜂蜜即可。
用法：每日1剂，分3～4次，徐徐饮下，可加开水复泡再饮。
功效：镇静安神。
适用：小儿急慢性惊风。

使用注意

血虚无风者慎服。

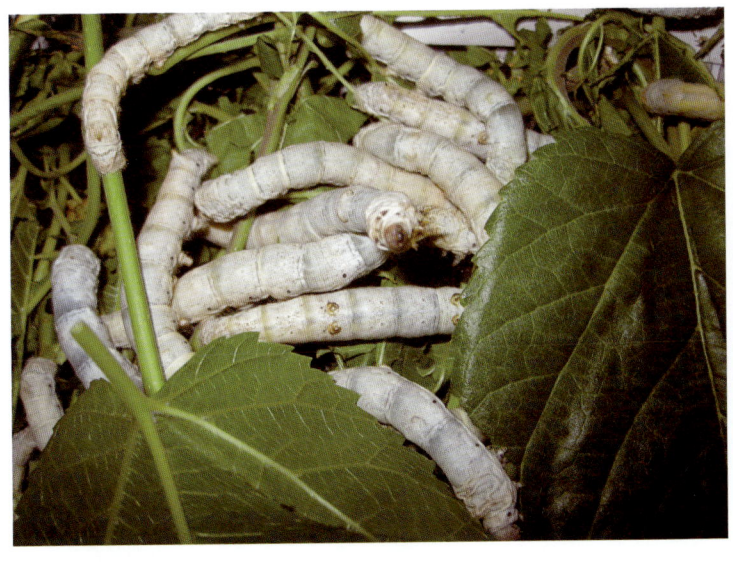
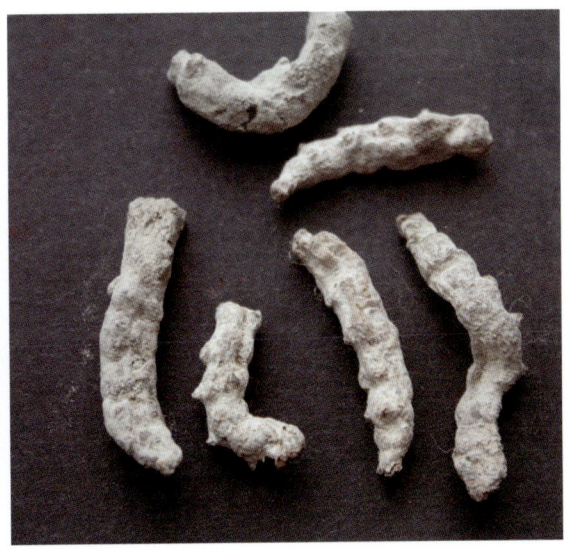

鹤虱

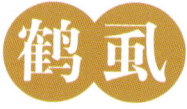

- **别名** 鹄虱、鬼虱、北鹤虱。
- **来源** 本品为菊科多年生草本植物天名精 Carpesium abrotanoides L. 或伞形科2年生草本植物野胡萝卜的干燥成熟果实。

【形态特征】一年生或越年生草本，茎直立，高20～50厘米，多分枝，有粗糙毛。叶互生，无柄或基部的叶有短柄，叶片倒披针状条形或条形，有紧贴的细糙毛。先短钝，基部渐狭，全缘或略显波状。花序顶生，苞片披针状条形，花生长于苞腋的外侧，有短梗，花冠淡蓝色，较萼稍长。小坚果，卵形，褐色，有小疣状突起，边沿有2～3行不等长的锚状刺。

【生境分布】天名精生长于山野草丛中，主产于华北各地，称北鹤虱，为本草书籍所记载的正品；野胡萝卜生长于路旁、山沟、溪边、荒地等处，前者分布于华北各地。称南鹤虱，也作鹤虱用。

【采收加工】秋季果实成熟时采收，晒干。生用或炒用。

【性味归经】辛、苦，平；有小毒。归脾、胃经。

【功能主治】杀虫消积。用于蛔虫病，蛲虫病，绦虫病，虫积腹痛，小儿疳积。

【用量用法】内服：3～9克，煎服，或入丸、散剂服用。外用：适量，水煎外用熏洗。

验方

①**蛔虫**：鹤虱、槟榔、苦楝根皮、芫荑、使君子、雷丸各9克，水煎服，于清晨空腹时1次服下，常规连服2剂。也可用鹤虱、榧子、芫荑各9克，使君子12枚，槟榔12克，大黄、苦楝根皮各6克，水煎，分2次服。②**钩虫病**：鲜鹤虱150克（干品24克），儿童用量酌减，水煎服。③**肠道滴虫**：鹤虱、乌梅各9克，槟榔、贯众各12克，雷丸、甘草各6克，广木香、黄连各45克，水煎服。④**妇女阴痒**：鹤虱、苦参、雄黄各12克，蛇床子30克，百部15克，每日1剂，煎2次混合药液，分2次外洗。⑤**妇女外阴白斑**：鹤虱30克，苦参、蛇床子、野菊花各15克，水煎过滤，先熏后洗；严重者洗时加猪胆汁1枚，与药汁搅匀，每日2次，1个月为1个疗程。

使用注意

有小毒，服数小时或第二天可有轻微头晕、恶心、耳鸣、腹痛等反应，一般可自行消失。

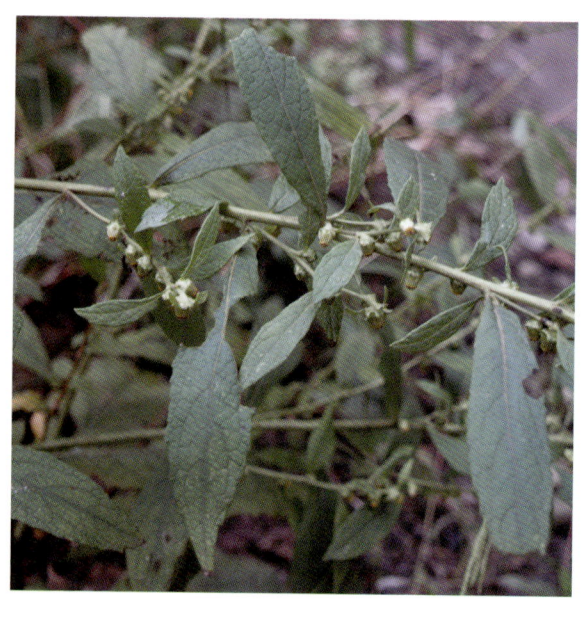
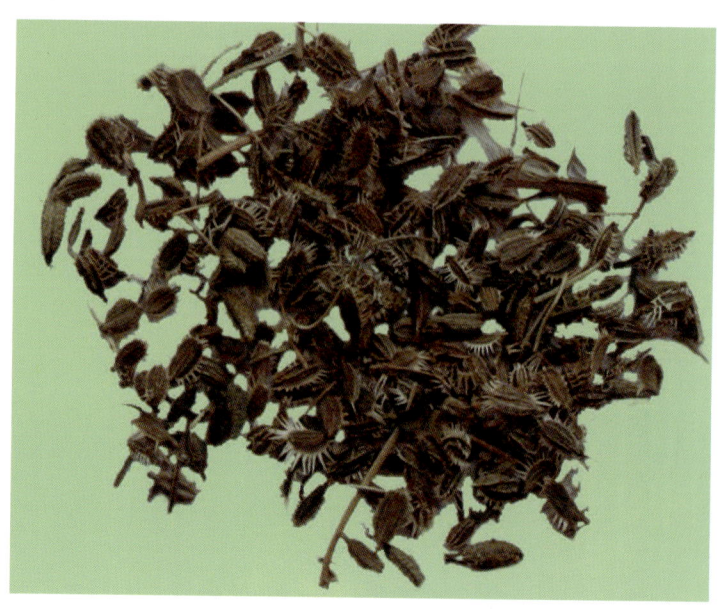

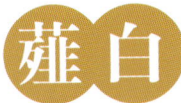 **薤白**

- **别名** 薤根、䪥子、野蒜、小独蒜、薤白头。
- **来源** 本品为百合科植物小根蒜 *Allium macrostemon* Bge. 的鳞茎。

【形态特征】多年生草本，高达70厘米。鳞茎近球形，外被白色膜质鳞皮。叶基生；叶片线形，长20～40厘米，宽3～4毫米，先端渐尖，基部鞘状，抱茎。花茎由叶丛中抽出，单一，直立，平滑无毛；伞形花序密而多花，近球形，顶生；花梗细，长约2厘米；花被6，长圆状披针形，淡紫粉红色或淡紫色；雄蕊6，长于花被，花丝细长；雌蕊1，子房上位，3室，有2棱，花柱线形，细长。果为蒴果。花期6～8月，果期7～9月。

【生境分布】小根蒜生长于耕地杂草中及山地较干燥处。全国各地均有分布。主产江苏、浙江等地。

【采收加工】夏、秋二季采挖，洗净，除去须根，蒸透或置沸水中烫透，晒干。

【性味归经】辛、苦，温。归心、肺、胃、大肠经。

【功能主治】通阳散结，行气导滞。用于胸痹心痛，脘腹痞满胀痛，泻痢后重。

【用量用法】内服：5～10克，煎服。

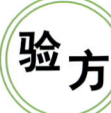 **验方**

①**痢疾**：薤白、苦参、山楂各15克，木香、当归、甘草各10克，白芍30克，随症加减，水煎服。
②**室性期前收缩**：薤白12克，丹参30克，苦参20克，红参5克，桂枝9克，随症加减，水煎服。
③**慢性支气管炎**：薤白12克，全瓜蒌15克，半夏、射干、杏仁、紫菀各10克，菖蒲6克，随症加减，水煎服。

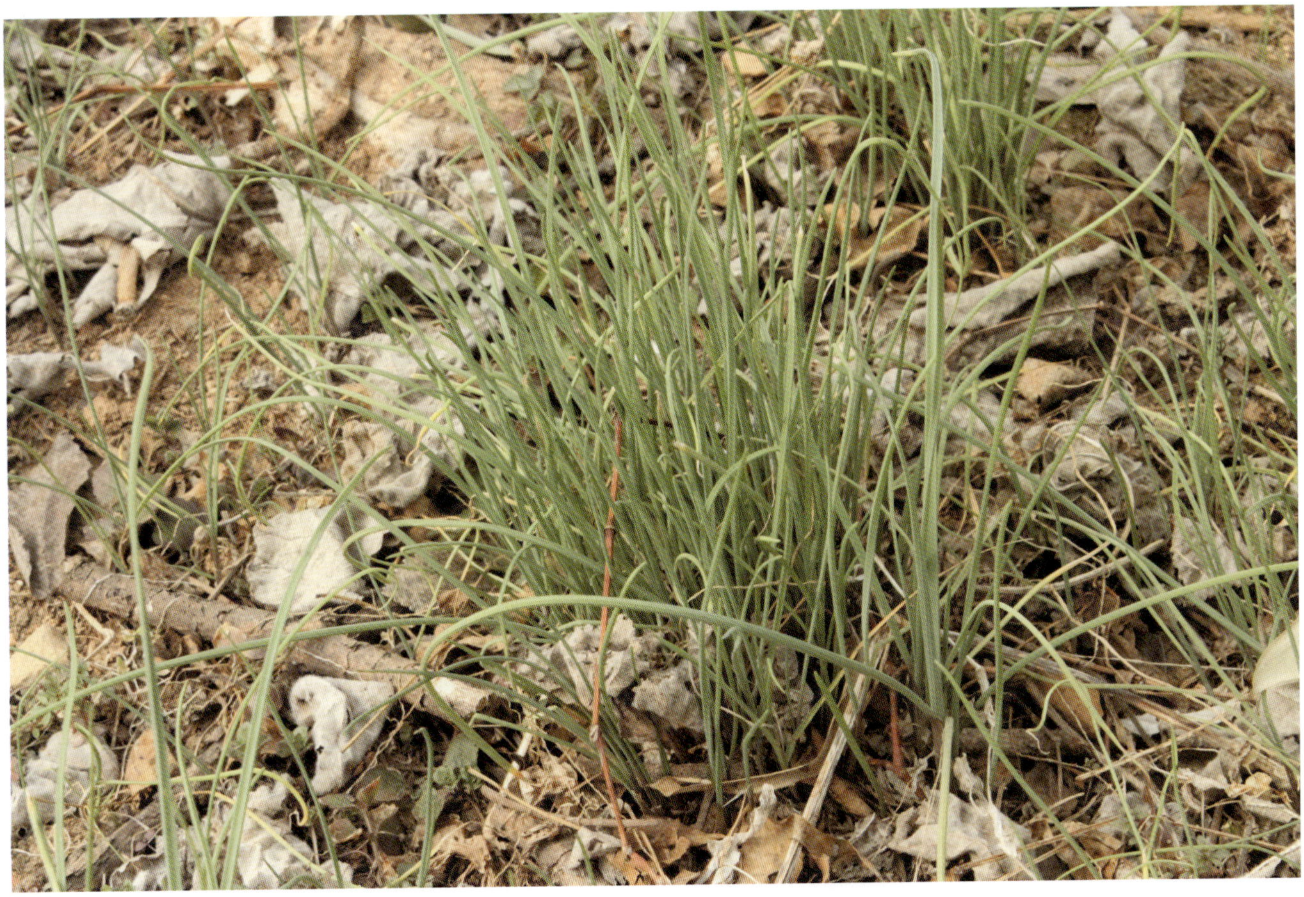

食疗药膳

●薤白炖猪肚

原料：薤白150克，猪肚1具，薏苡仁适量。
制法：薏苡仁、薤白洗净，混合，装入猪肚中，用绳扎住。加水和适量的盐、胡椒，炖至猪肚烂熟。
用法：分3～4次服食。
功效：强身健体，消食。
适用：脾胃虚弱，少食羸瘦，饮食不消。

●薤白葱粥

原料：薤白10～15克（鲜者30～60克），粳米50～100克，葱白3根。
制法：先把薤白、葱白洗净切碎，与粳米同时入锅内，加水适量煮成稀粥。
用法：每日分2～3次温服。
功效：行气宽胸。
适用：冠心病胸闷、心前区疼痛等。

使用注意

气虚者慎服。

●杞叶薤白粥

原料：薤白6克，豆豉10克，枸杞叶20克，粳米50克，葱白7根，香油、味精、姜末、盐各适量。
制法：先将枸杞叶与薤白倒入沙罐，加水煎煮1小时，滤渣留汁，下粳米煮粥，粥将成时；加入葱白、豆豉等佐料，继续煮至粥稠味香，再调味至鲜即可。
用法：每日1剂，分2次作早、晚餐或当午后点心食用。
功效：补肾益精，清热生津，通阳导滞。
适用：肾虚精亏、相火妄动、阳气闭郁之腰膝酸痛、腿脚软弱、烦热口渴、胸胁憋闷等。

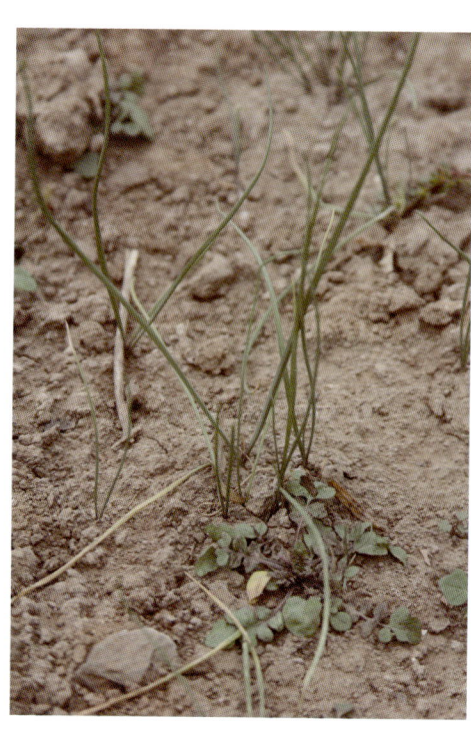
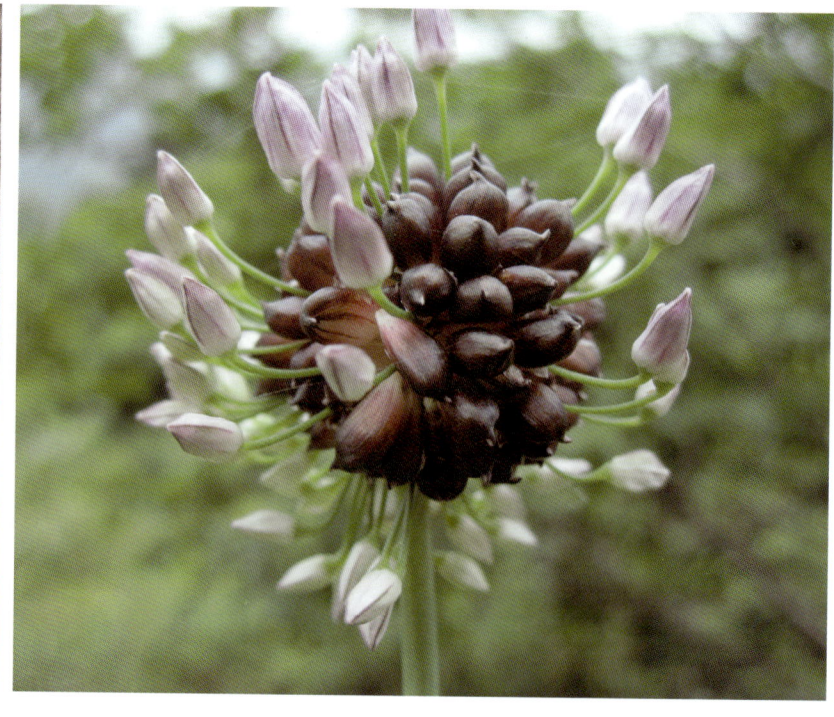

薏苡仁

- **别名** 解蠡、起英、赣米、感米、薏珠子、草珠儿。
- **来源** 为禾本科多年生草本植物薏苡 *Coix bacryma.jobi*.L.var.maynen（Roman.）Stapf 的成熟种仁。

【形态特征】为一年生草本。秆直立，高1～1.5米，约有10节。叶鞘光滑，上部者短于节间；叶舌质硬，长约1毫米；叶片线状披针形，长达30厘米，宽 1.5～3厘米。总状花序，腋生成束，长6～10厘米，直立或下垂，具总柄；雌小穗位于花序的下部，长7～9毫米，外包以念珠状总苞，小穗和总苞等长，能育小穗。第一颖下部膜质，上部厚纸质，先端钝，具10数脉；第二颖船形，被包于第一颖内，前端厚纸质，渐尖；第一小花仅具外稃，较颖略短，前端质较厚而渐尖；第二稃稍短于第一外稃，具3脉；内稃与外稃相似而较小；雄蕊3枚，退化，微小；雌蕊具长花柱，柱头分离，伸出总苞；退化雌小穗2个，圆柱状，并列于能育小穗的一侧，顶部突出于总苞；雄小穗常3个着生于一节，其中一个无柄，长6～7毫米，颖革质，第一颖扁平，两侧内折成脊，前端钝，具多条脉；第二颖船形，具多数脉；内含2小花，外稃和内稃都是薄膜质；每小花含雄蕊3个；有柄小穗和无柄小穗相似，但较小或更退化。果实成熟时，总苞坚硬具珐琅质，卵形或卵状球形，内包颖果；颖果，长约5毫米。花、果期7～10月。

【生境分布】生长于河边、溪潭边或阴湿山谷中。我国各地均有栽培，长江以南各地有野生。

【采收加工】秋季果实成熟后，割取全株，晒干，打下果实，除去外壳及黄褐色外皮，去净杂质，收集种仁，晒干。

【性味归经】甘、淡，凉。归脾、胃、肺经。

【功能主治】利水渗湿，健脾止泻，除痹，排脓，解毒散结。用于水肿，脚气，小便不利，脾虚泄泻，湿痹拘挛，肺痈，肠痈，赘疣，癌肿。

【用量用法】内服：9～30克，煎服。药力缓和，用量须大，宜久煎。健脾止泻宜炒用，清热利湿宜生用。可煮粥食用，为食疗佳品。

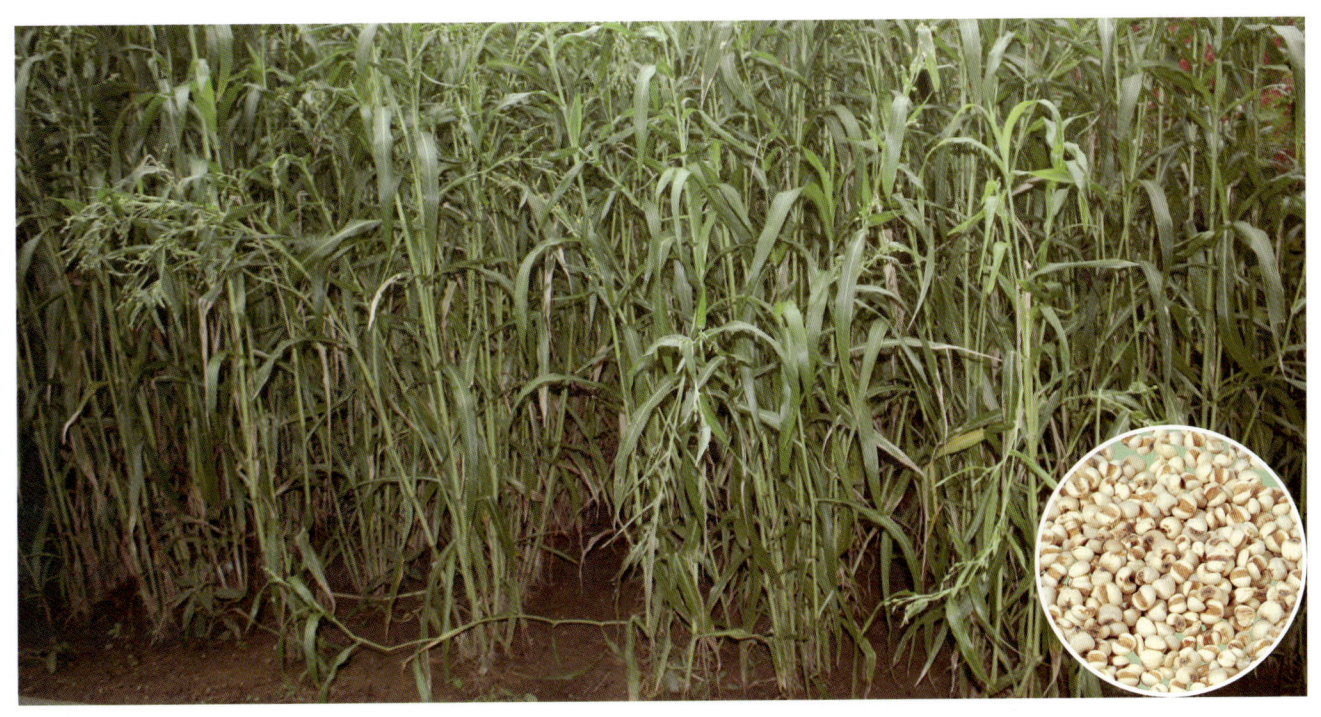

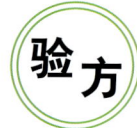

验方

①**扁平疣**：生薏苡仁末30克，白砂糖30克，拌匀，每次1匙，开水冲服，每日3次，7～10日为1个疗程。②**尿路结石**：薏苡仁茎、叶、根适量（鲜品约250克，干品减半），水煎去渣，每日2～3次。③**慢性结肠炎**：薏苡仁500克，山药100克，炒黄研粉，每次2匙，每日2次，温水、红糖水或蜂蜜水冲服。

食疗药膳

●薏苡仁粥

原料：薏苡仁粉30～60克，粳米100克。

制法：先将生薏苡仁洗净晒干，碾成细粉，取薏苡仁粉同粳米煮粥。

用法：早餐食用。

功效：健脾胃，利水湿，抗癌肿。

适用：浮肿、脾虚腹泻、风湿痹痛、筋脉拘挛等。

●薏苡仁白糖粥

原料：薏苡仁50克，水、白糖适量。

制法：薏苡仁加适量水以小火煮成粥，加白糖适量搅匀。

用法：早餐食用。

功效：健脾补肺，清热利湿。

适用：湿热毒邪变遏肌肤型扁平疣、青春疙瘩等。

使用注意

津液不足者慎用。

●薏苡仁二豆羹

原料：薏苡仁、绿豆、赤小豆各30克，水、湿淀粉适量。

制法：将薏苡仁、绿豆、赤小豆同入砂锅，加水适量略浸泡，大火煮沸后改小火煨三者至熟烂，汤汁浓稠后，以湿淀粉勾芡成羹。

用法：早、晚各1次分服。

功效：除湿止痒。

适用：皮肤瘙痒症。

●薏苡巨胜酒

原料：薏苡仁100克，黑芝麻、生地黄各125克，白酒3000毫升。

制法：将黑芝麻煮熟晒干，薏苡仁炒至略黄，两药合起略捣烂后与切成小块的生地黄共装入纱布袋里，与白酒一起置入容器中，密封浸泡12日后即可服用。

用法：早、晚各1次，每次10～20毫升，空腹服用。

功效：补肝肾，润五脏，填精髓，祛湿气。

适用：体质虚弱、神衰健忘、记忆力减退、须发早白、皮肤毛发干燥、腰膝疼痛等。

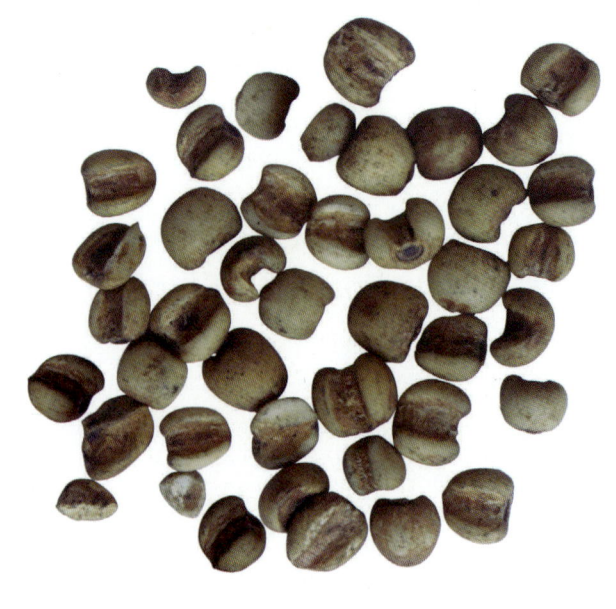

薄荷

- **别名** 苏薄荷、水薄荷、仁丹草、蕃荷菜、鱼香草。
- **来源** 本品为唇形科植物薄荷 *Mentha haplocalyx* Briq. 的干燥茎叶。

【形态特征】多年生草本，高10~80厘米，茎方形，被逆生的长柔毛及腺点。单叶对生，叶片短圆状披针形，长3~7厘米，宽0.8~3厘米，两面有疏柔毛及黄色腺点，叶柄长2~15毫米。轮伞花序腋生；萼钟形，外被白色柔毛及腺点，花冠淡黄色。小坚果卵圆形，黄褐色。

【生境分布】生长于河旁、山野湿地。全国各地均产，以江苏、浙江、江西为主产区，其中尤以江苏产者为佳。

【采收加工】大部分产区每年采割2次，第一次在夏季茎叶茂盛时，第二次在花开三轮时，割取地上部分，及时晒干或阴干。两广生长期长的地区也可每年采割3次。

【性味归经】辛，凉。归肺、肝经。

【功能主治】疏散风热，清利头目，利咽，透疹，疏肝行气。用于风热感冒，风温初起，头痛，目赤，喉痹，口疮，风疹，麻疹，胸胁胀闷。

【用量用法】内服：3~6克，煎服。宜后下轻煎。发汗可专用叶，理气可专用梗。

验方

①牙痛，风热肿痛：薄荷、樟脑、花椒各等份，上为细末，擦患处。②小儿感冒：鲜薄荷5克，钩藤、贝母各3克，水煎服。③外感发热、咽痛：薄荷3克，桑叶、菊花各9克，水煎服。④目赤、咽痛：薄荷、桔梗各6克，牛蒡子、板蓝根、菊花各10克，水煎服。⑤鼻出血：鲜薄荷汁滴之或以干薄荷水煮，棉球蘸湿塞鼻。⑥眼睛红肿：薄荷、夏枯草、鱼腥草、菊花各10克，黄连5克，水煎服。

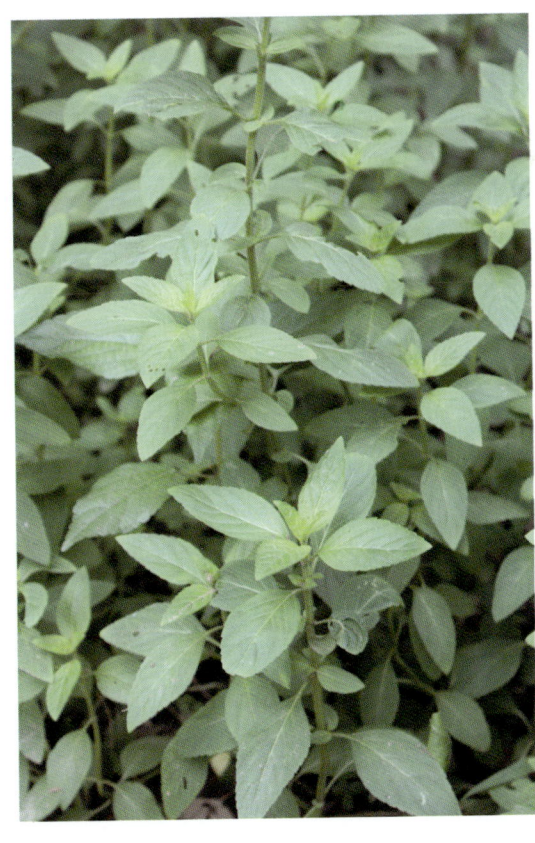
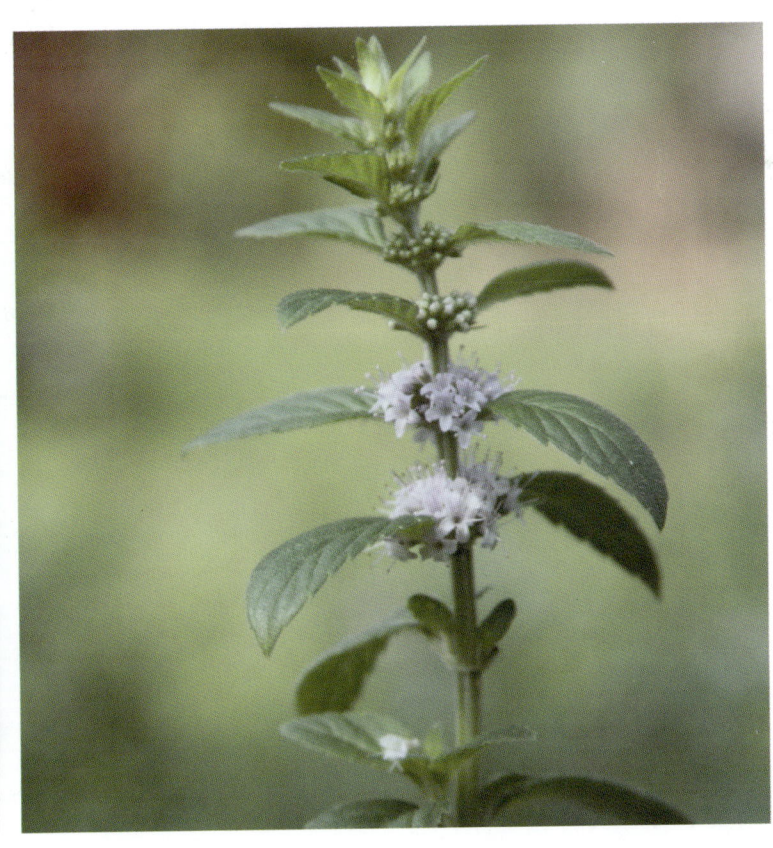

食疗药膳

● 薄荷粥

原料：薄荷30克，粳米100克。
制法：将薄荷煎汤候冷；用粳米煮粥，待粥将成时，加入冰糖适量及薄荷汤，再煮一二沸即可。
用法：早餐食用。
功效：疏散风热，清利咽喉。
适用：中老年人风热感冒、头痛目赤、咽喉肿痛等。

● 薄荷茶

原料：细茶、薄荷、蜂蜜各60克。
制法：水煎细茶、薄荷，入蜂蜜，候冷，入童便1茶盅，露1宿。
用法：每空腹温服1盅，如童子劳加姜汁少许。
功效：清热止咳，调经止痛。
适用：火动咳嗽、便闭及妇人经血不调。

使用注意

本品芳香辛散，发汗耗气，故体虚多汗者不宜使用。

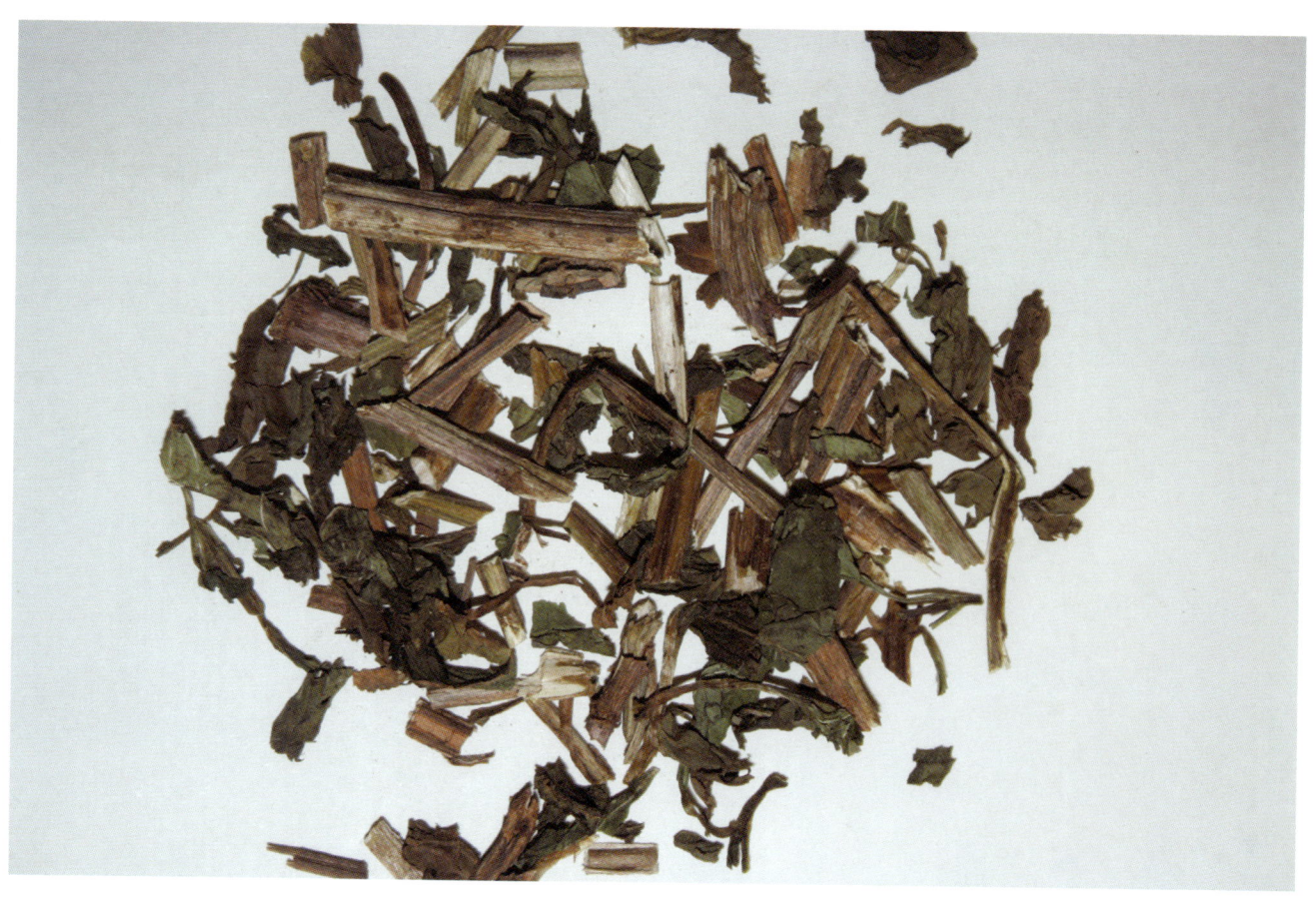

橘红

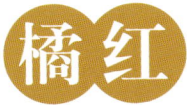

- **别名** 芸皮、芸红。
- **来源** 本品为芸香科植物橘 Citrus reticulata Blanco 及其栽培变种的干燥外层果皮。

【形态特征】 常绿小乔木或灌木，高3~4米。枝细，多有刺。叶互生，叶柄长0.5~1.5厘米，有窄翼，顶端有关节；叶片披针形或椭圆形，长4~11厘米，宽1.5~4厘米，先端渐尖微凹，基部楔形，全缘或为波状，具不明显的钝锯齿，有半透明油点。花单生或数朵丛生长于枝端或叶腋；花萼杯状，5裂；花瓣5，白色或带淡红色，开时向上反卷；雄蕊15~30，长短不一，花丝常3~5个连合成组；雌蕊1，子房圆形，柱头头状。柑果近圆形或扁圆形，横径4~7厘米，果皮薄而宽，容易剥离，囊瓣7~12，汁胞柔软多汁。种子卵圆形，白色，一端尖，数粒至数十粒或无。花期3~4月，果期10~12月。

【生境分布】 栽培于丘陵、低山地带、江河湖泊沿岸或平原。在江苏、安徽、浙江、江西、台湾、湖北、湖南、广东、广西、海南、四川、贵州、云南等地均有栽培。

【采收加工】 秋末冬初果实成熟后采收，用刀削下外果皮，晒干或阴干。

【性味归经】 辛、苦，温。归肺、脾经。

【功能主治】 理气宽中，燥湿化痰。用于咳嗽痰多，食积伤酒，呕恶痞闷。

【用量用法】 内服：3~10克，煎服。

使用注意

阴虚燥咳及嗽气虚者不宜服。

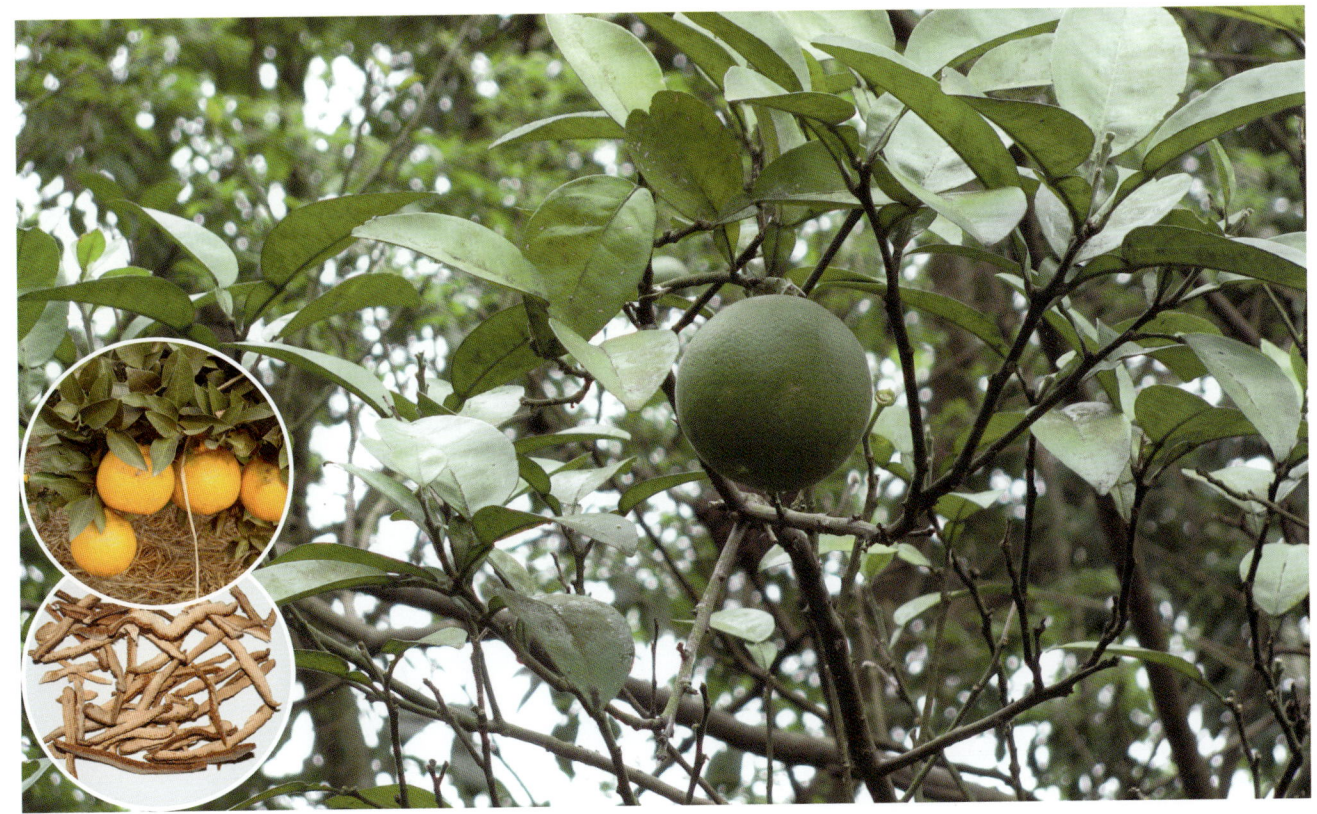

橘核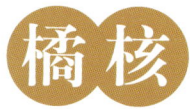

- **别名** 无。
- **来源** 本品为芸香科植物橘 *Citrus reticulata* Blanco 及其栽培变种的干燥成熟种子。

【形态特征】同橘红。
【生境分布】同橘红。
【采收加工】果实成熟后收集，洗净，晒干。
【性味归经】苦，平。归肝、肾经。
【功能主治】理气，散结，止痛。用于疝气疼痛，睾丸肿痛，乳痈乳癖。
【用量用法】内服：3～9克，煎服。

食疗药膳

●糖渍橘皮

用料：橘皮、白糖各适量。
制法：把鲜橘皮或泡软的干橘皮洗净，切成丝，放入锅内，加大约橘皮重量一半的白糖，加适量水（以没过橘皮为度），煮沸后，再改用小火煮至余液将干时，将橘皮盛出放在盘内，待冷，再撒入大约橘皮重量一半的白糖，拌匀即可食用。
用法：任意食用。
功效：润肺燥湿，化痰生津。
适用：咳嗽、多痰等。

●橘花茶

原料：橘花、红茶末各3克。
制法：四月底收集橘花，晒干。
用法：每日1剂，白开水冲泡，代茶频饮。
功效：理气和胃，消食。
适用：肝气犯胃、胁胀、脘痛、嗳气、纳少等。

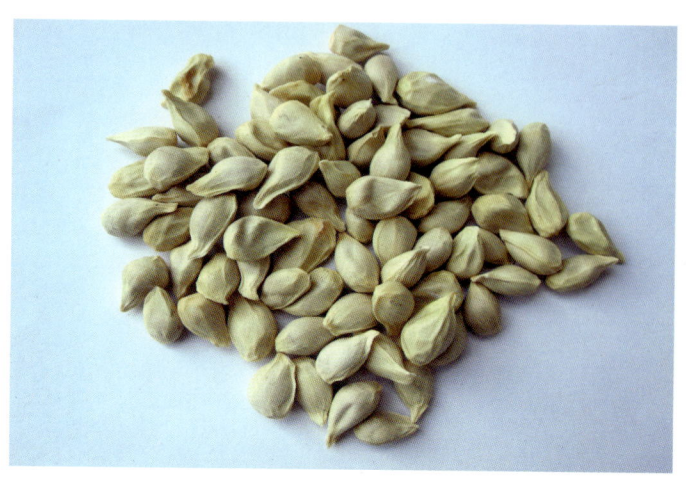
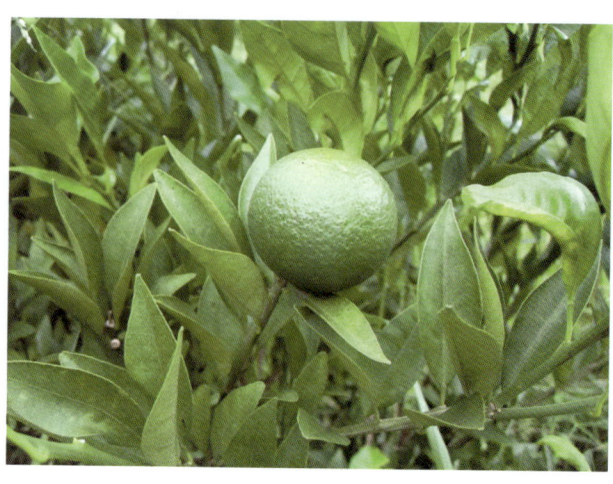

藁本

- **别名** 公藁芎、鬼卿、地新、山 、蔚香、微茎、藁板。
- **来源** 本品为伞形科植物藁本 *Ligusticum sinense* Oliv.或辽藁本 *Ligusticum jeholense* Nakai et Kitag.的干燥根茎及根。

【形态特征】藁本为多年生草本，高约1米。根茎呈不规则团块状，生有多数须根。基生叶3角形，2回奇数羽状全裂。最终裂片3~4对，边缘不整齐羽状深裂；茎上部叶具扩展叶鞘。复伞形花序，具乳头状粗毛，伞幅15~22，总苞片及小总苞片线形，小总苞片5~6枚；花白色，双悬果，无毛，分果具5棱，各棱槽中有油管5个。辽藁本与上种不同点为，根茎粗壮，基生叶在花期凋落，茎生叶广三角形；2~3回羽状全裂。复伞形花序，伞幅6~19，小总苞片10枚左右。双悬果，果棱具窄翅，每棱槽有油管1~2个，合生面有2~4个。藁本根呈不规则结节状圆柱形。有分枝长3~10厘米，直径1~2厘米。辽藁本较小，根茎具多数细长弯曲的根，呈团块状。

【生境分布】生长于润湿的水滩边或向阳山坡草丛中。分布于湖南、湖北、四川、河北、辽宁等地。

【采收加工】秋季茎叶枯萎时或春季出苗时采挖，除去茎叶和泥土，晒干或烘干。

【性味归经】辛，温。归膀胱经。

【功能主治】祛风，散寒，除湿，止痛。用于风寒感冒，巅顶疼痛，风湿痹痛。

【用量用法】内服：3~10克，水煎服。

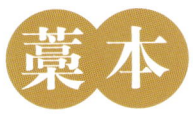

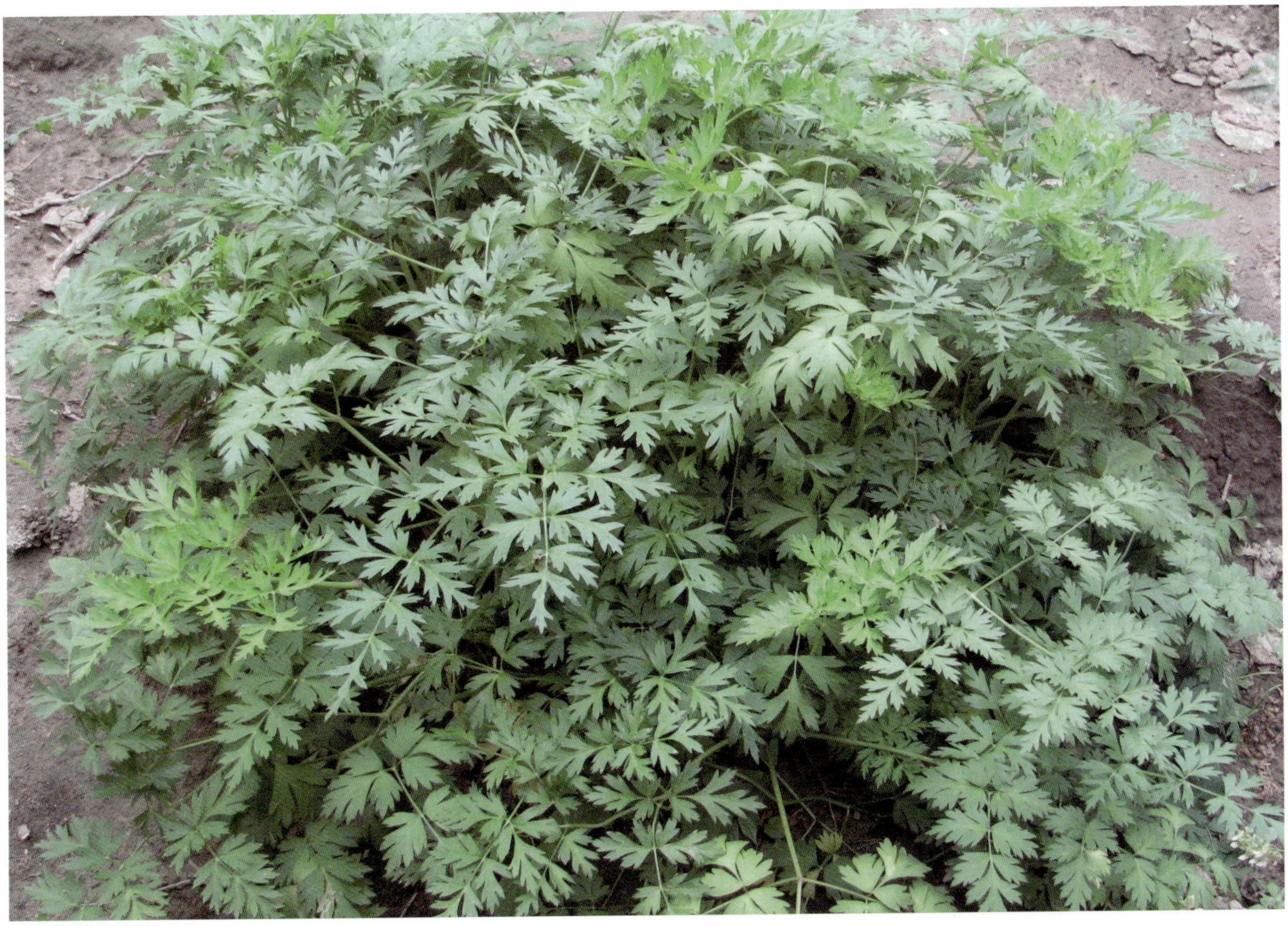

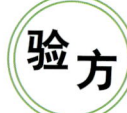

验方 ①**胃痉挛、腹痛：** 藁本25克，苍术15克，水煎服。②**头屑多：** 藁本、白芷各等份，为末，夜掺发内，早起梳之，垢自去。③**风寒头痛及巅顶痛：** 藁本、川芎、细辛、葱头各等份，水煎服。④**鼻上、面上赤：** 藁本研细末，先以皂角水擦洗赤处、拭干，以冷水或蜜水调搽，干后再用。⑤**疥癣：** 藁本煎汤洗浴，并烫洗换洗衣服。

食疗药膳

● **藁本蒸猪脑髓**

原料：藁本、天麻、红木子、决明子、夏枯草各15克，猪脑髓250克。

制法：将前5味原料与猪脑髓一起蒸熟即可。

用法：食猪脑髓。

功效：平肝，健脑。

适用：头闷、健忘等。

使用注意

血虚头痛忌服。

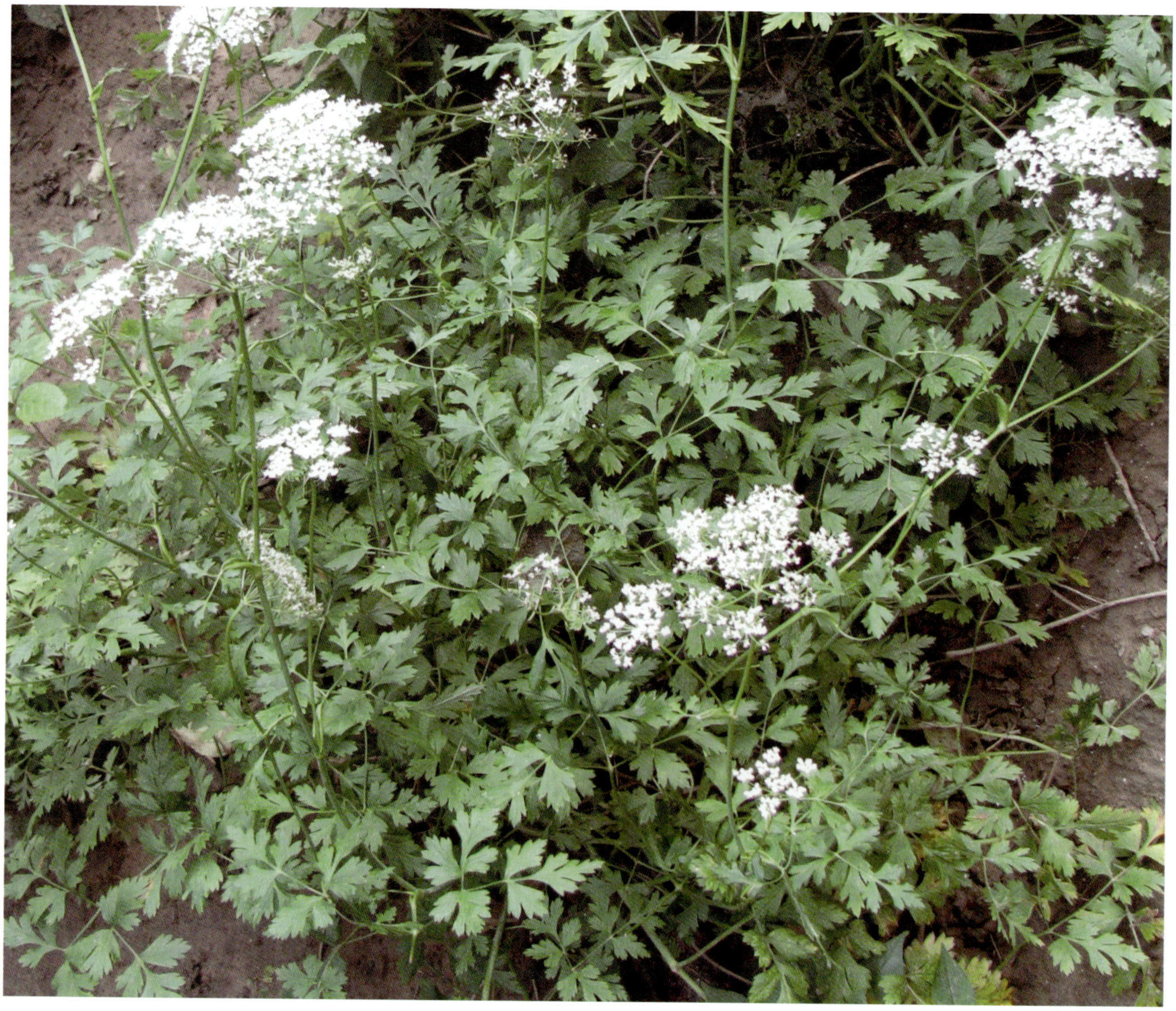

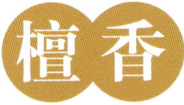 檀香

- **别名** 旃檀、真檀、白檀、檀香木。
- **来源** 本品为檀香科植物檀香 Santalum album L. 的木质心材。

【形态特征】常绿小乔木，高6～9米，具寄生根。树皮褐色，粗糙或有纵裂；多分枝，幼枝光滑无毛。叶对生，革质，叶片椭圆状卵形或卵状披针形，长3.5～5厘米，宽2～2.5厘米，先端急尖或近急尖，基部楔形，全缘，上面绿色，下面苍白色，无毛；叶柄长0.7～1厘米，光滑无毛。花腋生和顶生，为三歧式的聚伞状圆锥花序；花梗对生，长约与花被管相等；花多数，小形，最初为淡黄色，后变为深锈紫色；花被钟形，先端4裂，裂片卵圆形，无毛；蜜腺4枚，略呈圆形，着生在花被管的中部，与花被片互生；雄蕊4，与蜜腺互生，略与雌蕊等长，花药2室，纵裂，花丝线形；子房半下位，花柱柱状，柱头3裂。核果球形，大小似樱桃核，成熟时黑色，肉质多汁，内果皮坚硬，具3短棱。种子圆形，光滑无毛。

【生境分布】野生或栽培。主产广东、云南、台湾。国外分布于印度、印度尼西亚。

【采收加工】四季可采，夏采为好。取出心材，切成小段。

【性味归经】辛，温。归脾、胃、心、肺经。

【功能主治】行气温中，开胃止痛。用于寒凝气滞，胸膈不舒，胸痹心痛，脘腹疼痛，呕吐食少。

【用量用法】生用。内服：2～5克，煎汤，入汤剂宜后下。研末，1.5～3克引或磨汁冲服，也入丸、散。

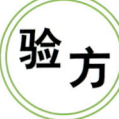 验方

①心腹冷痛：檀香9克，干姜15克，开水泡饮。②噎膈饮食不入：檀香4.5克，茯苓、橘红各6克，研极细末，用人参汤调服。

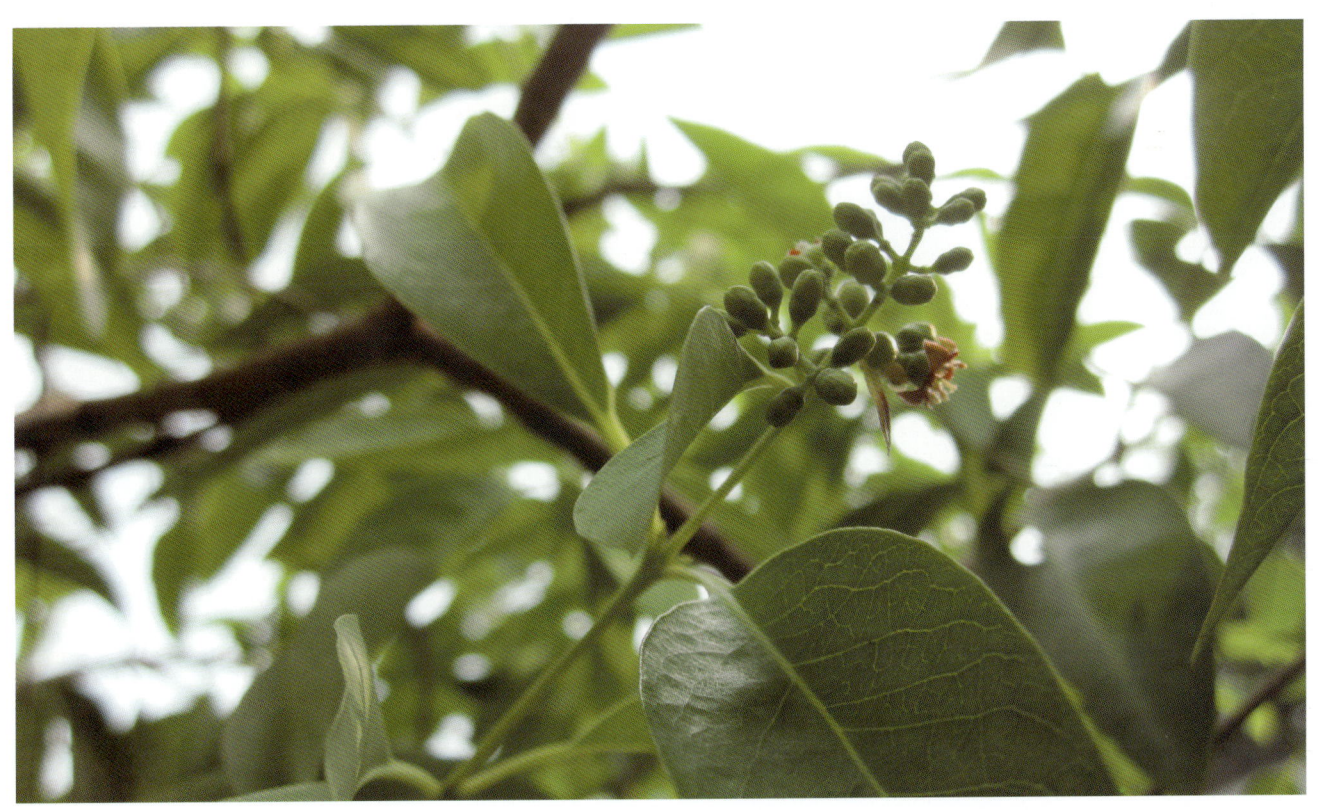

食疗药膳

●白檀汤

原料：白檀香15克，干山药120克，粉甘草（炙）30克。
制法：上几味共为细末，加盐少许。
用法：沸汤点服。
功效：健脾补肾。
适用：脾虚体倦、纳少、身瘦等。

●白梅檀香汤

原料：白檀香、生甘草各120克，白梅肉500克，盐25克。
制法：将上4味共研细末，待用凉开水冲服。
用法：每次3~6克，每日2~3次，服时加生姜汁少许。
功效：清热，生津，辟瘟疫。
适用：中暑、霍乱呕吐及干渴、五心烦热等。

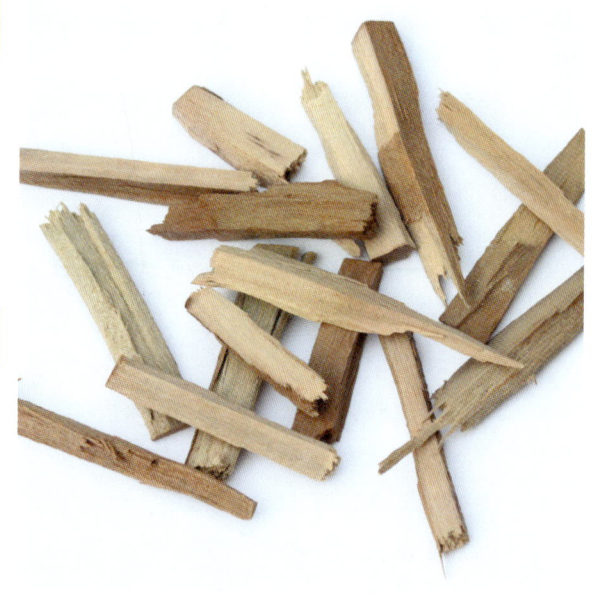

使用注意

阴虚火旺，气热吐衄者慎服。

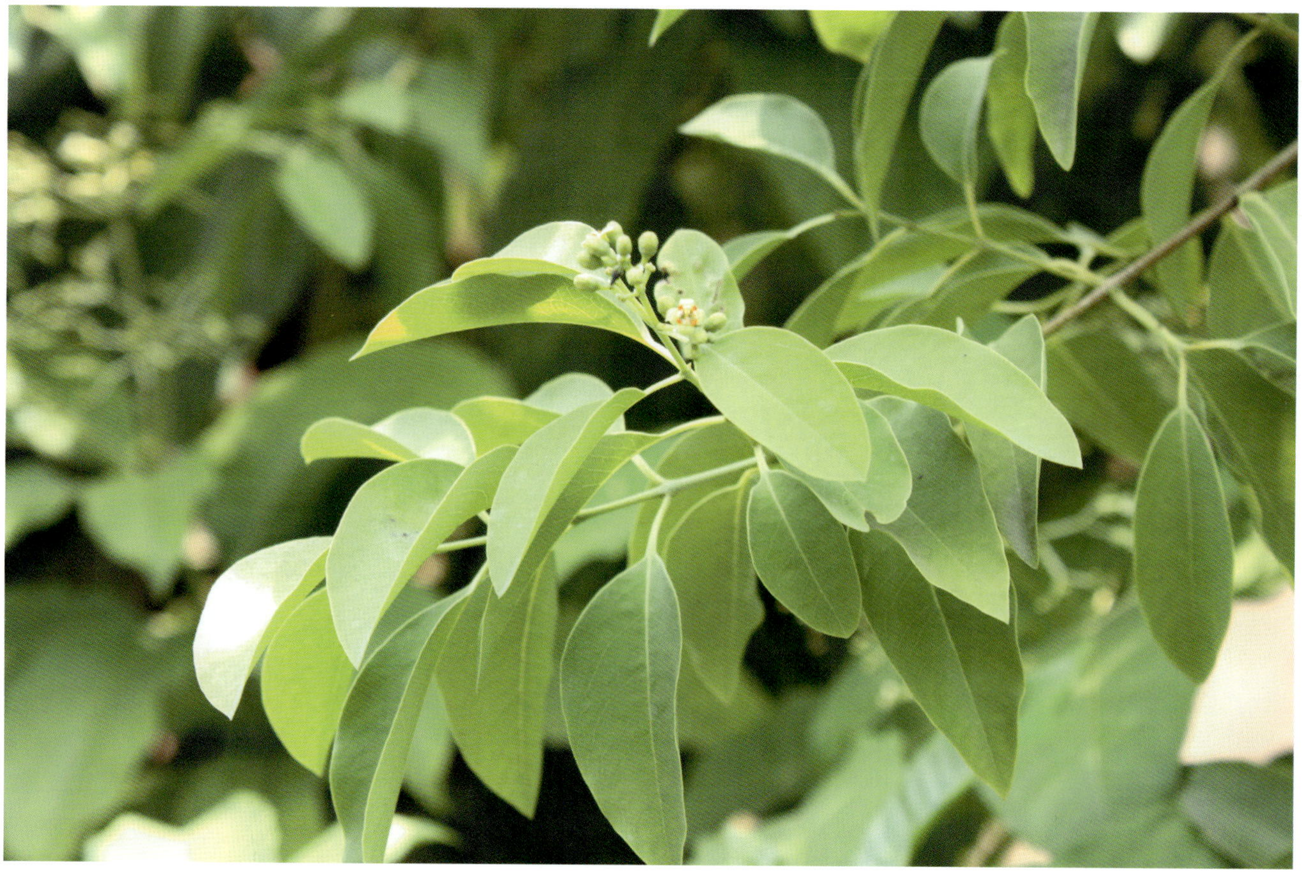

藕节

- **别名** 光藕节、藕节巴。
- **来源** 本品为睡莲科植物莲 Nelumbo nucifera Gaertn. 的根茎节部。

【形态特征】莲，多年生水生草本。根茎肥厚横走，外皮黄白色，节部缢缩，生有鳞叶与不定根，节间膨大，内白色，中空而有许多条纵行的管。叶片圆盾形，高出水面，直径30～90厘米，全缘，稍呈波状，上面暗绿色，光滑，具白粉，下面淡绿色，叶柄着生长于叶背中央，圆柱形，中空，高达1～2米，表面散生刺毛。花梗与叶柄等高或略高；花大，单一，顶生，直径12～23厘米，粉红色或白色，芳香；萼片4或5，绿色，小形，早落；花瓣多数，长圆状椭圆形至倒卵形，先端钝，由外向内逐渐变小；雄蕊多数，早落，花药线形，黄色，药隔先端成一棒状附属物，花丝细长，着生长于花托下；心皮多数，埋藏于花托内，花托倒圆锥形，顶部平，有小孔20～30个，每个小孔内有1椭圆形子房，花柱很短，果期时花托逐渐增大，内堡海绵状，俗称莲蓬，长宽均5～10厘米。坚果椭圆形或卵形，长1.5～2.5厘米，果皮坚硬、革质；内有种子1枚，俗称莲子。花期7～8月，果期9～10月。

【生境分布】自生或栽培于池塘内。全国大部分地区均有，分布于浙江、江苏、安徽、湖南、湖北等地。

【采收加工】秋、冬二季采挖根茎，切取节部，洗净，晒干，除去须根。

【性味归经】甘、涩，平。归肝、肺、胃经。

【功能主治】收敛止血，化瘀。用于吐血，咯血，衄血，尿血，崩漏。

【用量用法】内服：9～15克，煎服。

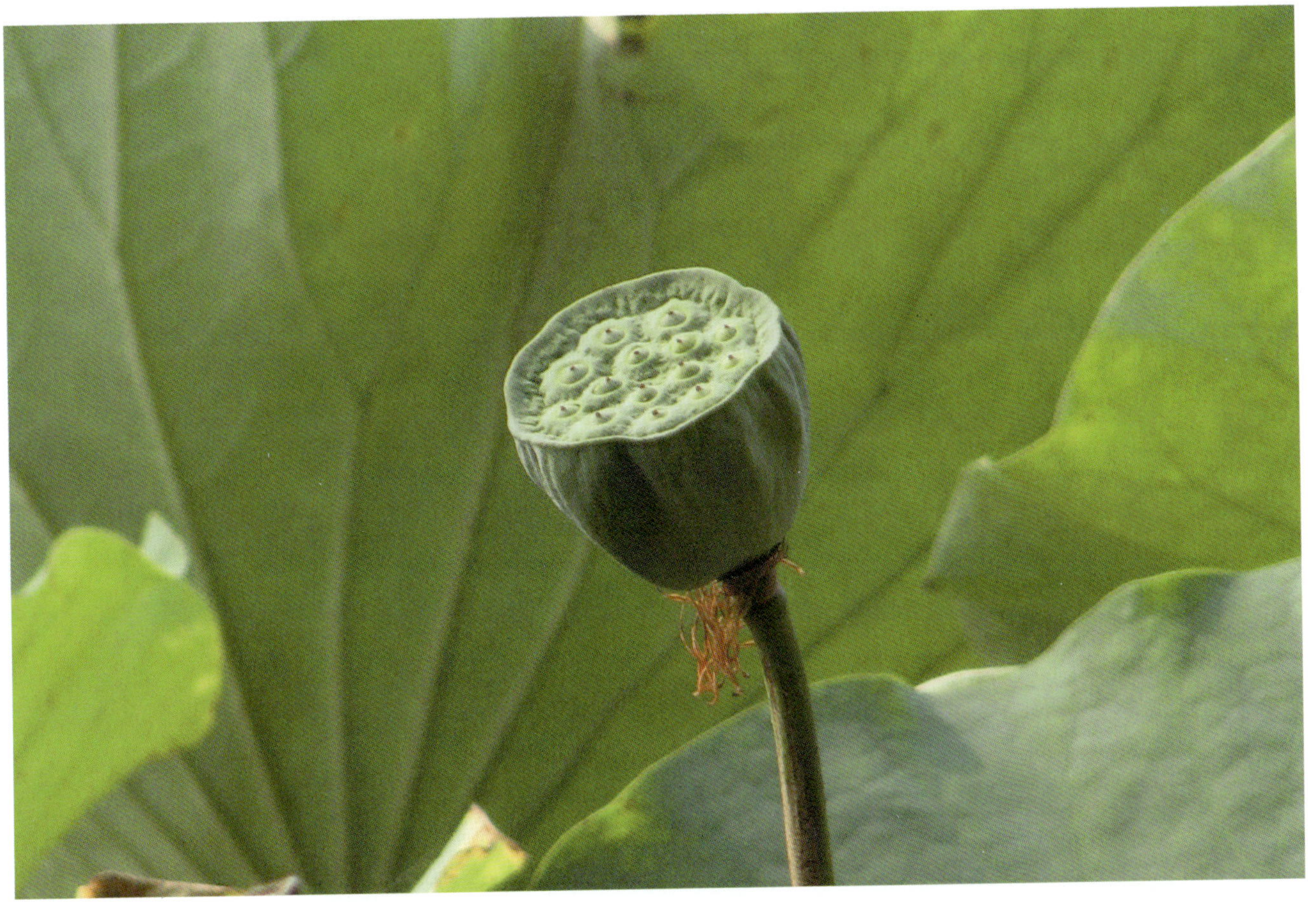

验方

①各种出血： 常与白及、生地、阿胶、川贝、杏仁等配伍用于肺热咯血、吐血、鼻衄、血淋、血痢、血崩等各种出血，一般用量为9~15克，水煎服，或以鲜品捣汁，调蜂蜜饮用，或以藕节煎汤代水，用于煎煮配伍用药。 **②急性咽喉炎：** 藕节去毛洗净，放入盐里贮存2周以上备用，用时取出，以开水冲洗后放入口中含服，每日2次，每次1枚。 **③鼻息肉：** 生藕节（连须，新瓦上焙焦）60克，乌梅肉（焙焦）30克，白矾15克，冰片3克，共研细末，贮瓶备用，勿令泄气，每取少许药末吹患侧鼻孔，每小时1次，5日为1个疗程。

食疗药膳

●黄花藕节汤

原料：黄花菜30克，藕节60克。

制法：将黄花菜、藕节洗净，共入锅中，加水适量，煮沸，取汁。晾凉即可饮用。

用法：每日1次，服至血止。

功效：舒肝解郁，清热凉血。

适用：肝经郁热、血热妄行之倒经等。

使用注意

忌铁器。

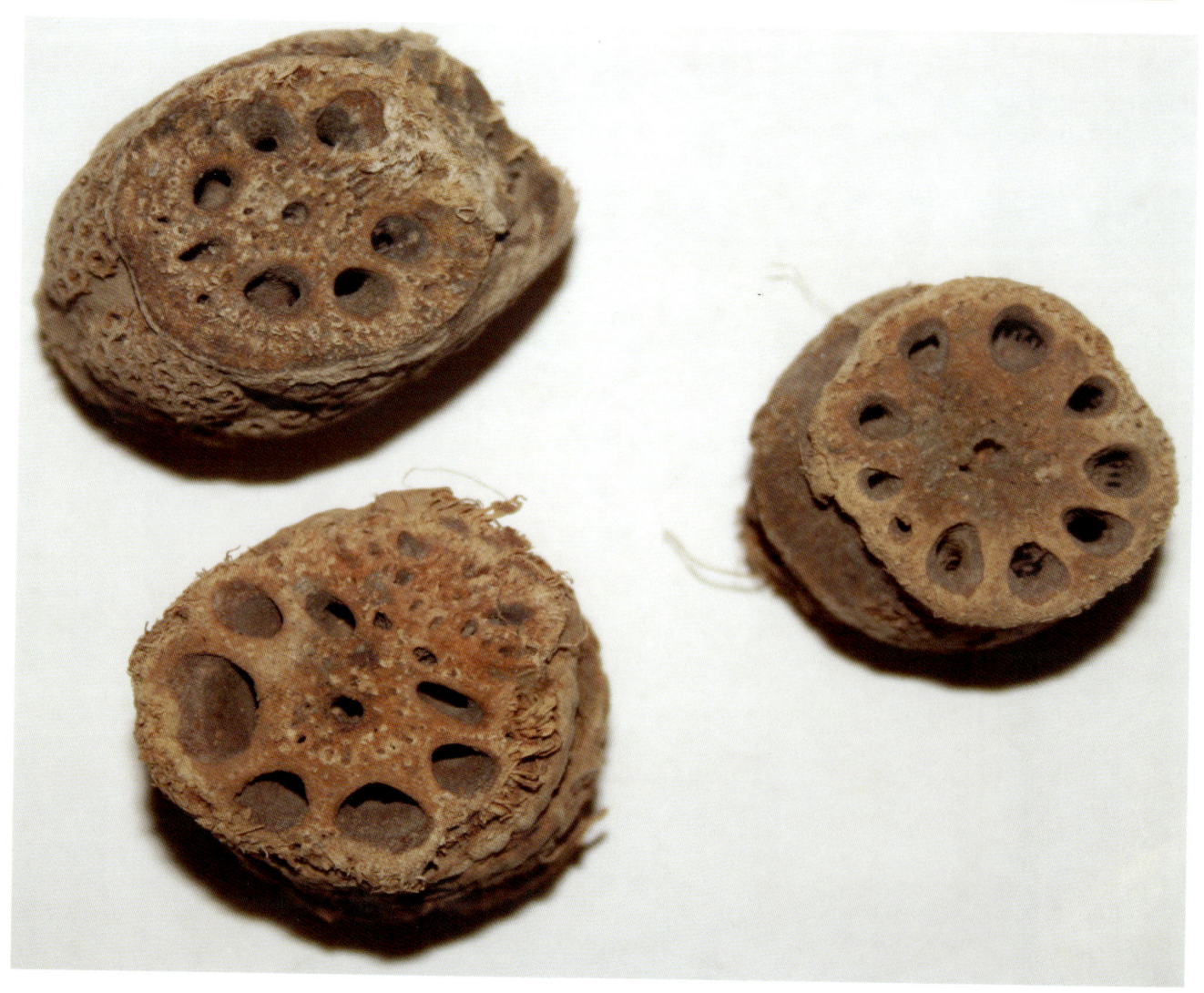

覆盆子

- **别名** 翁扭、种田泡、牛奶母。
- **来源** 本品为蔷薇科植物华东覆盆子Rubus chingii Hu的未成熟果实。

【形态特征】落叶灌木，高2～3米，幼枝有少数倒刺。单叶互生，掌状5裂，中裂片菱状卵形，边缘有重锯齿，两面脉上被白色短柔毛，叶柄细长，散生细刺。花单生长于叶腋，白色或黄白色，具长梗；花萼卵状长圆形，内外均被毛；花瓣近圆形，雌雄蕊多数，生长于凸起的花托上。聚合果球形，红色。

【生境分布】生长于向阳山坡、路边、林边及灌木丛中。分布于浙江、湖北、四川、安徽等地。

【采收加工】6～8月果实由绿变绿黄时采收，除去梗叶，置沸水中略烫或略蒸，取出，干燥。生用。

【性味归经】甘、酸，微温。归肝、肾、膀胱经。

【功能主治】益肾固精缩尿，养肝明目。用于遗精滑精，遗尿尿频，阳痿早泄，目暗昏花。

【用量用法】内服：6～12克，水煎服。

验方

①**阳痿**：覆盆子适量，酒浸，焙研为末，每日早晨用酒送服15克。②**遗精**：覆盆子15克，绿茶适量，泡茶饮用。③**肺虚寒**：覆盆子适量，取汁作煎为果，加少量蜜，或熬为稀膏，温服。④**遗尿**：覆盆子适量，酒拌，蒸熟为末，鸡蛋1个，开口一二处，装入药末6～9克，搅匀，用面封口，入灰火内煨熟，为末，7岁以下每次服6克，8岁以上每次服9克，每日1次，睡前温开水送服。

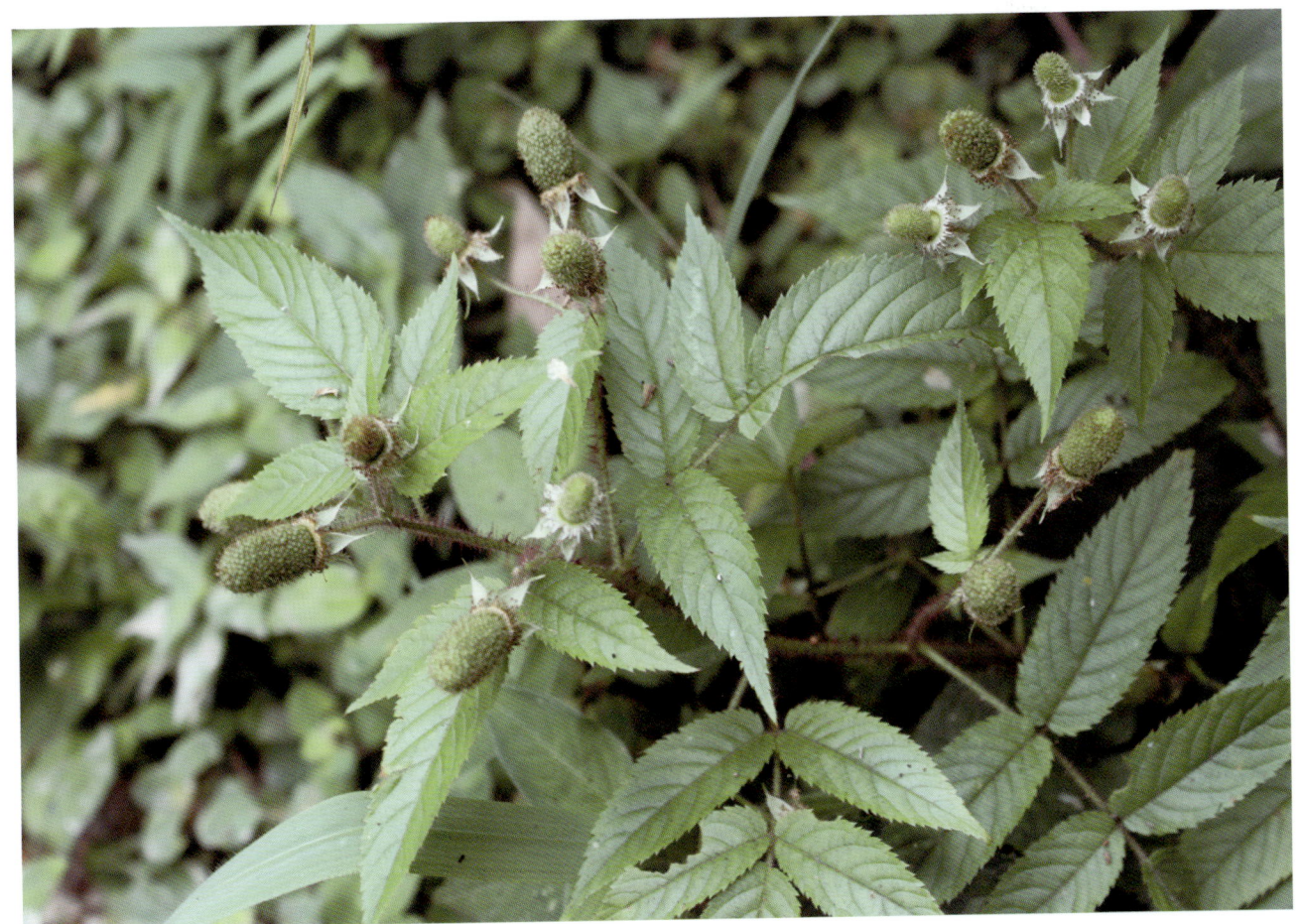

食疗药膳

●益肾聪耳酒

原料：覆盆子150克，巴戟天、肉苁蓉、远志、川牛膝、五味子、续断各105克，山萸肉90克，白酒2500毫升。

制法：将上药共捣为粗末，装入纱布袋内，扎口，放入坛中，倒入白酒，密封坛口，浸泡10日后即成。

用法：每日2次，每次空腹温饮10～15毫升。

功效：补肾壮阳。

适用：肝肾虚损、耳聋目昏、神疲力衰等。

●覆盆益智炖猪肚

原料：覆盆子、益智仁各15克，猪小肚100克，盐适量。

制法：用盐将猪小肚内外壁加水洗净、切块，与覆盆子、益智仁同入大砂锅内，加适量清水。旺火煮沸，打去浮沫，改用小火煮至小肚烂熟即可。

用法：饮汤吃肚，每日2次，1日内服完，连服1周。

功效：补肾缩尿。

适用：老、幼肾虚的失固，多尿或尿不禁。

使用注意

肾虚有火，小便短涩者不宜服用。

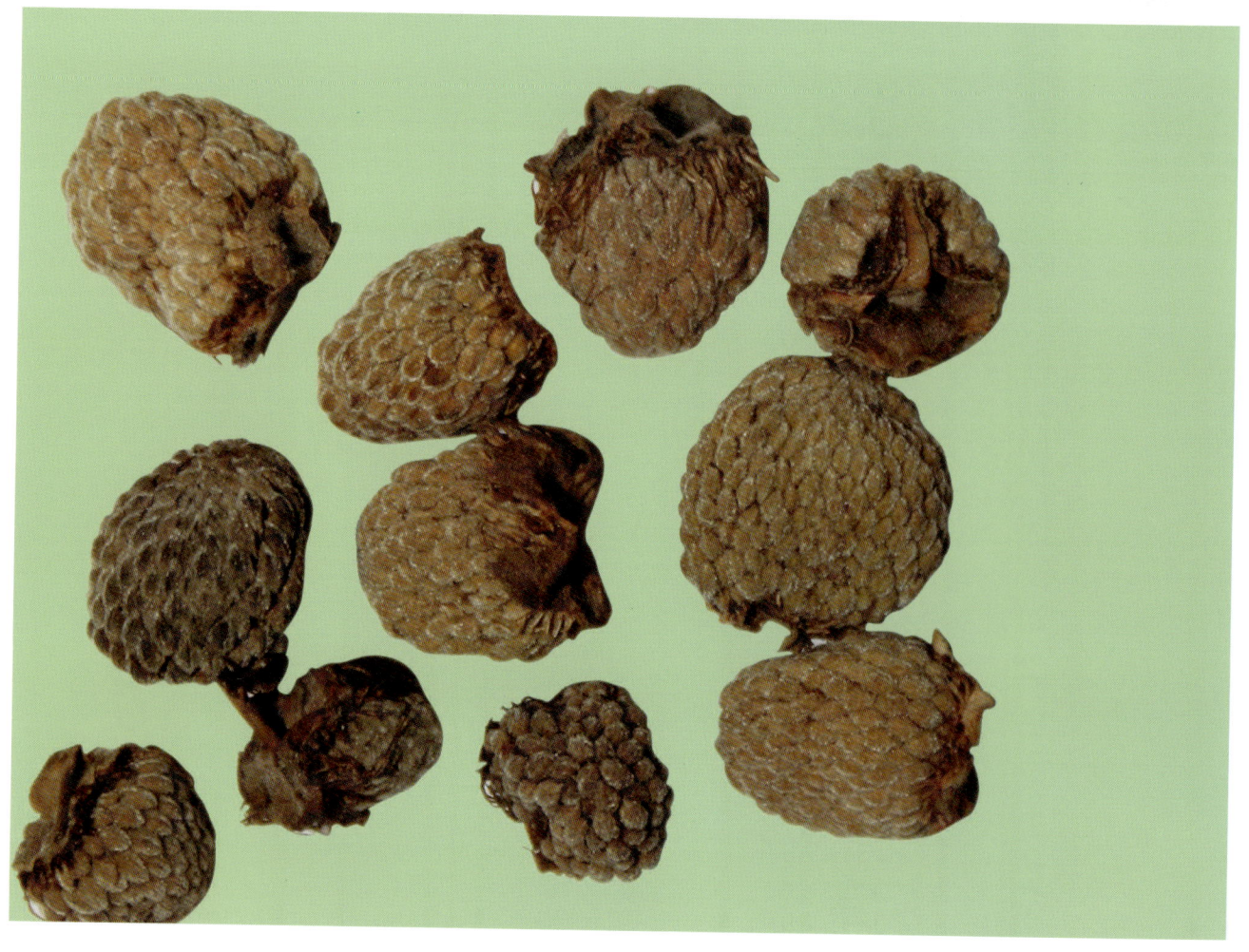

瞿麦

- **别名** 大兰、野麦、巨句麦、山瞿麦、石竹子花、洛阳花、十样景花。
- **来源** 本品为石竹科多年生草本植物瞿麦Dianthus superbus L或石竹Dianthus. chinensis L的干燥地上部分。

【形态特征】多年生草本，高达1米。茎丛生，直立，无毛，上部2歧分枝，节明显。叶互生，线形或线状披针形，先端渐尖，基部成短鞘状抱茎，全缘，两面均无毛。花单生或数朵集成稀疏歧式分枝的圆锥花序；花梗长达4厘米，花瓣淡红色、白色或淡紫红色，先端深裂成细线条，基部有须毛。蒴果长圆形，与宿萼近等长。

【生境分布】生长于山坡、田野、林下。主产于河北、四川、湖北、湖南、浙江、江苏等地。

【采收加工】夏、秋季花果期均可采收。一般在花未开放前采收。割取全株，除去杂草、泥土，晒干。

【性味归经】苦，寒。归心、小肠经。

【功能主治】利尿通淋，活血通经。用于热淋，血淋，石淋，小便不通，淋漓涩痛，经闭瘀阻。

【用量用法】内服：9~15克，煎服。

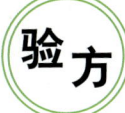

验方 ①**尿血、尿急、尿痛（热性病引起的）**：瞿麦、白茅根、小蓟各15克，赤芍、生地各12克，水煎服。②**湿疹、阴痒**：鲜瞿麦60克，捣汁外搽或煎汤外洗。③**闭经、痛经**：瞿麦、丹参各15克，赤芍、桃仁各8克，水煎服。④**卵巢囊肿**：瞿麦50克，加水1升，开锅后小火煎20分钟，取汁当茶饮，连续用30~60日。

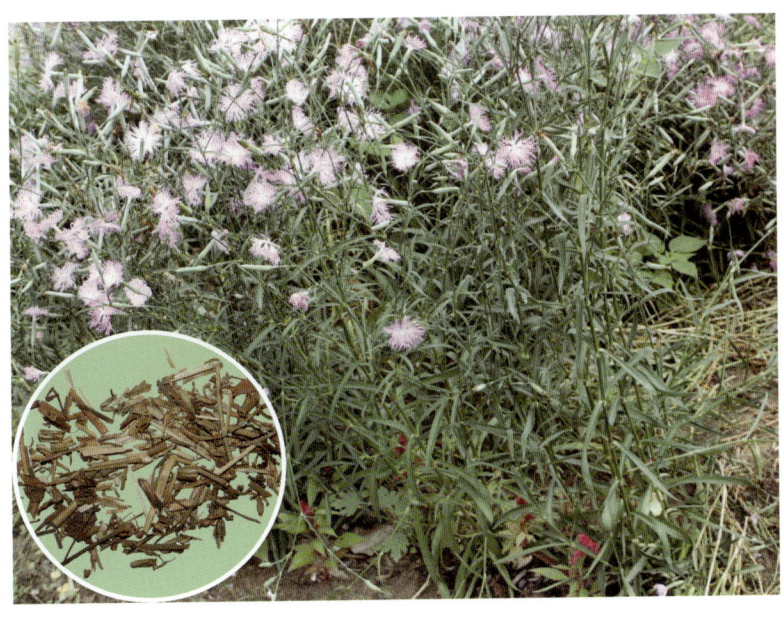

食疗药膳

●瞿麦茶

原料：瞿麦60~120克。

制法：将瞿麦用水洗一下，放入砂锅中，加水煎汤。

用法：代茶饮，每日1剂。

功效：抗癌。

适用：前列腺癌。

使用注意

孕妇忌服。

翻白草

- **别名** 鸡腿儿、天藕儿、湖鸡腿、鸡脚草、鸡脚爪、鸡距草、独脚草。
- **来源** 本品为蔷薇科多年生草本植物翻白草 *Potentilla discolor* Bge. 的带根全草。

【形态特征】多年生草本，高15～30厘米。根多分枝，下端肥厚成纺锤状。茎上升向外倾斜，多分枝，表面具白色卷绒毛。基生叶丛生，单数羽状复叶，小叶3～5；茎生叶小，为三出复叶，顶端叶近无柄，小叶长椭圆形或狭长椭圆形，长2～6厘米，宽0.7～2厘米，先端锐尖，基部楔形，边缘具锯齿，上面稍有柔毛，下面密被白色绵毛；托叶披针形或卵形，也被白绵毛。花黄色，聚伞状排列；萼绿色，宿存，5裂，裂片卵状三角形，副萼线形，内面光滑，外而均被白色绵毛；花瓣5，倒心形，凹头；雄蕊和雌蕊多数，子房卵形而扁，花柱侧生，乳白色，柱头小，淡紫色。瘦果卵形，淡黄色，光滑，脐部稍有薄翅突起。花期5～8月，果期8～10月。

【生境分布】生长于丘陵山地、路旁和畦埂上。全国各地均产，分布于河北、安徽等地。

【采收加工】春夏未开花前连根挖取，除净泥土，切段晒干生用。

【性味归经】甘、微苦，平。归肝、胃、大肠经。

【功能主治】清热解毒，止痢，止血。用于湿热泻痢，痈肿疮毒，血热吐衄，便血，崩漏。

【用量用法】内服：9～15克，煎服。外用：适量。

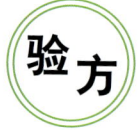

①**皮肤或下肢溃疡**：翻白草60克，苦参30克，煎汤熏洗患处，每日1次。②**吐血、咳血、衄血、便血等血热出血者**：翻白草15克，阿胶9克，水煎服。③**热毒疖肿、淋巴结炎、疥疮、湿疹**：翻白草捣敷患处。④**慢性鼻炎、咽炎、口疮**：翻白草15克，紫花地丁12克，水煎服。

食疗药膳

●翻白草根酒

原料：翻白草根15～30克，白酒500毫升。

制法：将上药洗净，切碎，置容器中，加入白酒密封，浸泡10日后，过滤去渣，即成。

用法：口服，每次10毫升，每日2次。

功效：清热解毒，止血消肿。

适用：流产、下血、崩漏产后脚软等。

使用注意

阳虚有寒、脾胃虚寒等少用。

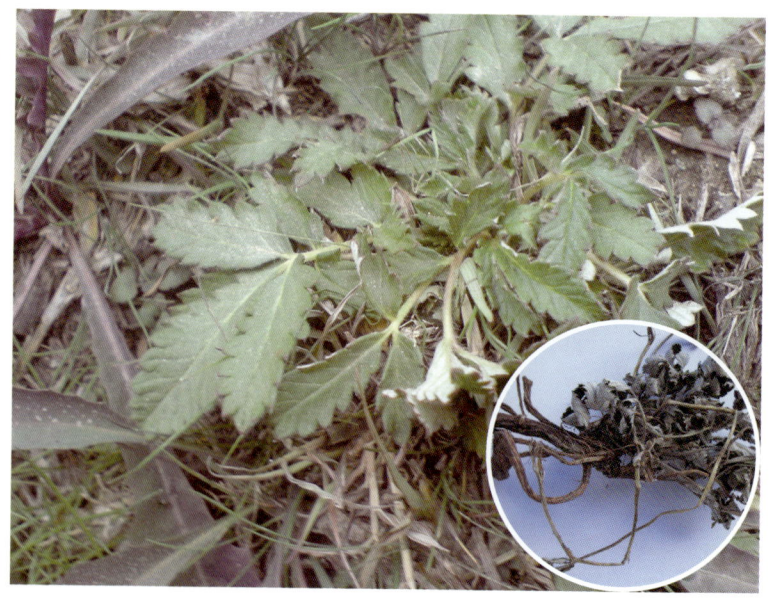

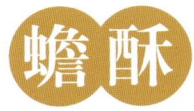

蟾酥

- **别名** 蛤蟆酥、蛤蟆浆、蟾蜍眉脂、蟾蜍眉酥、癞蛤蟆浆。
- **来源** 本品为蟾蜍科动物中华大蟾蜍 *Bufo bufo gargarizans* Cantor或黑眶蟾蜍 *Bufo melanostictus* Schneider的耳后腺、皮肤腺的干燥分泌物。

【形态特征】 中华大蟾蜍：体粗壮，长约10厘米以上，雄者较小。全体皮肤极粗糙，除头顶较平滑外，其余部分，均满布大小不同的圆形瘰疣。头宽大，口阔，吻端圆，吻棱显著。口内无锄骨齿，上下颌也无齿。近吻端有小形鼻孔1对。眼大而凸出，后方有圆形的鼓膜。头顶部两侧各有大而长的耳后腺。躯体短而宽。在生殖季节，雄性背面多为黑绿色，体侧有浅色的斑纹；雌性背面色较浅，瘰疣乳黄色，有时自眼后沿体侧有斜行的黑色纵斑；腹面不光滑，乳黄色，有棕色或黑色的细花斑。前肢长而粗壮，指趾略扁，指侧微有缘膜而无蹼；指长顺序为3、1、4、2；指关节下瘤多成对，掌突2，外侧者大。后肢粗壮而短，胫跗关节前达肩部，趾侧有缘膜，蹼尚发达，内跖突形长而大，外跖突小而圆。穴居在泥土中，或栖于石下及草间；冬季多在水底泥中。白昼潜伏，晚上或雨天外出活动，以捕获蜗牛、蛞蝓、蚂蚁、甲虫与蛾类等动物为食。

黑眶蟾蜍：体长约7~10厘米。背部有黄棕色而略具棕红色的斑纹，腹面色浅，在胸腹部具有不规则而较显著的灰色斑纹。雄性第1、2指基部内侧有黑色婚垫。

【生境分布】 中华大蟾蜍生活在泥土中或栖居在石下或草间，夜出觅食。分布于东北、华北、华东、华中及陕西、甘肃、青海、四川、贵州等地。黑眶蟾蜍栖息于潮湿草丛，夜间或雨后常见。捕食多种有害昆虫和其他小动物。分布于浙江、江西、福建、台湾、湖南、广东、广西、四川、贵州、云南等地。多为野生品种。

【采收加工】 夏、秋季捕捉活蟾蜍后将其身体表面洗净，晾干，挤压刺激耳后腺和皮肤腺，使之分泌浆液，盛于瓷器或玻璃上，立即加工，干燥。

【性味归经】 辛，温；有毒。归心经。

【功能主治】 解毒，止痛，开窍醒神。用于痈疽疔疮，咽喉肿痛，中暑神昏，痧胀腹痛吐泻。

【用量用法】 内服：0.015~0.03克，多入丸散用。外用：适量。

验方

①**心律失常**：蟾酥、麝香、三七、人参等各适量，加工成丸，口服，每次2~3丸，每日3次。②**肺结核**：用蟾酥水溶性总成分注射液（每支2毫升、相当于蟾酥10毫克），每日总量20~40毫克，分1~2次肌注，3个月为1个疗程。③**骨结核、副睾结核**：用蟾酥注射液每日16~20毫克肌注，儿童酌减，3个月为1个疗程，连用2~3个疗程。④**结核性瘘管**：蟾酥0.1克磨细过筛，加香油100毫升搅匀，装瓶备用，以细导尿管插入瘘管引流后，再以纱条浸本药充填伤口，保留1~2小时，开始时每日换药1次，以后隔日1次。⑤**化脓性感染**：用蟾酥注射液肌注，每次10~20毫克，每日2次，小儿酌减。⑥**遗尿**：蟾酥、雄黄、桂枝、乳香、麻黄、没药各5克，麝香3克，研末调膏，贴敷于内关、气海、中极、三阴交等穴。⑦**冻伤**：蟾酥、腊梅花各10克，细辛35克，川乌50克，乌梢蛇80克，当归、肉桂各150克，樟脑40

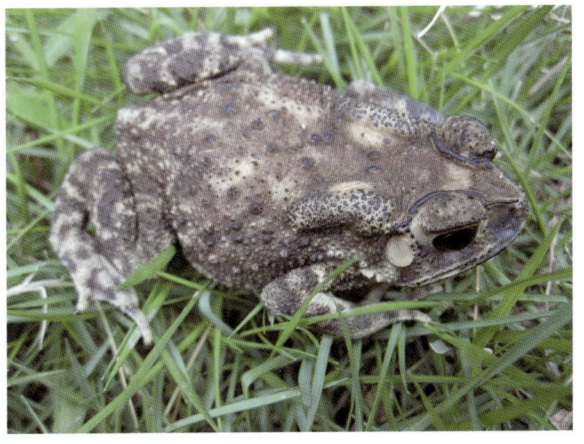

克，全蝎6克，干姜、红花各75克，蜈蚣3条，加95%酒精2500毫升浸泡1周，用时以纱布或药棉蘸取适量药酒外搽或揉擦患处数分钟，每日2～3次。⑧**骨质增生腰腿痛：**以蟾酥膏于痛点或穴位贴敷，3～4日换1次，4次为1个疗程。

食疗药膳

●蟾蜍鸡蛋

用料：蟾蜍1只，鸡蛋1个。

制法：先将蟾蜍口部剪开并将鸡蛋塞进肚内，用棉线将已剪开的口部缝好（以防鸡蛋滑出），外用湿泥裹严，用火烧烤至黄泥开裂为止，将干裂的黄泥及蟾蜍弃去，取已烧熟的鸡蛋去壳趁热吃下。

用法：每日1个，连吃3～5个。

功效：消炎止痛。

适用：慢性支气管炎、咳嗽气喘、胸部憋闷、呼吸困难等。

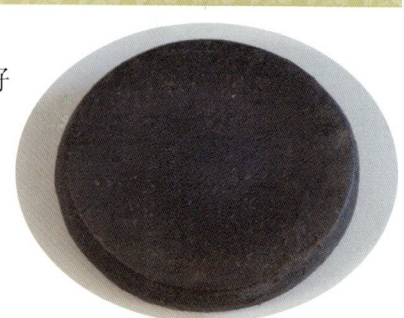

●猪肚煮蟾蜍

原料：雄猪肚1枚，蟾蜍1只，白胡椒（每岁1粒），砂仁6克。

制法：将猪肚洗净，把药装入肚内，用线扎紧肚口，以黄酒煮化，去蟾及药。

用法：食肚及酒。

功效：健脾益胃，理气宽中，除鼓胀。

适用：水臌、气臌等。

●蟾蜍酒

原料：活蟾蜍5只，黄酒500毫升。

制法：将蟾蜍置容器中，加入黄酒，隔水蒸煮1小时，去蟾蜍取酒，冷藏备用。

用法：口服，每次10毫升，每日3次。

功效：解毒，止痛，消肿。

适用：阴茎痛、肿痛明显著等。

●蟾蜍糯米粥

原料：蟾蜍1只，砂仁10克，糯米粉、白糖各30克，胡桃仁15克（微炒黄）。

制法：蟾蜍焙干，为细末，砂仁为末，上药与糯米粉、胡桃仁、白糖拌匀。每取适量，熬粥。

用法：每食适量，每日2次，可常食。

功效：消积除胀，补虚软坚。

适用：小儿疳积、肝脾肿大、腹胀纳少、身体羸瘦者。

使用注意

本品有毒，内服不可过量，不宜久服。外用不可入目。孕妇忌用。本品不入煎剂。